全国医药类高职高专规划教材

病理学与病理生理学

主　编　王生林

苏州大学出版社

图书在版编目(CIP)数据

病理学与病理生理学/王生林主编. —苏州：苏州大学出版社，2014.9(2016.8重印)
全国医药类高职高专规划教材
ISBN 978-7-5672-1069-1

Ⅰ.①病… Ⅱ.①王… Ⅲ.①病理学-高等职业教育
-教材②病理生理学-高等职业教育-教材　Ⅳ.①R36

中国版本图书馆 CIP 数据核字(2014)第 205595 号

病理学与病理生理学

王生林　主编

责任编辑　倪　青

苏州大学出版社出版发行
(地址:苏州市十梓街 1 号　邮编:215006)
苏州恒久印务有限公司印装
(地址:苏州市友新路 28 号东侧　邮编:215128)

开本 787mm×1092mm　1/16　印张 18.75　插页 10　字数 499 千
2014 年 9 月第 1 版　2016 年 8 月第 2 次修订印刷
ISBN 978-7-5672-1069-1　定价:48.00 元

苏州大学版图书若有印装错误,本社负责调换
苏州大学出版社营销部　电话:0512-65225020
苏州大学出版社网址 http://www.sudapress.com

《病理学与病理生理学》
编　委　会

主　编　王生林

编　委　王生林　叶　淳　张庆生

　　　　张二春　赵　竞　徐　灵

　　　　赵子林　朱卫兵　杨书涛

前　言

为了适应高职高专医学教育和教学改革的需要,体现高职高专教育校院合作的特色,培养实用型医学专业人才,我们组织编写了这本《病理学与病理生理学》教材。

本教材的编写既坚持了内容的思想性、科学性、启发性、先进性、实用性原则,又体现了理论知识的必需、够用原则,同时强调了“三基”(基本理论、基本知识和基本技能)的重要性。在具体内容的选择上,充分参考了最新的执业助理医师考试大纲和护士资格考试大纲,突出了常见病和多发病,增强了预防意识,加强了病理与临床的联系。其目的不仅在于让学生掌握牢固的病理学和病理生理学基础理论知识,在学习中勇于开拓和创新,而且还要让学生学会用科学的思维方法分析问题,找到解决问题的方法。

本书包括病理学和病理生理学两大部分。在内容的编排上,本书有以下特点:①每章前有学习目标,突出了教学的重点内容。②对发病机制和病理变化力求避免枯燥、繁杂的文字描写,尽量化繁为简,并做到图、表、文并茂。③正文中根据具体内容设置有知识回顾(对有关基础知识进行必要的复习)、知识链接(对教学内容进行必要补充,便于学生理解和掌握有关知识点,增强教学的趣味性)、知识拓展(介绍相关内容的最新进展,使学生了解与专业有关的理论或技术发展的前沿)、案例导入(通过病例分析,培养学生应用知识分析问题、解决问题的能力,激发学生的学习兴趣)等模块。④每章最后设有小结,简单明了地对该章的内容进行了概括,以帮助学生在学完每章后高效地复习。

本书是由具有丰富教学经验的资深教师与具有较新理论知识体系的年轻教师以及具有丰富工作经验的临床病理医师合作编写而成的。在具体分工上,安庆医药高等专科学校病理学教研室的叶淳老师编写第二、三、十八、十九章,安庆市第二人民医院病理科主任张庆生医师编写第四至第六章,安庆市立医院病理科主任张二春医师编写第七至第九章,徐灵老师编写第十至第十二章及第十七章,赵竞老师编写第十三至第十六章,其他章节由王生林老师编写。

在本教材的编写过程中,各位编者认真负责,团结协作。同时,本书的编写还得到了安庆医药高等专科学校各级领导的大力支持,在此表示诚挚的谢意。

由于我们的编写水平和经验有限,书中难免存在错误和不完善之处,恳请使用本教材的师生和同行给予批评与指正。

编　者

2014 年 5 月

目　录

下篇　病理生理学

绪 论

▶▶ 一、病理学和病理生理学的研究任务及内容

　　病理学和病理生理学(pathology and pathophysiology)是一门研究疾病发生、发展规律的基础医学学科,研究内容包括疾病的病因、发病机制、疾病过程中机体的变化以及疾病最终的可能结局,从而为疾病的预防、诊断和治疗提供科学的理论依据。

　　病理学主要从形态结构变化的角度阐述疾病发生、发展的规律;病理生理学则侧重从功能和代谢变化的角度阐述疾病发生、发展的规律。但是,需要指出的是,在疾病过程中,机体所发生的形态结构变化和功能代谢变化是密不可分的,两者互相影响、互为因果。本教材中,第一章阐述了疾病的概念,并对病因学、发病学、疾病的分期和结局作了概括性介绍;第二至第五章为病理学总论,阐述疾病发生、发展过程中的共同规律和基本病理过程;第六至第十二章为病理学各论,介绍各系统常见病和多发病的特殊规律,包括病因、发病机制、病理变化、临床表现、结局等。病理生理学部分共十二章,第十三至第二十章介绍了疾病过程中的基本病理生理过程;第二十一至第二十四章为器官系统病理生理学,阐述重要器官功能的严重障碍。

▶▶ 二、病理学和病理生理学在医学中的地位

　　一方面,学习病理学和病理生理学必须具备解剖学、组织胚胎学、生理学、生物化学、免疫学、微生物学、寄生虫学等学科的基础知识;另一方面,学好病理学和病理生理学可为临床医学如内科学、外科学、妇产科学、儿科学、传染病学等学科的学习打下基础。因此,在医学科学中,病理学和病理生理学是一座沟通基础医学与临床医学的桥梁,在基础医学与临床医学之间起到了承前启后的作用。另外,在临床医学实践中,病理学是诊断疾病并为临床治疗疾病、判断疾病预后提供依据的最重要方法之一,病理诊断往往是临床诊断中最权威和最准确的诊断。鉴于病理学在临床医疗、医学科学研究等方面的重要作用,美国著名医生和医学史专家 William Osler 称病理学为"医学之本"。

▶▶ 三、病理学和病理生理学的主要研究方法

(一)尸体解剖检查

　　尸体解剖检查简称尸检(autopsy),是指对死者的遗体进行解剖,通过肉眼检查并借助显

微镜对各器官、组织做全面的观察,结合死者生前的各种医学信息,对其所患疾病做出明确诊断并查明死亡的原因。尸检是病理学重要的基本研究方法之一,为医学科学的发展做出了非常大的贡献。其意义主要表现在:①可以验证临床诊断与治疗是否正确,帮助临床医生总结在疾病诊治中的经验和教训,不断提高他们的诊断和治疗疾病的水平。此意义可通过临床病理讨论会的形式得以实现。②发现新的疾病。③为深入研究疾病积累大量的病理材料,同时,为医学生学习病理学提供标本。④在一些刑事案件或医疗纠纷等法学事件中,尸检结果是死因鉴定的重要依据,可为解决这些法律问题提供帮助。因此,作为将来的医务工作者,应该大力宣传并提倡尸检。

（二）活体组织检查

活体组织检查(biopsy)简称活检,是指通过不同的方法(如手术切除或切取、内镜下钳取、细针穿刺等)从活体取得病变的组织,通过大体观察和显微镜下观察,以对疾病的性质做出明确诊断,进而为临床医生选择合理的治疗方案、评价治疗效果以及判断患者的预后提供依据。活检是临床诊断病理最常采用的研究方法,尤其对肿瘤性疾病的诊断及肿瘤良、恶性的鉴别具有重要意义。

（三）细胞学检查

细胞学检查(cytology examination)是指采取一定的方法取得病变组织的细胞进行涂片,涂片经染色后置于显微镜下观察,以对疾病性质做出诊断。常用的方法有痰涂片、宫颈刮片、尿沉渣涂片、胸腹水涂片等。另外,还可以用穿刺的方法取得病变组织的细胞,如肝穿刺、肾穿刺、淋巴结穿刺等。细胞学检查方法简单、操作简便、患者痛苦小、价格便宜,因此,除用于临床诊断外,还可用来进行某些疾病的普查。但是,由于多种原因,细胞学检查会出现一定的假阳性和假阴性结果,所以,最后确定为恶性的诊断结果往往还需要通过进一步活检来证实。

（四）动物实验

动物实验(animal experiment)是指通过在适宜的动物身上复制人类疾病的模型,并对其进行研究的方法。动物实验既可以用来研究疾病的病因和发病机制,也可以用来研究疾病过程中机体的变化以及疾病的转归。通过动物实验可以连续、动态地观察疾病的全过程。并且,一些对人体有毒、有害的实验可以在动物身上进行。因此,动物实验是病理学广泛采用的研究方法,也是病理生理学主要的研究方法。但是,由于动物和人类存在着物种的差异性,动物实验的结果不能不加分析地应用于人类,而应该将其与临床资料结合起来进行综合分析,进而为探讨疾病的病因、发病机制及防治疾病提供依据。

（五）免疫组织化学与免疫细胞化学技术

免疫组织化学与免疫细胞化学(immunohistochemistry and immunocytochemistry)是利用抗原、抗体可以发生特异性结合的原理来检测和定位组织细胞内的某种化学物质,从而帮助诊断疾病的一种方法。免疫组织化学技术具有较高的敏感性和特异性,而且具有将形态学改变与功能代谢变化结合起来的特点,可直接在组织切片、细胞涂片上原位确定某些蛋白质或多肽的存在,目前它在病理学诊断中已经得到了广泛的应用。

随着医学科学的发展和技术的进步,病理学和病理生理学的研究方法越来越多。像电子显微镜技术、细胞和组织培养、聚合酶链反应、原位分子杂交、组织培养与细胞培养、基因克隆、生物芯片等都有所应用。这些新技术、新方法的应用使得人们对疾病发生、发展规律的认识更加深入,为疾病的防治提供了更精确、更有力的理论依据。

▶▶ 四、病理学和病理生理学的学习方法

病理学和病理生理学是研究疾病的科学,在学习过程中必须坚持用辩证唯物主义的世界观和方法论去认识疾病的本质及其发生、发展的过程。具体来说,要注意以下几点:

1. 要用运动、发展的观点来认识疾病

任何疾病都要经历一个过程,在这个过程中,机体的形态结构和功能代谢是在不断发生变化的,而我们所观察到的变化只是某一时刻的。因此,为了全面地了解疾病发生、发展整个过程的规律,必须用运动发展的观点来认识疾病。

2. 正确认识局部与整体的关系

人体是全身各器官系统非常完美地整合在一起的整体,在神经、体液等因素的调节下,各器官系统相互联系且互相影响。因此,在疾病发生过程中,局部的病变可以影响到全身,而全身的状态也可以影响到局部。如发生阑尾炎时,机体可以有发热、外周血白细胞增多等全身表现;发生营养不良时,由于机体抵抗力下降,很容易发生局部的感染。

3. 正确认识形态结构与功能代谢之间的关系

疾病发生过程中,组织细胞都会发生形态结构与功能代谢的变化,二者不会孤立存在,而是互相联系、互相影响、互为因果。如患病毒性肝炎时,肝细胞会发生变性、坏死等形态变化,同时,肝细胞的代谢和功能亦有异常,表现为血清酶增多、血胆红素增多等;各种原因引起缺氧时,组织细胞物质代谢发生变化,ATP 生成减少,细胞因此可以发生水肿甚至坏死的形态变化。

4. 既要重视理论,又要重视实践

病理学和病理生理学既是一门理论学科,又是一门实验学科。因此,在学习的过程中,既要学好理论,又要认真上好实验课,通过观察大体标本和切片标本、进行动物实验和临床病理讨论(病例分析)等来加深对理论知识的理解,从而培养科学的思维能力和分析问题、解决问题的能力。

▶▶ 五、病理学和病理生理学发展简史

病理学是人类在探索和认识疾病的过程中应运而生的,并且随着科学技术的进步而发展。1761 年,意大利医学家 Morgagni(1682—1771)通过对 700 多例尸检材料的研究,认为疾病是由相应器官的病变所引起的,从而创立了器官病理学(organ pathology)。19 世纪中叶,随着显微镜的发明和使用,人们可以发现病变细胞的形态变化,德国病理学家 Virchow(1821—1902)首创了细胞病理学(cellular pathology),对病理学乃至对整个医学的发展做出

了极其重大的贡献。近半个多世纪以来,细胞生物学、分子生物学、免疫学、遗传学等新兴学科的发展以及电子显微镜技术、免疫组织化学、流式细胞术、图像分析等技术的应用,对病理学的发展产生了深刻的影响,形成了超微结构病理学(ultrastructural pathology)、分子病理学(molecular pathology)、免疫病理学(immune pathology)、遗传病理学(genetic pathology)、定量病理学等新的边缘学科和学科分支,促使病理学不仅从细胞和亚细胞水平,而且已经深入到分子水平研究疾病的起因和发病机制,从而为许多疾病的防治开辟了新的前景。

　　在整个医学科学漫长的发展史中,病理生理学是一门比较年轻的学科。19 世纪中叶,人们开始认识到,仅仅用临床观察和尸体解剖的方法还不能全面地认识疾病的本质,于是有人开始在动物身上复制人类疾病的模型,以研究疾病发生的原因以及疾病进展过程中机体功能、代谢的动态变化。这就是由法国生理学家 Claude Bennard 创立的实验病理学,此乃病理生理学的前身,为以后病理生理学的发展奠定了基础。20 世纪以来,特别是最近一二十年以来,随着一般自然科学和医学基础学科的飞跃发展以及各种先进技术的广泛应用,病理生理学也在不断地向纵深发展,揭示了患病机体亚细胞和分子水平的变化及其发生机制,这样就使许多疑难问题得到了解决,而病理生理学的新成就又被迅速地应用于临床实践,使临床医学也不断得到新的发展。

上篇　病理学

第　一　章

疾病概论

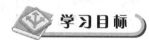 **学习目标**

- 掌握健康、疾病和脑死亡的概念。
- 掌握疾病过程的分期和转归。
- 熟悉亚健康的概念、疾病发生的原因。
- 了解判断脑死亡的标准、建立脑死亡概念的意义。

第一节　健康、疾病和亚健康的概念

▶▶ 一、健康的概念

1948 年,世界卫生组织(WHO)在成立之初,把健康定义为"健康是一种生理、心理和社会适应的完好状态,而不仅仅是没有疾病和虚弱的状态"。随着社会的发展和进步,人们对健康提出了更高的要求,1989 年 WHO 对健康作了新的界定,即"健康不仅是没有疾病,而且包括躯体健康、心理健康、社会适应良好和道德健康"。只有这四个方面都健全的人,才算完全健康。但是,健康并没有一个绝对的、统一的标准。在不同的地区和社会发展的不同阶段,人们对健康有着不同的要求。

▶▶ 二、疾病的概念

疾病(disease)的概念是对疾病本质的概括。人们认识疾病的水平是随着人类社会的发展和进步而不断提高的。因此,在社会不同的发展阶段,疾病有不同的概念和内涵。目前一般认为,疾病是指机体在一定的病因作用下,由于自稳调节紊乱而发生的异常生命活动过程。在此过程中,由于病因对机体的损害作用与机体的抗损害作用相互斗争,机体常发生形态结构、功能和代谢的变化,临床上出现各种症状和体征、实验室检查结果的异常、心理障碍和社会行为异常、对环境的适应能力下降、劳动能力减弱甚至丧失等一系列的表现。

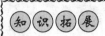

健康的四大基石

预防是健康的保证。据世界卫生组织的调查,导致疾病的因素中,内因占15%,社会因素占10%,医疗因素占8%,气候、地理因素占7%,而个人生活方式这一因素的占比高达60%。所以,世界卫生组织于1992年发表了著名的《维多利亚宣言》,提出了健康的四大基石,即合理膳食、适量运动、戒烟限酒、心理平衡。

可别小看这16个字,它能使高血压发病率减少55%,脑卒中、冠心病减少75%,糖尿病减少50%,肿瘤减少1/3,平均寿命延长10年以上。从整体来说,可使危害人类健康最严重的慢性非传染性疾病减少一半以上,并可使生活质量大大提高,而花费在健康保健上的费用不及医疗费用的1/10。

▶▶▶ 三、亚健康的概念

亚健康(sub-health)是指机体处于健康和疾病之间的第三种状态。此概念最初由苏联学者布赫曼提出。由于亚健康状态是现代社会普遍存在的社会问题,近些年来,在医学上得到了很大的重视,并成为医学研究的热点之一。

亚健康的表现为情绪低沉、反应迟钝、易疲劳、烦躁、焦虑、失眠、多梦、休息质量不高、注意力不易集中、记忆力减退、适应能力减退,甚至不能正常生活和工作。但是,经检查发现机体并无明显器质性病变。

发生亚健康的原因很多,常见的有:①工作、学习压力过大。②不良的生活和工作习惯。③人际关系不和谐及处理不善。④环境污染等。

亚健康状态和健康或疾病状态可以相互转化。当机体较长时间处于亚健康状态,而原因又不能及时消除时,则可能向疾病状态发展。反之,如果原因及时消除,则可恢复到健康状态。因此,正确认识亚健康状态并及时消除其原因,可起到预防疾病的发生,维护和促进健康的作用。

第二节　病因学概述

病因学(etiology)是研究疾病发生的原因和条件的一门学科。

与疾病发生有关系的所有因素被称为病因。一种疾病可以有多种病因,其中,对于疾病的发生必不可少并且决定疾病特异性的因素被称为疾病的原因。例如,感冒的原因是病毒等的感染。任何疾病的发生都是有原因的。疾病发生的条件是指对于疾病的发生并非必不可少,但可以促进或阻碍疾病发生、发展的因素。临床上所说的诱因即属于条件的范畴,它能够促进疾病的发生、发展。例如,受凉可以促进感冒的发生,是感冒的诱因。

病因既可以是机体外部因素,也可以是机体内部因素。常见的病因种类如下:

（一）生物性因素

生物性因素是最常见的致病因素,包括各种致病微生物(细菌、病毒、衣原体、支原体、立克次体、螺旋体、真菌等)和寄生虫。临床上常将生物性因素引起的疾病称为感染。病原体侵入机体往往有特定的途径并作用于一定的部位,如乙型肝炎病毒经血液侵入机体后进入肝组织,引起肝细胞变性、坏死。另外,病原体侵入机体后致病与否,除与其数量、侵袭力、毒力等有关外,还与机体的免疫功能状态有密切的关系。

（二）物理性因素

物理性致病因素主要有机械暴力、温度(高温或低温)、电流、电磁波、放射线、噪音等。临床上最常见者为机械暴力引起的创伤。物理因素引起疾病的严重程度主要取决于其作用强度、作用部位和持续时间,并且往往只在疾病发生时起作用。大多数物理性因素致病潜伏期很短,甚至没有明显的潜伏期。

（三）化学性因素

化学性致病因素主要包括无机毒物(如强酸、强碱、一氧化碳等)、有机毒物(如甲醇、四氯化碳等)、生物性毒素(如蛇毒、蜂毒、蕈毒等)以及某些药物。化学性因素致病的特点主要有:①致病作用与毒物的性质、剂量有关。②大多数毒物的致病作用具有一定的选择性,如四氯化碳主要损害肝,镇静催眠药物过量主要引起大脑功能发生抑制等。③由于大多数毒物在体内要经过肝脏转化或肾脏排泄,故有肝肾功能障碍的患者更易发生毒物中毒。但也有一些毒物经过机体转化后毒性反而增强。另外,有些患者是因为长期摄入少量的某种毒物致其在体内蓄积而发生慢性中毒,如铅中毒等。

（四）营养因素

许多疾病的发生与营养因素有关。营养物质摄入过多或过少都可以引起疾病。如长期过多摄入高热量、高脂肪食物可引起肥胖症、动脉粥样硬化等;饮食中缺乏蛋白质可引起营养不良,缺乏碘可引起甲状腺肿等。

（五）遗传因素

近年来,随着细胞遗传学和分子遗传学的发展,遗传因素在疾病发生、发展中的作用日益受到重视。一般所说的遗传病指的是因生殖细胞或受精卵中的遗传物质发生变异而引起的疾病,包括单基因遗传病、染色体病和多基因遗传病。单基因遗传病是指受一对等位基因控制的遗传病,如家族性多发性结肠息肉病、红绿色盲等;染色体病是指由染色体的数目改变或结构畸变而引起的遗传病,如先天愚型、两性畸形等;多基因遗传病是指由多个基因和环境因素共同作用而引起的一大类疾病,如唇裂、精神分裂症等。1990 年,美国学者 Mckuisck 提出遗传病还应包括体细胞遗传病和线粒体遗传病。如肿瘤的发生与组织细胞中的染色质和癌基因或抑癌基因的变化有关,所以肿瘤属于体细胞遗传病。

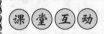

讨论:先天性疾病和遗传病有何不同?

（六）免疫因素

一方面,免疫因素可以作为条件在所有感染性疾病的发生中发挥作用;另一方面,免疫因素还可以作为原因引起三类疾病:变态反应性疾病、自身免疫性疾病以及免疫缺陷病。

（七）心理因素

随着人类社会的发展和医学模式的转变,心理因素在疾病发生、发展中的作用越来越受到重视。很多疾病的发生、发展以及转归与心理因素都有着密切的关系。比如,变态人格属于纯粹的心理问题;而长期不良的心理状态(紧张、焦虑、忧虑、悲伤、恐惧等)可引起人体的多种功能失调,进而引发心身疾病,如偏头痛、高血压病、溃疡病等。

（八）社会因素

社会因素包括社会经济水平、人们的受教育程度以及生活、劳动、卫生条件等,它对人群的健康和疾病的发生有着不可忽视的影响。如传染病在贫穷落后的地区发病率较高,而肥胖症则在富裕国家较多等。

另外,年龄和性别也是影响某些疾病发生、发展的重要因素。如幼儿易患呼吸道传染病,而老年人则易患恶性肿瘤和脑血管疾病;癔症、甲状腺功能亢进症以女性多见,而胃癌、胃溃疡则以男性多见。了解疾病的好发年龄和性别差异对某些疾病的诊断具有一定意义。

第三节　发病学概述

发病学(pathogenesis)是研究疾病发生、发展及转归的普遍规律和机制的一门学科。

▶▶ 一、疾病发生的共同规律

虽然不同的疾病有不同的发病机制,但其中又有一些共同的规律,主要表现在以下几个方面:

(一)稳态的紊乱

生理情况下,机体的内环境在神经、体液等机制的调节下保持着相对稳定的状态,称为稳态。在疾病发生过程中,由于病因对机体的损害作用以及机体的抗损害反应,稳态调节的某些方面发生了改变,引起组织细胞的代谢、功能发生障碍,机体的内环境因此发生了明显的变化,即稳态发生了紊乱。

(二)因果转化

因果转化是指在疾病的发生、发展过程中,原始病因作用于机体后引起机体发生某种变化,而机体的这种变化作为发病学原因又引起机体发生新的变化,如此因果交替,直至疾病过程的结束。

在疾病的因果转化过程中,如果有一些环节互为因果,形成了循环,并且使病情朝向恶化的方向发展,则称为恶性循环。如外伤→大出血→血容量↓→心输出量↓→组织供血供氧↓→酸性代谢产物↑→微循环发生障碍→回心血量↓→心输出量↓↓→组织血流量↓↓。最后重要器官的功能发生严重障碍,患者的病情越来越严重,甚至危及生命。因此,在临床上,我们要认识疾病发生、发展过程中有可能发生或已经发生的恶性循环,从而采取积极、有效的措施来预防或打断恶性循环,以使病情朝向好转的方向发展。

(三)损伤与抗损伤

损伤是指病因作用于机体后所引起的组织细胞形态、结构和功能代谢的变化。针对这些变化,机体所做出的防御性或代偿性反应,称为抗损伤反应。疾病过程通常也是这二者相互斗争的过程,而且,其力量的对比决定了疾病的发展方向。如果损伤较轻,通过抗损伤反应和有效的治疗,机体可以很快恢复正常;反之,如果损伤严重,抗损伤反应无法抗衡损伤作用,则病情会恶化。但是,抗损伤反应有时会转化为损伤性作用。例如,发生炎症时,一定量的液体渗出有利于消灭致炎因子。但是,如果渗出的液体过多,就会压迫组织内的小血管,影响其血液循环。

▶▶ 二、疾病发生的基本机制

（一）神经机制

神经系统在人体生命活动中起重要的调控作用。在疾病发生过程中,除有些病因可以直接损害中枢或周围神经系统外,神经系统主要通过神经反射和神经递质代谢发生改变等机制发挥作用。最常见者为长期精神紧张、焦虑等导致大脑皮质功能紊乱,引起皮质下中枢功能紊乱,最终导致内脏器官的功能障碍。

（二）体液机制

机体正常生命活动过程中有种类繁多的体液因子以内分泌、旁分泌或自分泌等方式作用于靶细胞参与调节。疾病发生的体液机制通常是由于不同的体液性因子的数量或活性发生变化,其调节作用发生改变,导致机体内环境的紊乱。

在疾病发生、发展过程中,体液机制常与神经机制共同发挥作用。

（三）组织细胞机制

引起组织细胞损伤的机制包括:①直接损伤,导致细胞死亡。②损伤细胞膜,引起细胞膜离子泵功能障碍,细胞内、外离子失衡,进而导致细胞功能障碍、水肿甚至死亡。③细胞器损伤。例如,线粒体损伤可引起细胞 ATP 生成减少和功能障碍,严重时细胞会死亡。

（四）分子机制

任何疾病过程中都有细胞内大分子和小分子物质的改变。从分子水平研究疾病的发生机制使得医学科学发展到一个新的阶段,因而出现了分子病理学(molecular pathology)。狭义的分子病理学主要研究生物大分子(主要是核酸和蛋白质)在疾病发生中的作用。

第四节　疾病的分期和结局

▶▶ 一、疾病的分期

任何疾病都要经历一个发展的过程。一般地,疾病过程可以分为以下四期:

（一）潜伏期

潜伏期是指从致病因素作用于机体开始到出现最初症状前的疾病阶段。潜伏期通常无症状。不同疾病的潜伏期长短不一,可以是数小时、数天、数月甚至更长。部分疾病没有潜伏期,如创伤、烧伤等。熟悉疾病的潜伏期对于传染病的正确诊断和防治具有一定意义。

（二）前驱期

前驱期是指疾病从出现最初症状到出现典型症状之前的阶段。此期表现出来的一些非特异性症状,称为前驱期症状,如全身不适、食欲不振、乏力、头痛、头晕、发热等。在前驱期患者如能及时就诊,经过积极有效的治疗,有可能使疾病得到控制;否则,疾病就会发展到下一期。

（三）症状明显期

症状明显期是疾病典型症状出现的阶段。临床上,医生常在此阶段根据各疾病的特殊症状和体征做出比较明确的诊断,从而及时采取措施有效地治疗疾病。

（四）转归期

转归期是疾病过程的最后阶段,亦即疾病的结局阶段。

▶▶ 二、疾病的结局

疾病的结局主要取决于机体的抗损伤反应与病因的损伤性作用相互斗争的情况以及是否得到了及时和有效的治疗。疾病的结局有以下几种情况:

（一）康复

1. 完全康复

完全康复是指机体病变组织、细胞的形态结构、功能和代谢完全恢复正常,疾病的症状、体征及其他临床表现完全消失。

2. 不完全康复

不完全康复是指疾病的主要症状和体征消失,但病变组织的形态结构、功能和代谢未完全恢复正常,可留有病理状态或后遗症,机体可以通过代偿维持相对正常的生命活动。如风湿性心脏病引起的心力衰竭患者,通过内科治疗以及机体的代偿作用可以维持相对正常的心排血量。但是,一旦有诱因存在,患者仍然会出现心力衰竭。

（二）慢性化

有些疾病因其自身的发展规律经治疗后仍然不能痊愈,当病程超过半年以上时即成为慢性病。如支气管炎反复发作后可发展为慢性支气管炎而迁延不愈。

（三）残疾

有些疾病虽然痊愈,但遗留有不可自然恢复的功能或结构缺失,称为残疾。如脊髓灰质炎痊愈后遗留有下肢肌肉萎缩等。

（四）死亡

死亡是生物个体生命活动的终止,也是生命必然的结局。随着人类社会和医学科学的发展,人们对死亡的认识经历了一个发展的过程。

1. 传统观点

传统观点认为死亡是一个发展的过程,它可以分为三个阶段,即濒死期、临床死亡期和生物学死亡期。

（1）濒死期:又称临终状态,此期的特点是脑干以上的中枢神经系统处于深度抑制状态,而脑干以下的功能依然存在。临床上表现为机体的各种生理功能减弱,如意识模糊或丧失、反应迟钝、呼吸不规则、心跳微弱、血压下降、体温下降等。濒死期长短不一,长者可达数天,短者可以不明显。临床上常将无明显濒死期而直接进入临床死亡期的突然死亡称为猝死。

（2）临床死亡期:本期的主要特点是延髓发生了严重抑制而处于功能丧失状态,表现为呼吸和心跳停止、各种反射消失。但是此时组织细胞内仍在进行着微弱的代谢,此期如果采取积极有效的抢救措施,有可能复苏成功。因此,本期是死亡的可逆阶段。

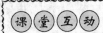

讨论:生活中,如果碰到触电、溺水等引起呼吸和心跳骤停的病人,应该采取哪些措施进行急救,以挽救病人的生命呢?

（3）生物学死亡期:本期是死亡过程的最后阶段,也是死亡的不可逆阶段。此时,组织细胞的新陈代谢相继停止,并发生不可逆的功能丧失和形态改变。尸体逐渐出现一系列死后的变化,如尸冷、尸僵、尸斑等,最后腐败、分解。

2. 现代观点

近年来,人们对于死亡有了新的认识,主要是有人提出了脑死亡的概念,并且把脑死亡作为判断机体是否死亡的唯一标志。

脑死亡(brain death)是指枕骨大孔以上的全脑功能的不可逆性丧失。

判断脑死亡的依据有:①自主呼吸停止,需要不停地进行人工呼吸。②不可逆性深昏迷。③脑神经反射(如瞳孔对光反射、角膜反射、吞咽反射等)消失。④瞳孔散大或固定。⑤脑电波消失。⑥脑血液循环完全停止。

脑死亡概念的提出有利于器官移植获得良好的供体;有助于判断死亡的准确时间,从而为解决某些法学问题提供依据;还有利于确定终止复苏抢救的界线,从而节约有限的卫生资源。因此,用脑死亡作为判定机体死亡的标准是社会发展的需要。但是,宣告脑死亡一定要特别慎重。

本章小结

本章主要内容如下:

1. 完整的健康应该包括躯体健康、心理健康、社会适应良好和道德健康;疾病是机体在病因作用下发生的异常生命活动过程,此过程中,因损伤与抗损伤的相互斗争,机体发生形态、结构和功能代谢的变化,临床上会出现各种表现;亚健康状态是介于疾病与健康之间的第三种状态。

2. 病因种类有生物性因素、物理性因素、化学性因素、营养因素、遗传因素、心理因素等,其中生物性因素最常见。

3. 疾病发生学的一般规律是稳态的紊乱、因果转化以及损伤与抗损伤,基本机制包括神经机制、体液机制、组织细胞机制与分子机制。

4. 疾病过程可以分为潜伏期、前驱期、症状明显期和转归期。

5. 疾病的结局有康复(包括完全康复和不完全康复)、慢性化、残疾和死亡四种。传统上,死亡分为濒死期、临床死亡期和生物学死亡期。临床死亡期的表现是呼吸、心跳停止,各种反射消失,此期是死亡的可逆阶段。现代医学上提出了脑死亡的概念,把脑死亡作为判断机体是否死亡的标志。脑死亡是指全脑功能的永久性、不可逆性丧失。

第 二 章

细胞和组织的适应、损伤与修复

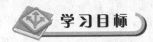 学习目标

- 掌握化生、坏死、凋亡、一期愈合和二期愈合的概念,肉芽组织的形态结构及功能,坏死的类型。
- 熟悉萎缩的概念和病理性萎缩的分类、肥大和增生的概念、常见的变性种类、再生的概念及分类、影响组织修复的因素。
- 了解组织损伤的原因、骨折愈合的过程。

在疾病的发生、发展过程中,机体的细胞、组织或器官会出现各种各样形态结构的变化。这些变化中有的是机体的适应性反应,如萎缩、肥大、增生、化生等;有些是由病因引起的损伤性变化,表现为变性和细胞死亡。对于损伤的组织,机体可以通过周围正常组织的再生对其进行修复。

第一节　细胞和组织的适应

适应(adaptation)是指细胞、组织或器官在体内外各种因素作用下,通过改变自身的代谢、功能和形态结构以与其相协调并使自身得以存活的过程。适应在形态上表现为萎缩、肥大、增生、化生。

▶▶ 一、萎缩

萎缩(atrophy)是指发育正常的器官、组织和细胞的体积缩小。萎缩的组织、器官常有细胞数量的减少。

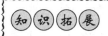

发育不全和不发育

　　器官先天性部分或完全未发育所致的体积小分别被称为发育不全和不发育,如子宫发育不全、肺不发育等。

（一）分类

1. 生理性萎缩

生理性萎缩是指人体的某些组织、器官随年龄增长而自然发生的萎缩,如青春期胸腺萎缩,更年期后卵巢、子宫、乳腺、睾丸萎缩等。

2. 病理性萎缩

病理性萎缩按其发生的原因可以分为以下几种:

（1）营养不良性萎缩:局部营养不良性萎缩常由组织器官血供长期减少引起,如脑动脉粥样硬化引起的脑萎缩;全身性营养不良性萎缩见于慢性消耗性疾病、蛋白质摄入不足所引起的全身脂肪组织、肌肉以及实质器官的萎缩。

（2）压迫性萎缩:指组织器官因长期受压所引起的萎缩。例如,尿路梗阻时因肾盂积水所引起的肾实质萎缩。

（3）废用性萎缩:指组织器官因长期工作负荷减小所致的萎缩。例如,久病卧床或肢体骨折后长时间固定所引起的肌肉萎缩。

（4）神经性萎缩:指组织器官因失去神经支配所发生的萎缩,见于脊髓灰质炎所致的肌肉萎缩等。

（5）内分泌性萎缩:指内分泌腺功能低下所引起的靶器官的萎缩。例如,腺垂体因肿瘤压迫或缺血坏死而功能低下所引起的肾上腺、性腺等萎缩。

（二）病理变化

大体变化:萎缩的组织、器官体积缩小,质量减轻,颜色变深。

镜下变化:实质细胞体积变小,数目减少,胞质内可见脂褐素颗粒。萎缩的组织间质内可见结缔组织增生。

（三）结局及对机体的影响

萎缩组织的代谢水平低下、功能下降,如脑萎缩可致智力下降等。但萎缩的组织、器官在血供、营养、激素、生长因子的刺激及神经递质的调节之间达成了新的平衡。较轻的萎缩在原因消除后可逐渐恢复正常,若原因持续存在,则萎缩的细胞可死亡、消失。

▶▶ 二、肥大

细胞、组织和器官体积的增大,称为肥大（hypertrophy）。肥大的组织、器官内细胞数目不一定都明显增多。肥大可分为生理性肥大和病理性肥大。

1. 生理性肥大

妊娠期的子宫肥大、运动员的肌肉肥大等都属于生理性肥大。

2. 病理性肥大

由器官或组织的功能负荷过重所引起的肥大被称为代偿性肥大,如高血压患者的左心室肥大(彩页图2-1、2-2)、切除一侧肾后出现的对侧肾肥大等。由激素的作用而引发的肥大又被称为内分泌性肥大,如前列腺肥大等。

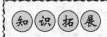

假性肥大

组织、器官的实质细胞萎缩时,如果其间质中纤维组织和脂肪组织发生增生,使组织、器官的体积增大,被称为假性肥大。

肥大的组织或器官代谢和功能都增强,具有一定的代偿意义。但这种代偿作用是有限度的,超过一定限度可促使器官发生功能衰竭。如高血压引起左心室代偿性肥大,在相当长的时间内可维持正常的心排血量。但过度肥大的心肌组织收缩力反而减小,减小至一定程度时,患者即可发生心力衰竭。

▶▶ 三、增生

增生(hyperplasia)是指组织、器官内细胞发生分裂而数目增多。增生可导致组织、器官的体积增大。

1. 生理性增生

生理性增生见于妊娠期和哺乳期的乳腺增生、月经周期中子宫内膜的增生等。

2. 病理性增生

病理性增生见于组织损伤后的再生性增生、炎性增生、激素水平过高引起的内分泌性增生(彩页图2-3)。

▶▶ 四、化生

在某些原因的作用下,一种已分化成熟的组织或细胞转化成为另一种分化成熟的组织或细胞的过程,称为化生(metaplasia)。

化生只发生在同源细胞之间,即上皮细胞之间或间叶细胞之间。化生并非由成熟的细胞直接转化,而是由该处具有多向分化潜能的幼稚未分化细胞或干细胞横向分化的结果。

常见的化生有:①鳞状上皮化生:指由柱状上皮、移形上皮等转化为鳞状上皮,常见于慢性支气管炎患者的支气管黏膜等(彩页图2-4)。②肠上皮化生:指由胃黏膜上皮转化为肠型黏膜上皮,常见于慢性萎缩性胃炎。③纤维组织化生为软骨组织或骨组织。

虽然化生是组织对不良刺激的适应性变化,但原来组织的功能部分丧失。例如,呼吸道假复层纤毛柱状上皮化生为鳞状上皮后,对理化因素有了较强的抵抗能力,但黏膜的自净作用减弱。另外,上皮的化生可能是癌变的基础。

第二节　组织的损伤

损伤(injury)是指细胞和组织遭受内、外环境有害因子的作用时所发生的形态结构、功能和代谢的变化。

引起细胞损伤的原因很多,包括缺氧、理化因素、生物性因素、免疫因素、遗传因素、营养因素等。

较轻的组织损伤是可逆的,即消除病因后受损伤的细胞可以恢复正常,这种可逆性损伤被称为变性;严重损伤是不可逆的,即细胞死亡。

▶▶ 一、变性

实质细胞在病因作用下发生代谢障碍,引起细胞或细胞间质出现一些异常物质或正常物质数量显著增多,称为变性(degeneration)。发生变性的细胞或组织的功能会下降。根据沉积在组织内物质的不同,可将变性分为多种类型。

(一) 细胞水肿

细胞水肿(cellular swelling)即细胞内水分的增多,又称水变性(hydropic degeneration)。细胞水肿是细胞轻度损伤后常发生的早期病变,好发于肝、心、肾等实质脏器的细胞。

1. 原因和机制

在缺氧、感染、中毒、高热等因素作用下,细胞线粒体受损伤,ATP 生成减少,细胞膜钠泵功能发生障碍,导致细胞内水、钠增多。

2. 病理变化

大体变化:组织器官体积增大,包膜紧张,色泽混浊,似被开水烫过。切面隆起,边缘外翻。

镜下变化:细胞肿胀,胞质疏松淡染。严重时细胞肿大、胞质透亮似气球,称为气球样变性(彩页图 2-5),常见于病毒性肝炎。

3. 结局

如果能及时消除引起细胞水肿的原因,病变的细胞可以恢复正常;反之,则进一步发展为细胞死亡。

(二) 脂肪变

脂肪变(fatty change 或 steatosis)是指脂肪细胞以外的细胞中出现脂滴或脂滴明显增多。脂肪变多发生于肝细胞、心肌纤维和肾小管上皮细胞。

1. 原因和机制

脂肪变是各种有害因素影响细胞内脂肪代谢的结果。如肝细胞脂肪变的具体机制是:

①肝细胞内脂肪酸增多:高脂饮食、长期饥饿状态或患糖尿病时,脂肪组织会被大量分解,脂肪酸进入肝细胞增多;缺氧时,肝细胞将较多的乳酸转化为脂肪酸。②甘油三酯合成增多:长期饮酒可促进 α-磷酸甘油合成为甘油三酯。③脂蛋白、载脂蛋白减少:缺氧、营养不良、中毒时,肝细胞合成脂蛋白和载脂蛋白减少,脂肪不能转运出肝细胞。

2. 病理变化

大体变化:组织器官体积增大,色淡黄,切面有油腻感。心肌脂肪变常累及左心室内膜下和乳头肌。病变心肌呈黄色,与正常心肌形成红黄相间的斑纹,称为虎斑心。

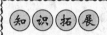

心肌脂肪浸润

心肌脂肪浸润是指心外膜增生的脂肪组织沿着间质伸入心肌细胞间。这种变化不属于心肌脂肪变性。少数重度心肌脂肪浸润患者可发生心脏破裂而引发猝死。

镜下变化:胞质内出现大小不一的空泡(脂肪滴被有机溶剂溶解),细胞核被脂滴挤压而偏位(彩页图2-6)。

3. 结局

轻度脂肪变性在原因消除后可恢复正常,严重时可导致细胞坏死。例如,严重的肝脂肪变性被称为脂肪肝,进一步发展可引起肝细胞坏死甚至肝硬化。

(三)玻璃样变

在病变的细胞或组织内出现均质、红染、半透明、毛玻璃样的蛋白质蓄积,被称为玻璃样变(hyalinization),又称透明变(hyaline degeneration)。

1. 细胞内玻璃样变

细胞内玻璃样变是指细胞胞质内出现圆形、均质、无结构的红染物质。例如,出现蛋白尿时,肾小管上皮细胞吞饮蛋白质并在胞质内形成的玻璃样小滴;患酒精性肝病时,肝细胞胞质内由中间丝前角蛋白变性形成的 Mallory 小体(彩页图2-7);发生慢性炎症时,组织内浆细胞胞质中因免疫球蛋白蓄积而出现的玻璃样小体,又称 Russell 小体。

2. 结缔组织玻璃样变

结缔组织玻璃样变常见于瘢痕组织、纤维化的肾小球、器官的包膜增厚处等。病变处的胶原纤维增粗、融合成片状或束状的玻璃样物质,纤维细胞明显减少。

3. 血管壁玻璃样变

血管壁玻璃样变常见于原发性高血压患者的肾、脑、脾和视网膜等处的细动脉。其发生机制是:细动脉长期痉挛导致内皮受损,血管通透性升高,血浆蛋白质渗入细动脉壁,引起细动脉管壁增厚、变硬、弹性下降,管腔狭窄甚至闭塞,即细动脉硬化。

(四)黏液样变

黏液样变(mucoid degeneration)是指病变的组织间质中黏多糖和蛋白质蓄积使得组织基质被染色后类似于黏液。黏液样变常见于间叶组织肿瘤、风湿病等。

（五）病理性钙化

病理性钙化（pathologic calcification）是指在骨、牙之外的组织内有固态的钙盐沉积。病理性钙化主要见于坏死组织和异物中，如结核病的坏死灶、血栓、动脉粥样硬化的斑块处等。

▶▶ 二、细胞死亡

在各种原因作用下，细胞遭受严重损伤而累及细胞核时，会出现代谢停止、结构破坏和功能丧失等不可逆性的变化，称为细胞死亡。细胞死亡既可直接发生，也可由变性发展而来。它包括坏死和凋亡两种类型。

（一）坏死

坏死（necrosis）是指活体内局部组织细胞在病理因素作用下所发生的以酶溶性变化为特点的被动性死亡。坏死的范围可小至数个细胞，大至整个肢体或器官。坏死细胞的细胞膜和细胞器膜崩解，结构自溶或被炎症反应浸润的中性粒细胞等释放的溶酶体酶溶解。

1. 基本病理变化

坏死组织在大体上又称为失活组织，表现为以下四个特征：①外观无光泽，较混浊。②失去正常的弹性。③无血液供应。④正常功能丧失。

细胞坏死的标志是细胞核发生了以下变化之一：①核固缩：核膜皱缩、核缩小、染色质凝集、嗜碱性增强。②核碎裂：核膜溶解，染色质崩解成致密蓝染的碎片，散在于胞质中。③核溶解：染色质中的 DNA 和核蛋白被 DNA 酶和蛋白酶分解，核淡染，甚至完全消失。

坏死的细胞最终细胞膜破裂，整个细胞完全崩解。组织坏死后，原有的组织结构消失，成为一片无结构、颗粒状的嗜酸性物质，其中有时可见略嗜碱性的细胞核碎片。

2. 坏死的类型

按照坏死组织的形态特点，坏死可以分为下列几种类型：

（1）凝固性坏死：常见于心、脾、肾等器官的缺血性坏死。由于蛋白质变性凝固以及溶酶体酶水解作用较弱，一定时间内坏死组织在镜下保持其原有结构的轮廓。肉眼上显得干燥、质实，颜色灰白或灰黄（彩页图 2-8）。

干酪样坏死是一种特殊的凝固性坏死，见于结核病。因坏死组织彻底崩解，质地松软，色微黄，形似干奶酪（彩页图 2-9）而得名。

（2）液化性坏死：坏死组织因酶性分解占优势而变为液态。常发生于蛋白质少而脂质多的脑和脊髓（彩页图 2-10）。化脓性炎症所形成的脓液及由急性坏死性胰腺炎所引起的脂肪组织坏死都属于液化性坏死。

（3）坏疽：身体内直接或间接与外界大气相通部位的较大范围坏死，常合并有腐败菌感染，称为坏疽。由于坏疽的组织被细菌分解产生硫化氢，故有臭味；硫化氢与红细胞被破坏后所释放出的铁结合生成硫化铁，故坏疽组织呈黑色。根据发生的原因、形态特点的不同，坏疽分为干性、湿性和气性三种。①干性坏疽：常发生于肢体末端，因动脉阻塞引起缺血性坏死。此时，由于静脉回流通畅以及水分容易蒸发，坏死组织干燥、皱缩，与正常组织分界清楚(彩页图2-11)。干性坏疽时腐败菌感染一般较轻,故病变发展较慢。②湿性坏疽:常见于肠管、胆囊、子宫、肺等与外界相通但水分不易蒸发的脏器坏死,坏死组织与正常组织分界不清,颜色深蓝、暗绿或乌黑色。由于坏死组织含水分较多,腐败菌感染严重,病变发展快,有毒物质吸收后患者常有明显的中毒症状。③气性坏疽:常继发于深在的开放性创伤,特别是战伤,因感染的厌氧菌(产气荚膜杆菌、恶性水肿杆菌等)分解,坏死组织产生大量气体,使坏死组织内因含气泡而呈蜂窝状。组织肿胀显著,影响局部血液循环,促使组织坏死加重,形成恶性循环,最终患者可因大量毒素吸收入血而发生中毒性休克。

3. 坏死组织的结局

(1)溶解吸收:坏死组织范围较小时,被溶蛋白酶溶解液化,经淋巴管或血管吸收,碎片由巨噬细胞吞噬消化。

(2)分离排出:因坏死灶较大而难以完全吸收时,周边的坏死组织溶解后与健康组织分离,通过一定途径排出。例如,皮肤、黏膜坏死后脱落而形成的表浅缺损,称为糜烂;若缺损较深,则称为溃疡。肺、肾等器官坏死组织由管道排出后残留的空腔,称为空洞。

(3)机化:指坏死组织不能完全溶解吸收或分离排出,由新生的肉芽组织吸收、取代,最终形成瘢痕组织的过程。

(4)包裹、钙化:包裹是指坏死灶较大时被周围增生的纤维组织包绕。坏死组织内有固态钙盐沉积,即为钙化。

4. 对机体的影响

坏死对机体的影响取决于坏死的部位、范围,坏死组织的再生能力,坏死脏器的储备能力等。

(二)凋亡

凋亡(apoptosis)是指活体内单个细胞或小团细胞受基因调控所引起的主动性、程序性死亡。凋亡与坏死的主要区别见表2-1。

表2-1 凋亡与坏死的主要区别

	凋 亡	坏 死
原因	生理性或病理性因素	病理性因素
机制	基因调控的程序化、主动性细胞死亡(自杀性)	意外事故性、被动性细胞死亡(他杀性)
范围	多为散在的单个或数个细胞	多为集聚的大片细胞
形态特征	细胞固缩,核染色质边集,细胞膜及细胞器膜完整,形成凋亡小体	细胞肿胀,核染色质絮状或边集,细胞膜及细胞器膜溶解,细胞自溶
生化特征	耗能的主动过程,有新蛋白合成	不耗能的被动过程,无新蛋白合成
周围反应	不引起周围组织炎症反应和修复再生,凋亡小体被巨噬细胞吞噬	引起周围组织炎症反应和修复再生

细胞凋亡的意义主要表现在以下几个方面:

(1)确保正常发育、生长。凋亡可以清除多余的、失去功能价值的细胞和具潜在危险的细胞,如自身免疫细胞。

（2）维持内环境稳定。受损、突变或衰老细胞如果存留体内，就可能干扰机体功能，甚至演变为疾病。机体必须及时清除这些细胞才能维持内环境稳定。

（3）发挥积极的防御功能。机体受到感染时，受感染的细胞发生凋亡，DNA发生降解，整合于其中的病毒DNA也随之被破坏，因而阻止了病毒的复制。

（4）很多疾病，如自身免疫性疾病、肿瘤的发生和发展都与凋亡有关，故通过进一步深入研究凋亡过程，有可能使得这些疾病的治疗获得重大进展。

第三节　组织损伤的修复

修复（repair）是指细胞和组织受损后，机体对所形成的缺损进行修补、恢复的过程。修复可部分或完全恢复原组织的结构和功能，而再生是修复的基础。

▶▶ 一、再生

再生（regeneration）是指组织损伤形成缺损后，由周围细胞分裂增生以恢复原组织结构和功能的过程。

（一）再生的类型

1. 生理性再生

生理性再生是指生理过程中老化、死亡的细胞由同种细胞分裂增生补充，始终保持原有的结构和功能。例如，表皮角化层会经常脱落，基底细胞就通过不断增生、分化予以补充。

2. 病理性再生

病理性再生是指在病理状态下组织、细胞受损伤后发生的再生。如果再生的组织结构与原有组织完全一致，称为完全再生。完全再生常发生于损伤较轻、再生能力强的组织。如果再生组织与原有组织不完全一致，而是由肉芽组织取代，最后形成瘢痕组织，称为不完全再生。不完全再生常发生于损伤较重而再生能力弱的组织。

（二）细胞的再生能力

机体各种细胞的再生能力大小不同。一般地，分化程度低、容易受损伤的组织细胞再生能力较强。按照再生能力不同，组织细胞可以分为以下三类：

1. 不稳定细胞

不稳定细胞的再生能力最强，在生理状态下即不断分裂、增生。例如，皮肤的表皮和黏膜的被覆上皮细胞、淋巴和造血细胞等。

2. 稳定细胞

生理状态下稳定细胞增生不明显，但有强大的潜在再生能力，一旦受到损伤，可很快增生。各种腺上皮细胞、肾小管上皮细胞、成纤维细胞、内皮细胞、骨细胞等都属于稳定细胞。

平滑肌细胞也属于稳定细胞,但一般情况下再生能力较弱。

3. 永久性细胞

神经细胞、骨骼肌细胞、心肌细胞属于永久性细胞,这些细胞被破坏后就永久丧失。但神经纤维在神经细胞存活时有活跃的再生能力。

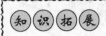

干细胞技术——组织修复的美好未来

干细胞是个体在发育过程中产生的具有无限或较长时间自我更新和多向分化能力的未分化细胞。干细胞分为胚胎干细胞和成体干细胞两类。前者是指起源于着床前胚胎细胞群的全能干细胞,具有向三个胚层分化的能力,可以分化为成体所有类型的成熟细胞。后者是指存在于各组织器官中具有自我更新和一定分化能力的不成熟细胞。目前研究较多的是成体干细胞。干细胞技术是通过对干细胞进行分离、体外培养、定向诱导甚至基因修饰等过程,在体外培育出全新的正常细胞、组织或器官,并最终通过细胞、组织或器官的移植完成对疾病的治疗。造血干细胞移植治疗白血病等血液病即是此项技术的应用。在人工干预下,还有人在实验室里使毛囊干细胞分化成神经细胞、上皮细胞和肌细胞等。因此,应用干细胞技术修复神经系统损伤以及替代严重损伤的组织或器官也成为可能。

▶▶ 二、纤维性修复

组织受到损伤后,即使实质细胞有很强的再生能力,往往也需要肉芽组织参与修复。由肉芽组织取代坏死组织及其他异物,并填补组织缺损,转化成以胶原纤维为主的瘢痕组织的过程,即为纤维性修复。

(一) 肉芽组织

肉芽组织(granulation tissue)是指由新生的毛细血管及增生的成纤维细胞所构成的幼稚的纤维结缔组织。肉芽组织内常伴有炎症细胞浸润。

1. 形态结构

肉眼观察,健康的肉芽组织呈鲜红色、颗粒状,柔软、湿润,触之易出血,似鲜嫩的肌肉组织。肉芽组织中无神经纤维长入,故无痛觉。镜下观察,新生的毛细血管之间见大量成纤维细胞和数量不等的炎细胞(以巨噬细胞和中性粒细胞为主)。

2. 功能

肉芽组织在组织修复中具有重要作用,具体表现为:①抗感染,保护创面;②机化坏死组织、血凝块、血栓及其他异物;③填补组织缺损和连接伤口。

(二) 瘢痕组织

瘢痕组织是由肉芽组织经改建成熟后形成的纤维结缔组织,主要由大量的胶原纤维组成,内有少量的纤维细胞和毛细血管。

瘢痕组织形成后,可以将创口比较牢固地连接起来。但是由于瘢痕收缩或粘连,可给机体带来不利的影响。如关节附近的瘢痕常引起关节挛缩或活动受限,胃溃疡近幽门处的瘢痕收缩可引起幽门梗阻,心包粘连可影响心脏舒缩活动等。另外,实质器官内大量纤维组织增生可致器官硬化。还有少数人可能因为特异性体质,瘢痕组织增生过度并突出于体表,称为瘢痕疙瘩。

▶▶ 三、创伤愈合

创伤愈合(wound healing)是指机体遭受机械暴力作用,皮肤等组织出现连续性破坏或形成缺损后的修复过程。

(一)皮肤创伤愈合

临床上,皮肤创伤最为常见。最轻的皮肤创伤为擦伤,只有表皮层受到损伤,可通过上皮完全再生而修复。大多数皮肤创伤累及真皮层和皮下组织,甚至可有肌肉、肌腱、神经的断裂。

1. 皮肤创伤愈合的基本过程

(1)伤口的早期变化:伤口局部有程度不等的组织坏死和血管断裂出血,还可有炎症反应,表现为充血、浆液渗出及白细胞游出,故早期伤口局部红肿明显。

(2)伤口收缩:伤后2~3d,创口边缘的整层皮肤及皮下组织向伤口中心移动,14d左右停止,这是由伤口边缘新生的肌纤维母细胞牵拉作用引起的。伤口收缩的意义在于缩小创面。

(3)肉芽组织增生和瘢痕形成:伤后第3d开始,从伤口底部及边缘长出肉芽组织填充伤口。第5—6d成纤维细胞产生胶原纤维,瘢痕逐渐形成,瘢痕完全形成大约需要1个月。

(4)表皮及其他组织再生:小的创口在创伤发生24h内,创口边缘的基底细胞即开始增生并向创口中心迁移,逐渐覆盖创面。当这些细胞彼此相遇时,则停止迁移,开始增生并分化成为鳞状上皮。缺损较大的损伤,需肉芽组织将伤口填平,上皮才能很好地再生,否则,上皮再生会迟缓。另外,若伤口过大(一般认为直径超过20cm),则上皮很难再生将伤口完全覆盖,往往需要通过植皮才能完成修复。

2. 皮肤创伤愈合的类型

(1)一期愈合:组织缺损少、创缘整齐、无感染、经黏合或缝合后对合严密的伤口的愈合,称为一期愈合。一期愈合需要的时间短,留下的疤痕小。

一期愈合时首先是表皮在24~48h内将伤口覆盖,肉芽组织于第3d就可从边缘长出,并很快将伤口填满。第5—7d,伤口两侧出现胶原纤维连接,此时切口达临床愈合标准,可以拆线。以后仍有肉芽组织产生,并逐渐改建为瘢痕组织,数月后切口形成一条白色线状瘢痕。

(2)二期愈合:见于缺损较大、创缘不整齐、无法严密对合或伴有感染的伤口。

二期愈合的伤口炎症反应明显,必须先控制感染并清除坏死组织,肉芽组织才能很好地生长,待肉芽组织将缺损填平后,上皮再生将伤口覆盖,最后肉芽组织转化为瘢痕组织而完成修复。因此,二期愈合所需的时间较长,形成的瘢痕也大。

（3）痂下愈合:见于较浅表的并有少量出血或血浆渗出的皮肤创伤。创口表面的血液、渗出物及坏死的上皮干燥后形成黑褐色硬痂覆盖于创面上,组织再生在痂下进行,当表皮再生完成后,痂皮即自行脱落。

（二）骨折愈合

骨组织有较强的再生能力,当骨折发生后,经过良好的复位、固定和一定时间的修复,断骨可以完全愈合,恢复骨原有的结构和功能。骨折愈合的过程比较复杂,包括以下几个阶段:

1. 血肿形成

骨折时由于骨及周围软组织损伤,往往有较多出血,在断骨周围形成血肿。数小时内,血肿内血液凝固,形成纤维蛋白网架,有利于肉芽组织长入。

2. 纤维性骨痂形成

骨折后 2~3d 开始,血肿逐渐被骨外膜长入的肉芽组织机化,形成呈梭形膨大的纤维性骨痂。但此时断骨的连接并不牢固。纤维性骨痂内含有来自骨外膜和骨内膜的软骨母细胞和骨母细胞。此过程经历 2~3 周的时间。

3. 骨性骨痂形成

纤维性骨痂中的骨母细胞分泌基质并成熟为骨细胞,此时的骨基质中无钙盐沉积,称为类骨组织。待钙盐沉积于骨基质后即形成骨组织,即骨性骨痂。纤维性骨痂中的软骨组织经软骨化骨过程形成骨性骨痂。此过程需 4~8 周。

4. 骨性骨痂改建

骨性骨痂虽然将断骨比较牢固地连接起来,但此时的骨痂中骨小梁排列紊乱,结构比较疏松,仍达不到正常的功能需要。因此,骨性骨痂还需进行改建,形成致密的板层骨,并恢复皮质骨和骨髓腔的正常关系。改建时,在应力的刺激下,负重的骨小梁逐渐增粗,而不负重的骨小梁由破骨细胞吸收,最终恢复原有的结构和功能。此期可长达 1 年的时间。

必须强调的是,良好的复位和固定是骨折愈合的前提条件,而适当的功能锻炼则有利于骨折愈合。另外,如果断骨间有软组织或异物嵌塞,骨折愈合将延缓甚至不能愈合。

▶▶ 四、影响组织修复的因素

组织再生修复的过程和结果不仅受到损伤局部一些因素的影响,还受机体全身状况的影响。临床上,应针对不同疾病患者进行全面的综合考虑,并采取措施消除不良因素,创造有利条件,以促进损伤的修复。

（一）全身因素

1. 年龄

儿童及青少年的组织再生能力强,愈合快。老年人则相反,伤口愈合时间较长。

2. 营养

蛋白质尤其是含硫氨基酸缺乏,不利于肉芽组织及胶原纤维形成,伤口愈合延缓。维生素 C 对愈合很重要,因其具有催化羟化酶的作用,对胶原纤维的合成有重要意义。缺乏微量元素锌也会影响创口愈合,可能与锌是细胞内一些氧化酶的成分有关。

3. 药物

糖皮质激素可抑制肉芽组织和胶原纤维形成,不利于创伤的修复;某些细胞毒性抗癌药物亦可延缓伤口的修复。

（二）局部因素

1. 感染与异物

感染和异物存留可引起组织坏死、加重炎症反应、增大创口内张力等,从而延缓创伤的修复。因此,临床上为促进创伤愈合,有感染的伤口必须先控制感染,必要时施行清创术,以清除坏死组织及其他异物。

2. 血液供应

良好的血液供应一方面为组织修复提供营养,另一方面对坏死物质的吸收及控制局部感染起重要作用。故临床上可采用热敷、理疗(如红外线照射)来改善局部血液循环,以促进损伤的修复。

3. 神经支配

正常的神经支配对组织有着特殊的营养作用,因此对再生有一定影响。如麻风病患者的溃疡不易愈合,即因神经受累致局部神经性营养不良所致。若自主神经受损,使局部组织血液供应减少,则对再生的影响更明显。

4. 电离辐射

电离辐射可损伤组织、细胞和小血管,从而抑制组织的再生和修复。

本章小结

本章主要内容如下:

1. 组织的适应性反应有萎缩、肥大、增生和化生。萎缩是指发育正常的细胞、组织、器官的体积缩小。病理性萎缩包括营养不良性萎缩、神经性萎缩、废用性萎缩、压迫性萎缩和内分泌性萎缩。

2. 化生是指一种分化成熟的组织转化为另一种分化成熟的组织。支气管黏膜假复层纤毛柱状上皮转化为鳞状上皮,称为鳞状上皮化生。

3. 组织的损伤有变性和细胞死亡。变性是较轻的、可逆性损伤,是指病变的组织或细胞内出现异常物质沉积或正常物质的数量明显增多。常见的变性有细胞水肿、脂肪变、玻璃样变、黏液样变、病理性钙化等。

4. 细胞死亡有坏死和凋亡两种情况。坏死是指活体内局部组织细胞在病理因素作用下所发生的以酶溶性变化为特点的被动性死亡。细胞坏死的标志是细胞核发生了核浓缩、核碎裂或核溶解;失活组织有四个特征:无光泽、无血供、无弹性、无功能。按病理变化的不同,坏死分为凝固性坏死、液化性坏死、坏疽三种类型,而坏疽又有干性坏疽、气性坏疽和湿性坏疽之分。凋亡是细胞受基因调控的程序性、主动性死亡。

5. 损伤组织修复的基础是再生。病理性再生分为完全再生和不完全再生。按再生能力大小,组织细胞可分为不稳定细胞、稳定细胞、永久性细胞三类。

6. 肉芽组织主要是由新生的毛细血管和增生的成纤维细胞构成的幼稚纤维结缔组织,在修复中起重要作用,具体表现为:①抗感染,保护创面;②机化坏死组织、血凝块、血栓及其他异物;③填补组织缺损和连接伤口。

7. 皮肤创伤的愈合根据伤口的特点分为一期愈合、二期愈合和痂下愈合。一期愈合的伤口缺损少,创缘整齐,创面对合严密,无感染,无异物,愈合时只需要少量的肉芽,因此所需愈合时间短,形成的瘢痕小。

8. 骨折愈合分为血肿形成、纤维性骨痂形成、骨性骨痂形成和骨性骨痂改建四期。良好的复位与固定是骨折愈合的前提条件。恰当的功能锻炼也可促进骨折愈合。

9. 影响组织修复的全身性因素有年龄、营养、药物等,局部因素有感染与异物、血液供应、神经支配、电离辐射等。

第 三 章

局部血液循环障碍

学习目标

- 掌握瘀血、血栓形成、栓塞、梗死等基本概念及栓子的运行规律。
- 熟悉出血的类型及后果,血栓形成的条件、结局及对机体的影响,栓塞的类型,梗死的类型及病变特点。
- 了解出血的病理变化、血栓形成的过程及血栓的形态。

良好的血供是保证组织器官进行正常新陈代谢和发挥正常功能的前提条件。一旦血液循环发生障碍,组织器官的代谢、功能和形态结构就会出现一系列改变,严重者甚至可导致机体死亡。

血液循环障碍是一类常见的基本病理过程,可以分为全身性和局部性两类。二者既有区别又有联系,有时,局部血液循环障碍可以影响全身,而全身血液循环障碍也可以通过局部表现出来。例如,大范围心肌梗死可引起心力衰竭和心源性休克,而右心衰竭时可出现肝瘀血等。本章主要介绍局部性血液循环障碍。

第一节　充血和瘀血

充血(hyperemia)和瘀血(congestion)均是指机体局部组织、器官的血管内血液含量增多。

▶▶ 一、充血

因动脉输入血量增多,引起局部组织、器官小血管内血液含量增多,称为动脉性充血(arterial hyperemia),又称主动性充血,简称充血。

(一)原因及类型

充血是由于组织、器官的细动脉扩张而引起的,按其发生的原因可分为以下类型:

1. 生理性充血

生理性充血通常是机体在生理情况下为满足组织、器官生理功能和代谢增强的需要而发生的充血。例如,进食后的胃肠道充血、体力活动时的骨骼肌充血等。

2. 病理性充血

(1)炎症性充血:炎症早期由于神经、体液的作用,炎症区细动脉扩张,局部组织、器官的小动脉和毛细血管内血液含量异常增多。

(2)减压后充血:见于一次性大量抽取胸水或腹水、腹腔内巨大肿瘤摘除、多胎妊娠分娩等之后。局部组织、器官因长期受压,血管张力降低,一旦压力突然解除,细动脉就可能发生反射性扩张,引起充血。严重时可导致有效循环血量不足、血压下降、脑缺血、昏厥等。

(3)侧支性充血:指缺血组织周围因吻合支动脉扩张而发生的充血。

(二)病理变化

大体变化:组织、器官体积可轻度增大,颜色鲜红,温度升高。

镜下变化:小动脉和毛细血管扩张,管腔内血液增加。

(三)结局及对机体的影响

充血为暂时性血管反应,原因消除后可很快恢复正常。充血为组织带来了较多的氧气和营养物质,组织、器官的功能和代谢增强,抗病能力和修复能力增强,因此,临床上可用热敷等方法人为引起病变组织充血,以达到促进疾病康复的目的。但是,某些情况下充血可对机体造成不利影响,如在脑动脉粥样硬化、脑血管畸形的基础上,充血极易造成脑血管破裂、出血,甚至导致严重后果。

▶▶ 二、瘀血

由于静脉回流受阻,导致血液淤积于小静脉和毛细血管内,称为静脉性充血(venous hyperemia),又称被动性充血,简称瘀血。

(一)原因

1. 静脉受压

静脉受压常见于肿瘤对周围组织内静脉的压迫,妊娠后期膨大的子宫对髂静脉的压迫,肠套叠、肠扭转或肠疝对肠系膜静脉的压迫等。

2. 静脉腔阻塞

静脉腔阻塞常见于静脉内血栓形成、寄生虫或其虫卵等阻塞静脉而引起瘀血。

3. 静脉血液坠积

静脉血液坠积多见于下肢静脉瓣畸形或功能不足、长期卧床时,因重力作用引起血液坠积,导致静脉回流不畅而发生瘀血。

4. 心力衰竭

心力衰竭时心腔内血液滞留,压力增高,从而使静脉血液回流受阻而发生瘀血。左心衰竭时,肺静脉血液回流受阻,造成肺瘀血。右心衰竭时,体循环静脉血液回流受阻,造成肝、脾、肾、胃肠道、下肢等瘀血。

（二）病理变化

大体变化：组织、器官体积增大，重量增加，颜色暗红，切面湿润、多血。皮肤、黏膜瘀血时呈紫蓝色，称发绀。口唇和指（趾）甲发绀较明显，伴温度降低。

镜下变化：小静脉和毛细血管扩张，红细胞增多，周围组织可出现水肿、出血等变化。

（三）结局及对机体的影响

瘀血的结局和对机体的影响取决于瘀血的部位、程度和持续时间等。一般地，因为缺氧和营养物质供应减少，瘀血的组织代谢和功能降低，抗病能力和修复能力降低。长期瘀血还可导致以下后果：

1. 瘀血性水肿和出血

瘀血时，毛细血管内流体静压升高；瘀血引起的缺氧还可导致毛细血管壁通透性升高。因此，瘀血的组织血管内水分和红细胞可以漏出而发生瘀血性水肿和出血。

2. 实质细胞萎缩、变性甚至坏死

实质细胞萎缩、变性甚至坏死与缺氧、营养供应不足及中间代谢产物的堆积有关。

3. 瘀血性硬化

瘀血时，由于长期缺氧的刺激，组织间质内纤维结缔组织增生和网状纤维胶原化，造成组织、器官的质地变硬，称为瘀血性硬化。

肺瘀血：由左心衰竭引起。大体上，急性肺瘀血时，肺体积增大，呈暗红色，切面有泡沫状红色血性液体流出。慢性肺瘀血时质地变硬，呈棕褐色，称为肺褐色硬化。镜下，急性肺瘀血的主要特征是肺泡壁毛细血管扩张、充血，肺泡间隔水肿，部分肺泡腔内有水肿液及红细胞（彩页图3-1）。慢性肺瘀血还可见肺泡壁变厚和纤维化，肺泡腔内出现含有含铁血黄素颗粒的巨噬细胞（被称为心力衰竭细胞）。

肝瘀血：常由右心衰竭引起。大体上，急性肝瘀血时，肝体积增大，呈暗红色；慢性肝瘀血时，肝的表面及切面呈现红（瘀血）黄（脂肪变性）相间的花纹状外观，形似槟榔，称为槟榔肝（彩页图3-2）。镜下，急性肝瘀血时主要表现为中央静脉及血窦扩张，充满红细胞；慢性肝瘀血时，肝小叶中央部分肝窦高度扩张、瘀血，肝细胞萎缩甚至消失，肝小叶周边部肝细胞有脂肪变性（彩页图3-3）。严重的长期肝瘀血可引起肝间质内纤维组织大量增生，导致瘀血性肝硬化。

第二节　出　血

出血（hemorrhage）是指血液从心脏或血管内逸出的现象。

▶▶ 一、原因及类型

根据血管壁的损伤程度，出血可分为破裂性出血和漏出性出血两类。

（一）破裂性出血

心脏或血管壁的完整性遭到破坏可发生破裂性出血,出血量一般较多。破裂性出血见于下列情况:

1. 心脏和血管本身病变

例如,心肌梗死、动脉瘤等。

2. 血管壁被侵蚀

例如,肿瘤、溃疡、结核性空洞等可侵蚀、破坏血管壁。

3. 外伤

例如,各种机械性创伤、火器伤等可引起血管或心脏破裂。

（二）漏出性出血

因微循环血管壁通透性增大,血液经扩大的内皮细胞间隙和受损的基底膜漏出于血管外,称为漏出性出血,出血量一般较少。其原因有以下三个方面:

1. 血管壁损伤

缺氧、中毒、感染、变态反应、某些药物等因素可损伤毛细血管内皮,引起毛细血管通透性增大。机体缺乏维生素 C 时,由于毛细血管内皮细胞间的基质和血管外的胶原基质形成减少,毛细血管的脆性和通透性增大,易于发生出血,称为坏血病。

2. 血小板减少或血小板功能障碍

血小板减少到一定数量或功能有障碍时就会发生漏出性出血,见于再生障碍性贫血、原发性或继发性血小板减少性紫癜、白血病、弥散性血管内凝血（DIC）等。

3. 凝血因子缺乏

凝血因子缺乏见于以下三种情况:①先天性凝血因子缺乏:如血友病 A 患者的凝血因子Ⅷ缺乏、血友病 B 患者的凝血因子Ⅸ缺乏等;②严重肝病:凝血因子Ⅶ、Ⅸ、Ⅹ等合成减少;③DIC:凝血因子因消耗过多而减少。

▶▶ 二、病理变化

逸出的血液流出体外,称之为外出血。其中,鼻黏膜出血经鼻孔排出体外,称之为鼻衄;呼吸道出血经口排出,称之为咯血;上消化道出血经口排出,称之为呕血;消化道出血经肛门排出,称之为便血;便血时大便如呈柏油样,又称之为黑便或柏油样便;泌尿系统出血随尿排出,称之为尿血。

逸出的血液进入组织间隙或体腔内,称之为内出血。其中,组织内较大量的出血使局部形成肿块者,称之为血肿;血液积聚于体腔内,称之为积血;发生于皮肤、黏膜的点状出血被称为瘀点,片状出血被称为瘀斑。

组织内出血时,红细胞逐渐被破坏和被巨噬细胞吞噬,血红蛋白首先被分解为胆红素,最后变成含铁血黄素,因此,皮下组织出血时可表现出蓝紫色→蓝绿色→棕黄色的变化过程。较大的血肿吸收不完全时,可发生机化、包裹、钙化等变化。

▶▶ 三、对机体的影响

出血对机体的影响取决于出血的量、速度及部位。破裂性出血的出血速度较快,出血量较大。当出血量超过循环血量的 20% ~25% 时,可发生失血性休克。重要部位如脑干等,即使出血量不多也可引起死亡。长期少量出血可引起缺铁性贫血。

第三节 血栓形成

血栓形成(thrombosis)是指活体心、血管内血液成分形成固体质块的过程。形成的固体质块被称为血栓(thrombus)。

▶▶ 一、血栓形成的原因和机制

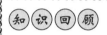

防止血液凝固的机制

生理情况下,血液保持流体状态,在心血管内循环流动,其机制是:①正常的血管内膜完整而光滑。②凝血因子处于非活化状态,即使有少量凝血因子被激活,可很快被血流运走而不易在局部聚集。③肝脏可清除活化的凝血因子。④抗凝血物质如抗凝血酶Ⅲ的抗凝血作用。

(一) 心、血管内膜损伤

心、血管内膜损伤是血栓形成最常见和最重要的原因,常见于风湿性或感染性心内膜炎、血管壁的机械性或炎症性损伤、心肌梗死处的心内膜、动脉粥样硬化(彩页图 3-4)等。而严重的全身感染、细菌毒素、缺氧、休克、酸中毒等可引起广泛的血管内皮损伤,导致在全身的微循环小血管内形成血栓。心、血管内膜损伤导致形成血栓的机制是:①内皮细胞损伤后,暴露了内皮下的胶原纤维,激活凝血因子Ⅻ,启动内源性凝血途径。②血小板与内皮下胶原纤维接触而被激活,发生黏附和聚集。③损伤的内皮细胞释放出组织因子Ⅲ,启动了外源性凝血途径。

(二) 血流缓慢、涡流形成

正常时血液是分层流动的,并且由于血液中各成分的相对密度不同,中轴由红细胞和白细胞构成轴流,周边由流动缓慢的血浆构成边流,二者之间为血小板。静脉血流缓慢或有涡流形成促使血栓形成的机制是:①血小板进入边流,增加了其黏附于内膜的可能性。②活化的凝血因子容易在局部堆积而启动凝血过程。③因血流状态变化而损伤内皮细胞,使内皮细胞产生的抗凝及纤溶物质减少。

由于静脉系统中血流速度比动脉系统中血流速度慢,因此,静脉血栓形成多于动脉,以下肢静脉最为多见。长期卧床、慢性心力衰竭等患者更易发生。而血栓形成好发于静脉瓣、动脉瘤、室壁瘤与涡流的形成有关。

（三）血液凝固性升高

血液中凝血因子和血小板增多或纤维蛋白溶解系统活性下降,使血液处于高凝状态,可以促进血栓的形成。

1. 获得性高凝状态

获得性高凝状态多见于手术、创伤、大失血、大面积烧伤、妊娠和分娩前后、恶性肿瘤广泛转移等。该状态下凝血因子和血小板增多或凝血系统被激活而促使血栓形成。

2. 遗传性高凝状态

较常见的遗传性高凝状态是 V 因子基因突变,其编码的蛋白能抵抗抗凝物质蛋白 C 的降解,导致 V 因子处于容易激活的状态,血液凝固性升高,患者表现为复发性深静脉血栓形成。

值得指出的是,血栓形成大多是几种机制共同作用的结果。

▶▶ 二、血栓形成过程及血栓的类型

（一）血栓形成过程

血栓形成的共同起点大多是血小板黏集于心、血管内膜表面形成血小板堆,之后的过程及结构取决于局部血流的速度及血栓形成的部位。静脉内血栓形成的过程见图3-1。

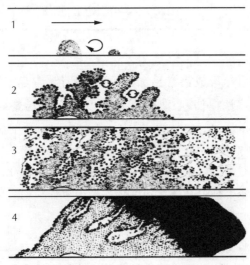

1. 血管内膜粗糙,血小板聚集　2. 血小板小梁形成,表面有白细胞黏附
3. 血小板小梁间形成纤维蛋白网,网眼中充满红细胞　4. 血管腔闭塞,血液凝固

图3-1　静脉内血栓形成过程示意图

（二）血栓的类型

1. 白色血栓

白色血栓是指主要由血小板构成的血栓。单纯的白色血栓常在血流较快的情况下形成，如急性风湿性心内膜炎或亚急性感染性心内膜炎的心瓣膜、动脉粥样硬化的内膜受损处等。其中，心瓣膜上的白色血栓被称为赘生物。在静脉内的延续性血栓中，白色血栓为血栓的头部。

白色血栓呈灰白色，质实，与内膜结合牢固，不易脱落。

2. 混合血栓

静脉内血栓形成头部后，其下游又因发生涡流而使血小板黏集，以上过程沿血液流动方向重复发生。并且，血小板聚集堆逐渐延伸，形成血小板小梁。小梁表面黏附白细胞，小梁间形成纤维蛋白网，网住大量的红细胞。最终形成了灰白色和红褐色交替的混合血栓。混合血栓为延续性血栓的体部。

3. 红色血栓

随着混合血栓的逐渐增大而最终堵塞血管管腔，血栓下游的血流停止，血液发生凝固而形成暗红色的红色血栓，成为延续性血栓的尾部。

红色血栓新鲜时较湿润，有一定的弹性，与死后的血凝块相似。经过一段时间后，由于其中的水分被吸收而变得干燥、易碎、无弹性，并且容易脱落而导致血栓栓塞。

4. 透明血栓

透明血栓是机体内最小的血栓，最常见于弥散性血管内凝血（DIC）时全身微循环的小血管（主要是毛细血管）内，只能在显微镜下见到，又称微血栓。因其主要由红染、均质的纤维蛋白构成，故又称纤维蛋白性血栓。

▶▶ 三、血栓的结局

（一）溶解和吸收

血栓形成的同时，纤维蛋白溶解系统也被激活，开始降解纤维蛋白，溶解血栓。血栓内由中性粒细胞所释放的溶蛋白酶也可溶解血栓。纤维蛋白溶解系统活性较强或血栓较小时，血栓可全部被溶解而不留痕迹。

（二）脱落

较大的血栓，由于部分发生溶解软化，在受到血流冲击时，易出现全部或部分脱落，形成大小不等的血栓栓子，随血流运行后，造成不同部位的栓塞。

（三）机化和再通

如果血栓存在过久，则发生机化，即肉芽组织从血管壁向血栓内逐渐长入并取代血栓成分。较大的血栓完全机化通常需要 2～4 周。再通是指在机化过程中，因血栓逐渐干燥收缩，血栓内部和（或）血栓与血管壁之间出现裂隙，新生的内皮细胞长入并被覆其表面，所形成的通道使血栓两侧的血流部分恢复（彩页图3-5）。

（四）钙化

钙化是指长期未完全机化的血栓发生的钙盐沉积，使血栓部分或全部变成坚硬的固体质块。发生于静脉血栓的钙化被称为静脉石，较多见；发生在动脉内的钙化，被称为动脉石。

▶▶ 四、血栓形成对机体的影响

（一）有利影响

血栓形成后可堵塞破裂血管的裂口而阻止出血，同时还可阻止病原微生物侵入血液进行扩散。

（二）不利影响

多数情况下血栓形成会对机体造成不利的影响，主要表现在以下几个方面：

1. 阻塞血管

血栓形成后可造成血管阻塞，其后果取决于血管阻塞的程度以及组织内有无侧支循环建立。在不能建立有效侧支循环的情况下，动脉内血栓形成完全阻塞血管会导致相应组织、器官的缺血性坏死（梗死）；静脉血栓形成可引起组织、器官出现瘀血、水肿，甚至出血和坏死。

2. 栓塞

血栓形成后如果脱落成为栓子，随血流运行后可引起血栓栓塞。因为血栓形成的部位不同，血栓栓塞的部位、后果也有所不同。

3. 心瓣膜变形

发生风湿性或感染性心内膜炎时，心瓣膜上的赘生物机化可引起瓣膜纤维化、变硬、变形，从而促使瓣膜口发生狭窄或关闭不全。

4. 出血

发生 DIC 时，微循环内形成广泛的微血栓，消耗了大量的凝血因子和血小板，使血液处于低凝状态，从而引起全身广泛出血。

第四节　栓　塞

栓塞（embolism）是指不溶于血液的异常物质随血流运行而阻塞心、血管腔的过程。引起栓塞的异常物质被称为栓子（embolus）。

▶▶ 一、栓子的运行规律及栓塞部位

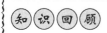

正常血液循环的途径

体循环:左心室→主动脉及其各级分支→全身毛细血管网→各级静脉→上、下腔静脉→右心房。

肺循环:右心室→肺动脉及其分支→肺泡壁毛细血管网→肺静脉→左心房。

栓子运行的方向与血流方向一致,最终大多阻塞于与其直径相当的血管中(图3-2)。

(1)左心和体循环动脉内的栓子随血流运行,最终阻塞于口径与其相当的体循环动脉分支。常见于脑、脾、肾、下肢等部位。

(2)体循环静脉和右心内的栓子随血流运行至肺,依据栓子大小栓塞肺动脉主干或其分支。而较小的栓子还可能通过肺毛细血管网至左心,阻塞于其他组织、器官的毛细血管内。

(3)肠系膜静脉或脾静脉内的栓子循门静脉入肝,阻塞肝内门静脉分支。

(4)交叉性栓塞是指心腔内的栓子可经房间隔或室间隔缺损处由压力高的一侧进入压力低的一侧,再随血流运行栓塞于相应部位。偶见。

(5)逆行性栓塞是指栓子逆正常血流方向运行而引起的栓塞。罕见。如下腔静脉内的栓

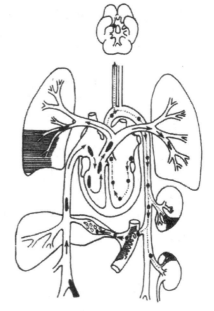

图3-2　栓子运行途径与栓塞部位示意图

子在剧烈咳嗽、呕吐等引起胸、腹腔内压力突然升高时,由于局部血液出现暂时性逆流而栓塞于肝静脉、肾静脉、髂静脉等下腔静脉属支。

▶▶ 二、栓塞的类型

(一)血栓栓塞

由于血栓脱落而引起的栓塞,被称为血栓栓塞(thromboembolism)。血栓栓塞最常见。

1. 肺动脉血栓栓塞

引起肺动脉血栓栓塞的栓子95%以上来自下肢深静脉,也可来自盆腔静脉、右心。肺动脉栓塞的后果取决于栓塞的部位、栓子的大小、数量和患者的心肺功能状况。

肺由肺动脉和支气管动脉进行双重血液供应,因此,单纯的肺动脉小分支栓塞不致引起明显的后果。但若栓塞前已经有左心衰竭和肺瘀血引起的肺静脉压升高,则支气管动脉因

不能克服增高的肺静脉压而停止供血,导致局部肺组织因缺血而发生梗死。巨大栓子栓塞于肺动脉主干或其大分支内(彩页图 3-6、3-7),或肺动脉分支有广泛多数栓塞时,则患者可因呼吸循环衰竭而猝死。

2. 体循环动脉血栓栓塞

来自左心或动脉的血栓脱落后形成栓子,可随血流运行阻塞体循环动脉及其分支。体循环动脉血栓栓塞多由亚急性细菌性心内膜炎的赘生物、二尖瓣狭窄时左心房内形成的血栓、心肌梗死并发的附壁血栓、动脉粥样硬化和动脉瘤内的附壁血栓等脱落所致。若发生动脉血栓栓塞后不能建立有效的侧支循环,可引起组织梗死。

(二)气体栓塞

气体栓塞(gas embolism)是指由于较多空气迅速进入血液循环或者由于溶解于血液内的气体因减压而迅速游离形成气泡,阻塞心血管腔而引起的栓塞。气体栓塞的后果主要取决于进入血液的气体量。

1. 空气栓塞

空气栓塞多见于头颈部、胸壁和肺部的创伤及手术等损伤了较大的静脉,这些静脉在吸气时呈负压,空气可迅速通过裂口进入血管而引起栓塞。进入的空气如果量少可被溶解而不引起严重后果;小气泡偶尔也可通过肺毛细血管进入体循环而造成其他器官栓塞。如果迅速进入的空气量超过 100mL,可发生猝死。其原因是:大量空气进入右心后由于心脏的搏动而与血液混合,形成泡沫状血液,进而阻断了肺动脉和右心腔的血流。

2. 氮气栓塞

氮气栓塞是指由高气压环境迅速转到低气压环境的减压过程中发生的气体栓塞,又称减压病。减压病通常在潜水员迅速浮出水面,飞行员、航天员由地面迅速升入高空时发生。快速减压时,溶解于血液中的气体(主要是氮气)迅速游离,形成气泡,阻塞于全身各处的微血管内而发生栓塞,引起栓塞部位组织的缺血和梗死,严重时可危及生命。

(三)羊水栓塞

羊水栓塞(amniotic fluid embolism)是指在分娩过程中,由于子宫的强烈收缩将羊水挤入破裂的子宫壁静脉窦内而引起的栓塞。羊水栓塞的部位主要在肺,肺毛细血管和小血管内可见胎儿脱落的角化上皮、胎毛、胎脂、胎粪等羊水成分。少量栓子也可通过肺毛细血管到左心,引起全身各器官的栓塞。

羊水栓塞是分娩过程中一种很少见(1/50000)的并发症,但是其后果严重(病死率大于80%)。其临床表现为:在分娩过程中或分娩后产妇突然出现严重呼吸困难、发绀、休克、抽搐、昏迷等表现,最终患者大多死亡。其致死原因除与栓塞本身有关外,主要还与过敏性休克、DIC 等有关。

(四)脂肪栓塞

脂肪栓塞(fat embolism)是指组织、器官中含有脂肪的细胞破裂后,游离出的脂滴经破裂的静脉进入血流而引起相应部位的栓塞。脂肪栓塞常见于长骨骨折、脂肪组织严重挫伤、脂肪肝挤压伤等。

脂肪栓塞主要影响肺和脑,其后果取决于脂滴的大小和数量。如果脂滴数量多、体积大而不能通过肺毛细血管,就会出现栓子广泛阻塞肺微血管,导致心、肺功能不全,严重者可发生猝死。而直径小于 $20\mu m$ 的脂滴可通过肺毛细血管进入左心和体循环动脉,引起广泛的栓塞及小梗死灶。其中脑受累明显,可引起不同程度的脑组织损害,出现点状出血、脑梗死、脑水肿等。

(五) 其他栓塞

细菌、肿瘤细胞、寄生虫及其虫卵等也可能进入血液循环,引起相应组织、器官的栓塞。其中细菌栓塞可引起感染扩散,肿瘤细胞栓塞可形成转移瘤。

第五节　梗　死

梗死(infarction)是指局部组织、器官因动脉供血中断且侧支不能充分代偿而引起的缺血性坏死。

▶▶ 一、梗死的原因和形成条件

(一) 梗死的原因

任何引起血管阻塞的原因均可能引起梗死。

1. 血栓形成

血栓形成是梗死最常见的原因,多见于冠状动脉及脑、肾、脾、下肢大动脉的粥样硬化合并血栓形成,以及动脉炎合并血栓形成等。

2. 动脉栓塞

动脉栓塞也是梗死的常见原因,大多为血栓栓塞。在引起肺、肾、脾梗死的原因中,由血栓栓塞引起者比血栓形成者更多见。

3. 动脉痉挛

单纯动脉痉挛引起梗死较少见。通常是在冠状动脉粥样硬化的基础上,出现过度劳累、情绪激动等诱因时,冠状动脉发生持续性痉挛,引起心肌梗死。

4. 血管受压闭塞

动脉受肿瘤等机械性压迫导致管腔闭塞可引起相应组织、器官的梗死。在发生肠套叠、肠扭转、嵌顿性肠疝等情况下,先有肠系膜静脉受压,血液回流受阻,肠壁瘀血、水肿,之后局部压力进一步升高,继而肠系膜动脉也受压而使动脉血供中断,肠壁因而发生坏死。

(二) 梗死的形成条件

血管阻塞后是否会发生梗死,还取决于以下因素:

1. 侧支循环情况

有双重血液供应的器官(如肺、肝等),一条血管阻塞后因有另一条血管可以维持供血,不易发生梗死;而单一血供的器官,如脑、肾、脾等,吻合支少,动脉阻塞后很容易发生梗死。

2. 血流阻断发生的速度

血流阻断速度快时,由于侧支循环不能及时建立或建立不充分而容易发生梗死。

3. 组织对缺血、缺氧的耐受性

脑组织对缺血、缺氧的耐受性最差,血流中断 3～4min 即可发生梗死。心肌细胞对缺氧也敏感,供血中断 20～30min 可发生梗死。而骨骼肌、纤维结缔组织对缺血、缺氧的耐受性较强。

4. 循环系统功能状态

严重贫血、心力衰竭时,血液中氧含量低或组织器官的血流量减少,可促进梗死的发生。

▶▶ 二、梗死的类型

梗死灶的部位、大小和形状与受阻塞动脉的供血范围一致。肺、肾、脾等器官的动脉呈树枝状分支,梗死灶呈锥体形,尖端位于血管阻塞处,底部朝向器官表面,切面呈三角形或扇形。心的冠状动脉分支不规则,梗死灶呈地图状。肠系膜动脉呈辐射状分支,故肠梗死呈节段性。

梗死灶的性质取决于发生梗死的组织、器官的结构特点。心、肝、脾、肾等器官的梗死为凝固性坏死,坏死组织干燥,质地坚实。肺、肠、下肢等也发生凝固性坏死,但可因继发腐败菌感染而变成坏疽。由于脑组织含可凝固的蛋白质少,水分和脂质多,所以脑梗死为液化性坏死。

根据梗死灶内含血量的多少,梗死可分为贫血性梗死和出血性梗死两种。

(一) 贫血性梗死

贫血性梗死常见于心、肾、脾等侧支循环不丰富,组织结构比较致密的实质性器官。当动脉供血中断时,由于动脉分支间吻合支少,由邻近侧支血管进入坏死组织的血液量少,梗死灶内含血量少,颜色呈灰白色,故又称白色梗死(图3-3,彩页图3-8、3-9)。梗死灶与正常组织分界清楚,两者之间有一条暗红色的充血、出血带。

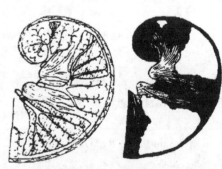

图 3-3　肾动脉分支栓塞及肾贫血性
梗死模式图

(二) 出血性梗死

出血性梗死常见于肺、肠等有双重血液供应或侧支循环丰富、组织结构疏松的器官。在先有瘀血的基础上,动脉供血中断,组织即发生坏死。梗死灶内有明显出血,颜色呈红色,故又称之为红色梗死(彩页图3-10)。

脑组织结构虽较疏松,但由于梗死主要发生在吻合支少的大脑中、前动脉供血区,梗死时不形成明显出血,因此大脑多发生贫血性梗死。但也可能发生出血性梗死,通常在脑血栓栓塞及梗死后有血液再灌注时发生。

▶▶ 三、梗死对机体的影响

梗死对机体的影响取决于梗死的部位和范围。发生于相对不重要的器官(如肾、脾)的梗死对机体的影响较小。例如,肾梗死患者可出现腰痛、血尿等,但不影响肾功能;肠梗死患者可出现剧烈腹痛、血便、腹膜炎等。发生于重要器官(如心、脑)的梗死对机体的影响大。例如,心肌梗死可引起心功能下降甚至心力衰竭,肺梗死患者可出现胸痛、咯血、呼吸功能不全等,脑梗死可出现相应部位的功能障碍,严重时均可导致死亡。

本章小结

本章主要内容如下:

1. 动脉性充血简称充血,由动脉血流入增多引起,充血的组织功能增强、抗病能力和修复能力增强,但也可能造成出血等后果;静脉性充血简称瘀血,因静脉血液回流受阻引起,长期瘀血的组织可发生水肿、出血、硬化以及萎缩、变性甚至坏死。慢性肺瘀血时,肺泡内可出现心力衰竭细胞;慢性肝瘀血的大体肝脏被称为槟榔肝。

2. 出血按其原因分为破裂性出血和漏出性出血,按其发生部位分为内出血和外出血。上消化道出血被称为呕血,呼吸道出血被称为咯血;皮肤、黏膜点状出血被称为瘀点,片状出血被称为瘀斑;组织间隙内较大量出血形成血肿,血液在体腔内聚集被称为积血。

3. 活体心血管内血液发生凝固或血液成分析出,形成固体质块的过程被称为血栓形成,所形成的固体质块被称为血栓。血栓形成有三个条件:①心血管内膜损伤;②血流缓慢、涡流形成;③血液凝固性升高。血栓的类型有白色血栓、混合血栓、红色血栓、透明血栓四种。血栓的结局是溶解和吸收、脱落、机化和再通、钙化等。

4. 循环血液中的异常物质随血流运行阻塞心、血管腔的过程被称为栓塞,引起栓塞的异物被称为栓子。来自右心及体循环静脉的栓子常栓塞于肺动脉或其分支,来自左心及大动脉的栓子栓塞于全身不同部位的小动脉分支,来自门静脉的栓子栓塞于肝内门静脉小分支。根据栓子的不同,栓塞的类型有血栓栓塞、气体栓塞、羊水栓塞、脂肪栓塞等,其中以血栓栓塞最为常见。

5. 组织器官因为动脉血供中断而发生的缺血性坏死被称为梗死。梗死最常见的原因是动脉血栓形成。根据梗死组织病变特点的不同,梗死分为贫血性梗死和出血性梗死两类。前者多发生于心、脾、肾等器官,后者多发生于肺、肠等器官。出血性梗死在发生前,器官往往先有瘀血。

第 四 章

炎 症

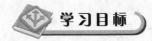 学习目标

- 掌握炎症介质、假膜性炎、炎性息肉、炎性肉芽肿等基本概念,炎症的基本病理变化及炎症介质在炎症发生、发展中的作用。
- 熟悉炎症的发生原因、病理类型、局部表现、全身反应以及炎症介质的种类。
- 了解炎症的临床类型。

炎症(inflammation)是具有血管系统的活体组织对致炎因子所致损害发生的一种以防御为主的反应。炎症组织常发生变质、渗出和增生等基本病理变化,局部表现为红、肿、热、痛和功能障碍,还可有发热、外周血中白细胞变化、单核巨噬细胞系统增生等全身表现。

第一节 炎症的发生原因

任何能引起组织和细胞损伤的因素,都可以成为引起炎症的原因,常见的有以下几类:

1. 生物因素

生物因素是最常见且最重要的致炎因子,主要包括各种病原微生物和寄生虫以及它们产生的毒素和代谢产物。由生物因素引起的炎症又称感染。

2. 物理因素

物理因素主要有高温、低温、机械力、一定强度的电流、射线等。

3. 化学因素

化学因素主要有强酸、强碱及体内所产生的某些化学物质(如尿毒症时体内蓄积的尿素等)。

4. 免疫反应

异常的免疫反应所造成的组织损伤,可引起各种变态反应性炎症。如某些过敏原可引起过敏性鼻炎,抗原抗体复合物沉积于肾脏可引起肾小球肾炎等。

5. 组织坏死

坏死的组织可引起机体对其做出炎症反应,如心肌梗死、无菌手术切口等。

致炎因素作用于机体,能否引起炎症以及炎症反应的强弱,一方面与致炎因子的性质、数量、强度和作用时间有关,另一方面还与机体的抵抗力和对致炎因子的反应性等有关。

第二节 炎症的基本病理变化

无论是何种炎症,虽然引起炎症的原因可能不同,发生部位不同,但它们都有一个共同的特点:炎症的局部组织中都存在着变质、渗出、增生这三种基本病理变化。这三种变化在不同类型的炎症中所表现出的强弱程度可各不相同,有时也可相互转化。一般来说,变质属于损伤性变化,渗出和增生属于抗损伤性变化。在这三种变化中,渗出最为重要。

▶▶ 一、变质

变质(alteration)是指炎症局部组织细胞发生的变性和坏死,并伴有物质代谢障碍。变质是由于致炎因子直接干扰、破坏了细胞的代谢,以及炎症组织局部血液循环障碍所致。

（一）形态改变

1. 实质细胞

炎症组织的实质细胞可发生水肿、脂肪变性,也可发生坏死,表现为凝固性坏死或液化性坏死等。

2. 间质

间质可发生黏液样变性、纤维蛋白样坏死(指胶原纤维肿胀、断裂、崩解后,经 HE 染色,状似纤维蛋白)等。

（二）代谢改变

1. 局部酸中毒

由于炎症组织内糖、脂肪、蛋白质的分解代谢增强,耗氧量增加,加之局部血液循环障碍引起组织供血减少,局部组织细胞的物质代谢因缺氧而造成氧化不全,乳酸、脂肪酸、酮体等酸性物质生成增多,出现局部酸中毒。这种酸性环境可使中性粒细胞的活动受限,但也不利于病原体的生长。一般来说,酸中毒在炎症中心区较明显。

2. 组织液渗透压增高

由于炎症组织分解代谢增强以及组织坏死、崩解,造成局部组织的晶体渗透压和胶体渗透压均升高,进而促使渗出的发生和炎性水肿。

3. 炎症介质的形成和释放

参与并诱导炎症反应的具有生物活性的化学物质,被称为炎症介质,亦被称为化学介质。

炎症介质既有外源性的(如细菌及其代谢产物),也有内源性的(来自于组织细胞及血浆),以内源性的为主。炎症介质在炎症发生过程中的主要作用是促使血管扩张,使血管壁的通透性增高,促使液体和细胞的渗出,对炎细胞的趋化作用等,少数还有致痛、致热以及引起组织坏死等作用。主要的炎症介质有:

(1)血管活性胺:包括组织胺和5-羟色胺,是炎症时较早释放的炎症介质。组织胺存在于肥大细胞、嗜碱性粒细胞和血小板中。当局部组织受损时,肥大细胞脱颗粒释放组织胺。组织胺的作用是:使细动脉扩张,细静脉、毛细血管壁内皮细胞收缩,血管壁的通透性增高;对嗜酸性粒细胞有趋化作用。5-羟色胺主要存在于血小板内,释放后可引起血管收缩。

(2)花生四烯酸代谢产物:包括前列腺素、白细胞三烯和脂质素等,广泛存在于人体多种器官中。当致炎因子刺激细胞膜后,可释放出此类炎症介质。其作用是:促使血管扩张,血管壁的通透性增加;促使白细胞渗出;有致痛、致热作用。

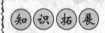

　　体内有炎症引起机体发热和局部疼痛时,可以应用吲哚美辛(消炎痛)、阿司匹林、糖皮质激素等药物,它们正是通过抑制花生四烯酸的代谢来减少前列腺素的产生,从而发挥解热、镇痛、抗炎作用的。

(3)细胞因子:主要由激活的淋巴细胞和单核巨噬细胞产生,这些细胞因子参与免疫反应,在急、慢性炎症中发挥重要作用。例如,增强吞噬细胞的吞噬功能;对中性粒细胞和巨噬细胞有趋化作用;杀伤带有特异性抗原的靶细胞,造成组织损伤。

(4)活性氧和一氧化氮:中性粒细胞和巨噬细胞受致炎因子刺激后合成并释放活性氧,从而杀死并降解吞噬的病原体和坏死细胞。但过多的活性氧释放可引起组织损伤。一氧化氮由内皮细胞、巨噬细胞和脑内某些神经细胞产生。一氧化氮及其衍生物可杀死病原体,还可引起小血管扩张。另外,一氧化氮还可抑制炎症过程中的细胞反应,包括血小板黏附、聚集和脱颗粒,肥大细胞引起的炎症反应以及白细胞的渗出。

(5)血小板激活因子:由嗜碱性粒细胞、血小板、中性粒细胞、单核巨噬细胞以及血管内皮细胞产生。它具有激活血小板、增大血管壁通透性、引起支气管收缩等作用,还可促进白细胞与内皮细胞的黏附、白细胞趋化和脱颗粒。

(6)激肽系统:激肽系统激活的最终产物是缓激肽。缓激肽在炎症过程中有显著扩张血管、促使血管壁通透性增高的作用,是最强烈的致痛物质。

(7)补体系统:补体系统由20种血浆蛋白组成,被激活后产生的多种补体片段具有炎症介质的作用,如C3a、C5a等。其作用是:使血管扩张,血管壁的通透性增高;促使白细胞释放溶酶体酶,引起组织坏死;C5a对中性粒细胞、单核细胞有趋化作用。另外,补体激活后形成的膜攻击复合物还可杀死病原微生物。

(8)凝血系统和纤维蛋白溶解系统:当局部受致炎因子刺激时,血液中的凝血因子Ⅻ被激活,从而启动内源性凝血系统,激活纤维蛋白溶解系统。在此过程中所产生的纤维蛋白多肽和纤维蛋白降解产物可使血管壁的通透性增高,并对白细胞有趋化作用。另外,凝血系统激活后还可通过激活激肽系统和补体系统从而在炎症过程中发挥作用。

▶▶ 二、渗出

渗出(exudation)是指炎症区血管内的液体及细胞成分经过血管壁到达组织间隙、体腔或体表、黏膜表面的过程。渗出的液体成分和细胞成分被称为渗出物。渗出是炎症最重要的基本病理变化,是消除致炎因子和有害物质的重要机制。急性炎症或炎症的早期,渗出改变最为明显。

渗出的过程包括炎症组织的血流动力学改变、液体渗出、细胞渗出等。

(一)血流动力学改变

当局部组织受到致炎因子的刺激后,首先细动脉发生短暂的痉挛(仅持续几秒钟),接着由于轴突反射及炎症介质的作用,细动脉和毛细血管发生扩张,血流加快,引起动脉性充血,被称为炎性充血。最后,因为小血管的过度扩张以及毛细血管壁的通透性增高,液体渗出,局部血液浓缩、黏滞性增高,导致血流速度逐渐减慢而发生瘀血甚至血流停滞。需要指出的是,在炎症灶内不同区域,血流动力学改变可以不同。例如,烧伤病灶中心已发生了血流停滞,但病灶周边部可能仍处于血管扩张、血流加快状态。

(二)液体渗出

发生炎症时,由于致炎因素和炎症介质的作用,炎症局部组织血管壁的通透性增高,加上瘀血引起毛细血管血压升高以及炎症区组织液渗透压的升高,血液中富含蛋白的液体进入组织间隙或体腔,引起炎性水肿或积水。渗出的液体被称为渗出液。

1. 血管壁通透性增高的机制

(1)内皮细胞连接缝隙扩大:一些致炎因素可直接损伤内皮细胞之间的连接,大量的炎症介质可与内皮细胞的受体结合,使得内皮细胞收缩,造成内皮细胞缝隙增大。

(2)内皮细胞的损伤:严重烧伤、细菌感染、白细胞被激活释放的自由基和水解酶等均可直接损伤内皮细胞,使其坏死、脱落。

(3)新生毛细血管的高通透性:在炎症的修复过程中,新生的毛细血管由于其内皮细胞分化不成熟,细胞之间的连接不健全,这一特点也是炎症修复阶段出现局部水肿的重要原因。

2. 渗出液与漏出液的区别

除炎症外,还有一些原因也可造成血液中的液体成分进入组织间隙或体腔,如心力衰竭导致的静脉瘀血,肝硬化、肾炎、营养不良等引起的低蛋白血症和血浆胶体渗透压下降等。这些情况下渗出的液体被称为漏出液。

渗出液和漏出液由于形成机制的不同,其组成成分也不相同,对二者进行鉴别有助于在临床上对疾病进行诊断和鉴别诊断。二者的区别见表4-1。

表 4-1 渗出液与漏出液的区别

区别点	渗出液	漏出液
病因	炎症	非炎症
蛋白量	$>30g/L$	$<25g/L$
细胞数	$>0.5 \times 10^9/L$	$<0.1 \times 10^9/L$
相对密度	>1.018	<1.018
凝固性	可自凝	不能自凝
外观(透明度)	混浊	澄清

3. 渗出液的意义

液体渗出是炎症防御性的重要表现,其防御作用表现在:①渗出的液体可稀释毒素,减轻毒素对局部组织的损伤,并带来营养物质,运走代谢产物。②渗出液中含有抗体、补体、溶菌素、调理素,可抑制、杀灭病原体、中和毒素。③渗出的纤维蛋白原在坏死组织所释放的凝血活酶的作用下形成纤维蛋白,并交织成网,可网罗病原体,有利于吞噬细胞的吞噬,限制炎症的扩散;在炎症的后期,纤维蛋白网可成为组织修复的支架,有利于病灶的修复。④渗出液中的病原体及毒素可随淋巴液被运送到局部淋巴结,刺激机体发生免疫反应。

但是,渗出的液体过多则会对机体造成损伤作用,具体表现为:①可压迫组织内血管,加剧局部的血液循环障碍,还可压迫邻近组织或器官,造成其功能障碍。②渗出液中如含纤维蛋白过多,不能完全吸收时,可发生机化,造成脏器的粘连。③可造成管腔的阻塞。如发生急性喉炎时,液体渗出可造成喉头水肿,严重时引起气道阻塞甚至窒息。

(三)白细胞的渗出及局部作用

发生炎症时,不仅有液体的渗出,而且有白细胞的渗出,炎症时渗出的白细胞被称为炎细胞。炎细胞在组织间隙内聚集的现象被称为炎细胞浸润。炎细胞浸润是炎症反应的重要形态学特征之一,也是构成炎症防御性的重要体现。白细胞的渗出与液体渗出的机制不同。白细胞的渗出是一个主动运动的过程,此过程极为复杂。

1. 白细胞靠边与附壁

发生炎症时,局部组织的血流变慢后,白细胞逐渐从轴流进入边流,靠近血管壁,并沿血管内皮细胞滚动,随后停留并贴附于管壁。这一过程被称为白细胞附壁。

2. 白细胞游出

白细胞附壁后,在内皮细胞的连接处伸出伪足,插入内皮细胞的间隙,通过阿米巴样运动进入内皮细胞和基底膜之间,最后穿过基底膜使整个细胞移出血管外,整个过程需要 2~12min,这种白细胞穿过血管壁进入组织间隙的过程被称为白细胞游出(图 4-1,彩页图 4-1)。这是白细胞的主动运动过程。白细胞游出后,最初围绕在血管周围,在炎症介质及其他一些因素的作用下,沿组织间隙向炎症灶靠拢。中性粒细胞、单核细胞、嗜酸性粒细胞、淋巴细胞均以同样的方式游出血管。游出的机制尚不完全清楚,可能与致炎因子、组织的崩解产物、炎症介质有关。

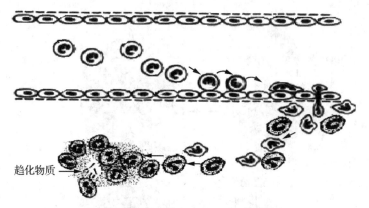

趋化物质 ——

图 4-1　白细胞游出及趋化作用模式图

中性粒细胞和单核细胞的游走能力最强,吞噬能力也最强。淋巴细胞的游走能力最弱。发生急性炎症时,中性粒细胞最早出现在炎症区域,吞噬后 24 ~ 48h 便死亡、崩解、消失。单核细胞 48h 后游出,但存活时间可达数周或数月。

3. 趋化作用

白细胞从血管游出后,以阿米巴样运动定向向炎症灶集中,这种白细胞的定向游走现象被称为趋化作用(chemotaxis)。能吸引白细胞定向游走的物质被称为趋化因子。中性粒细胞和单核细胞对趋化因子的反应较为明显,而淋巴细胞的反应则较弱。不同的趋化因子可作用于不同的白细胞。

趋化因子可以是内源性的,如补体成分、白细胞三烯和某些细胞因子等;也可以是外源性的,最常见的如细菌的一些代谢产物等。趋化因子是通过与白细胞表面的特异性受体结合而发挥作用的。

4. 局部作用

白细胞渗出后通过吞噬作用和免疫作用发挥防御功能,以杀灭病原体和清除致炎物质。

白细胞集中到炎症灶后,对病原微生物或组织崩解产物的碎片进行吞噬和消化的过程,被称为吞噬作用(phagocytosis)。这是机体防御机制的重要表现。

吞噬细胞(主要是中性粒细胞和巨噬细胞)的吞噬过程包括以下几个过程(图 4-2):

(1)识别和附着:巨噬细胞可以直接或借表面的 Fc 及 C3b 受体识别病原体。

(2)包围、吞入:巨噬细胞伸出伪足将病原体包绕,内陷进入胞内形成吞噬体,并逐渐与溶酶体结合,形成吞噬溶酶体。

(3)杀灭、降解:吞噬细胞可通过依赖氧和不依赖氧的机制来杀灭病原体。

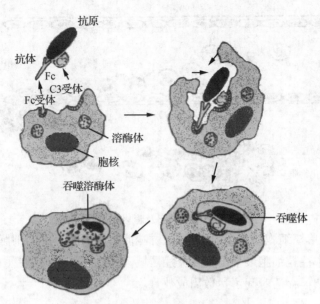

图 4-2　巨噬细胞吞噬作用示意图

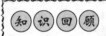

吞噬细胞的杀菌机制

依赖氧的机制是指吞噬溶酶体内的细菌被具有活性的氧代谢产物如过氧化氢和次氯酸所杀灭。过氧化氢和次氯酸是吞噬细胞在吞噬过程中因一些酶被激活而产生的，具有较强的杀菌能力。

不依赖氧的机制主要是指依赖于溶酶体酶的作用。例如，溶酶体内的溶菌酶可水解细菌的细胞壁，使其崩解；乳铁蛋白可夺取细菌的铁，从而抑制细菌的生长。

发挥免疫作用的细胞主要是单核巨噬细胞、淋巴细胞和浆细胞。巨噬细胞吞噬抗原后，将抗原递呈给 T 和 B 淋巴细胞，后者分别通过产生淋巴因子和抗体发挥杀灭病原体的作用。

值得指出的是，激活的白细胞在发挥防御功能的同时，可以将一些激活产物如溶酶体酶、活性氧自由基等释放到细胞外间质，从而加重组织细胞的损伤。这在某些疾病的发病中起了重要作用。

5. 炎细胞的种类和功能

炎症区内的炎性细胞大部分来自于血管的渗出，小部分来自于组织增生的细胞。

（1）中性粒细胞：来源于血液，有很强的游走能力和吞噬能力，胞内含丰富的溶酶体及各种酶，在完成吞噬后很快死亡，崩解后释放出大量的蛋白水解酶，溶解坏死组织及纤维蛋白。临床意义：见于急性炎症、化脓性炎症及炎症的早期。

（2）巨噬细胞：来源于血液中的单核细胞或局部组织内增生的组织细胞，有很强的游走能力和吞噬能力，可吞噬中性粒细胞不能吞噬的较大的病原体、异物及组织碎片。巨噬细胞在吞噬较大的物体时，可形成多核巨细胞。临床意义：见于急性炎症的后期、慢性炎症、非化脓性炎症(伤寒、结核、麻风等)、病毒及寄生虫感染。

（3）嗜酸性粒细胞:来源于血液,游走能力弱,有一定的吞噬能力(吞噬抗原抗体复合物)。临床意义:见于慢性炎症、变态反应性炎症及寄生虫感染。

（4）淋巴细胞和浆细胞:来源于血液及淋巴组织,运动能力较弱,无趋化性,无吞噬能力。淋巴细胞有两种:①T淋巴细胞在受到抗原刺激后转变成致敏的T淋巴细胞,此时若再次接触同样的抗原,可以释放淋巴因子,杀灭病原体。此即细胞免疫。②B淋巴细胞在受到抗原刺激后转变成浆细胞,当再次接触同样的抗原后,可产生抗体,杀灭病原体。此为体液免疫。临床意义:主要见于慢性炎症。

（5）嗜碱性粒细胞及肥大细胞:嗜碱性粒细胞来源于血液,肥大细胞来源于组织。这两种细胞在功能上有类似之处,在受到炎症刺激时,均可脱颗粒释放组织胺、5-羟色胺,引起炎症反应。临床意义:见于变态反应性炎症。

常见炎细胞的形态见图4-3及彩页图4-2。

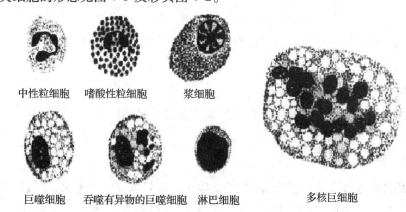

中性粒细胞　　嗜酸性粒细胞　　浆细胞

巨噬细胞　　吞噬有异物的巨噬细胞　　淋巴细胞　　多核巨细胞

图4-3　常见炎细胞的形态模式图

▶▶ 三、增生

在致炎因子及组织崩解产物的刺激下,炎症区细胞分裂增殖,数量增多,称增生。

炎症时增生的细胞主要有巨噬细胞、血管内皮细胞、成纤维细胞,有时可有上皮细胞或实质细胞的增生。增生的血管内皮细胞、成纤维细胞和炎细胞组成肉芽组织,起到组织修复的作用,最后形成疤痕。但长期慢性炎症的增生可改变局部组织原有的结构,影响脏器的功能。如患慢性病毒性肝炎时肝细胞和纤维组织增生可发展成肝硬化等。

大多数炎症的早期或急性炎症时增生不明显,而在炎症的后期或慢性炎症时以增生性改变为主。少数急性炎症即有明显的增生,如伤寒、急性肾小球肾炎等。

任何一种炎症都具有变质、渗出、增生这三种基本病理变化,但在不同的炎症中或在同一种炎症的不同阶段,这三种变化的程度不一样,往往是其中的一种占优势。一般来说,在炎症的早期或急性炎症时以变质、渗出为主,而在炎症的后期或慢性炎症时以增生为主。

第三节 炎症的临床表现

▶▶ 一、局部表现

炎症的局部临床表现主要有红、肿、热、痛和功能障碍。这些表现在急性炎症时尤其突出。

（一）红

炎症早期,炎症组织因炎性充血而颜色鲜红,后期则因静脉性充血而颜色暗红。

（二）肿

肿是指炎症组织体积增大。其原因有二:①急性炎症时,充血及渗出可引起炎性水肿。②慢性炎症时会发生局部组织细胞增生。

（三）热

热是指炎症组织温度升高。主要是由于炎性充血引起局部血流量增加以及组织分解代谢增强引起产热增加所致。

（四）痛

炎症时局部的疼痛与下列因素有关:①炎症区的肿胀部位张力增大,压迫局部的神经末梢,引起疼痛,尤其是组织结构比较致密、感觉神经末梢较丰富部位的炎症,疼痛更加剧烈(如牙髓炎、甲沟炎、外耳道疖肿等)。②炎症区的 H^+、K^+ 及部分炎症介质均可刺激神经末梢,引起疼痛。

（五）功能障碍

引起炎症组织功能障碍的原因有:①炎症区实质细胞发生变性、坏死,造成功能障碍。②炎性渗出引起的炎性水肿造成机械性梗阻和压迫,引起功能障碍。例如,急性喉炎可引起喉头水肿,严重时甚至导致窒息;胸膜炎所引起的胸腔积液可压迫肺组织,引起呼吸功能障碍等。③限制性功能障碍:炎症发生在关节附近时可因疼痛而造成关节活动受限。

▶▶ 二、全身表现

虽然致炎因子主要作用在局部,引起局部的炎症性病变,但局部和全身是一个统一的整体,局部的炎症常可通过神经及体液因素影响全身,尤其是病原微生物引起的炎症,常可在体内蔓延扩散,表现出明显的全身反应。

（一）发热

发生炎症时,由于致热原的作用,体温调节中枢调定点上移而引起高水平的体温调节活动,称之为发热。发热表现为体温升高。

发热是炎症最重要的全身反应之一。适当的体温升高对机体是有利的,是炎症防御性的表现。其原因是:①一定程度的发热有利于抗体形成,促进吞噬细胞的吞噬。②发热可抑制病原体的生长。③发热可增强肝脏的解毒能力。

但是,体温过高会严重影响机体各器官的代谢和功能,甚至出现一系列的形态结构改变,如超高热可使脑细胞发生变性、坏死等。

另外,必须指出的是,有些患者由于机体抵抗力极度低下,反应能力极差,此时即使炎症非常严重,体温也可以不升高,这往往是预后不良的指征,临床上要引起重视。要综合全身情况分析病情,不能只观察体温一个指标。

(二) 外周血白细胞的变化

大多数炎症引起外周血白细胞增多,是因为致炎因子及其毒素以及炎症区的代谢产物等均可刺激骨髓,使造血系统功能增强。这也是炎症防御性的一种表现。不同的炎症引起白细胞增多的种类也不一样。急性炎症,尤其是化脓性感染,以中性粒细胞增多为主,白细胞计数可达 $15.0 \times 10^9/L$ 甚至 $20.0 \times 10^9/L$ 以上(正常为 $4.0 \times 10^9 \sim 10.0 \times 10^9/L$)。若达到 $40.0 \times 10^9 \sim 100.0 \times 10^9/L$,则被称为类白血病反应。当感染严重时,血中还可出现大量的幼稚中性粒细胞,被称为核左移现象。有时在细胞质中还可见到中毒颗粒。慢性感染或某些病毒感染时以淋巴细胞、浆细胞增多为主,寄生虫感染或变态反应性炎症时以嗜酸性粒细胞增多为主。

一般来说,血中白细胞的增高与感染的程度成正比,但某些细菌(伤寒杆菌等)、病毒(流感病毒等)感染时,白细胞数反而减少。患者抵抗力极度低下而感染非常严重时,血中白细胞往往增多不明显,甚至减少,患者的预后较差。

(三) 单核巨噬细胞系统增生

绝大多数炎症的病原体及组织崩解的产物可经淋巴管到达局部淋巴结或经血流至全身,刺激单核巨噬细胞系统增生,使其吞噬、消化功能增强,抗体生成增多。最常见的是局部淋巴结肿大。若炎症范围大,可引起肝脏和脾脏的增生性肿大。这是机体防御反应的一种表现。此外,淋巴组织中的 T 细胞、B 细胞也可增生,并释放淋巴因子及产生抗体,以增强机体的抵抗力。

(四) 实质器官的病变

感染严重时,心、脑、肝等重要脏器的实质细胞可发生变性甚至坏死,造成其功能障碍。例如,患白喉时,细菌的外毒素被吸收入血,可引起中毒性心肌炎。

第四节　炎症的类型

▶▶ 一、临床类型

根据持续时间的长短、起病的急缓,炎症可分为以下四种类型:

(一) 超急性炎症

超急性炎症呈暴发性经过,起病急骤,病程为数小时至数天,炎症反应剧烈,短期内引起严重的组织细胞损伤,甚至导致患者死亡。多属于变态反应性炎症,如器官移植的排斥反应。

(二) 急性炎症

急性炎症临床上起病急,症状明显,病程较短,一般需几天到一个月即可治愈。局部组织以变质和渗出为主,浸润的炎细胞以中性粒细胞为主。

(三) 慢性炎症

慢性炎症可以由急性炎症转化而来,也可以一开始便呈慢性经过(结核、麻风)。病程一般为 6 个月到数年甚至更长。此类炎症的临床症状较轻,局部病变以增生为主,变质及渗出较轻,浸润的炎细胞以单核巨噬细胞、淋巴细胞和浆细胞为主。有时由于机体抵抗力低下,也可在慢性炎症的基础上引起急性发作,如慢性阑尾炎急性发作等。

(四) 亚急性炎症

亚急性炎症是指病程介于急性和慢性之间的炎症,在临床上较为少见。亚急性炎症大多由急性炎症迁延而来,如亚急性重型肝炎、亚急性细菌性心内膜炎等。

▶▶ 二、病理类型

炎症按其基本病理变化可分为变质性炎、渗出性炎和增生性炎三类。

(一) 变质性炎

变质性炎是指局部组织的基本病变以变性、坏死为主,而渗出和增生较轻的炎症。常见于心、肝、脑等器官的重症感染和中毒。这类炎症因为实质细胞有广泛的变性和坏死,故往往出现明显的功能障碍。如重症肝炎患者出现严重的肝功能障碍甚至衰竭,流行性乙型脑炎患者因脑组织神经细胞发生变性、坏死,可出现明显的神经症状。

(二) 渗出性炎

局部组织以渗出性变化为主且炎症灶内有大量渗出物的炎症被称为渗出性炎。

由于致炎因子、发生部位和机体的反应性不同,渗出物的成分也不一样。根据渗出物的

成分及病变特点,渗出性炎有以下几种类型:

1. 浆液性炎

以浆液渗出为主的炎症被称为浆液性炎(serous inflammation)。渗出的浆液主要来自于血浆,也可由浆膜的间皮细胞分泌,其中含有 3%～5% 的蛋白质(主要是白蛋白和少量的纤维蛋白)、白细胞及脱落的上皮细胞等。最典型的浆液性炎是皮肤Ⅱ度烧伤形成水疱及感冒初期流清鼻涕。

浆液性炎常好发于疏松结缔组织(彩页图 4-3)、黏膜(呼吸道、消化道)、浆膜(胸膜、腹膜、心包膜等)。浆液性炎的炎症程度一般较轻,易于消退,渗出物可由淋巴管及小血管加以吸收,局部组织的损伤也较轻微,修复后一般不留疤痕。但浆液渗出过多可给机体带来不利影响,如过多的胸腔积液可压迫肺引起呼吸困难,过多的心包积液可压迫心脏引起心脏的舒缩功能障碍等。

2. 纤维蛋白性炎

渗出物中含有大量纤维蛋白的炎症被称为纤维蛋白性炎(fibrinous inflammation)。

渗出的纤维蛋白来自于血浆。血中的纤维蛋白原渗出到组织中,在凝血酶的作用下转变为纤维蛋白,并交织成网,网中可见中性粒细胞及坏死组织的碎片。

纤维蛋白性炎好发于黏膜、浆膜和肺。

(1) 黏膜的纤维蛋白性炎:发生于黏膜的纤维蛋白性炎由于渗出的纤维蛋白、白细胞和坏死脱落的黏膜上皮等混合在一起,可形成灰白色的膜状物,称为假膜,故此种炎症又称假膜性炎。常见于白喉、细菌性痢疾。

(2) 浆膜的纤维蛋白性炎:常见于胸膜和心包膜。在风湿性心外膜炎时,渗入心包腔的纤维蛋白随着心脏的搏动形成无数绒毛状物覆盖在心脏表面,称"绒毛心"(彩页图 4-4、4-5)。炎症的后期,如果这些纤维蛋白不能被吸收,可发生机化,造成心包脏壁两层发生粘连,形成"盔甲心"。

(3) 肺的纤维蛋白性炎:常见于由肺炎双球菌引起的大叶性肺炎,纤维蛋白原从肺泡壁毛细血管渗入肺泡腔后,形成纤维蛋白并交织成网,网罗大量的红细胞、白细胞,引起肺实变,使气体交换发生障碍,造成呼吸困难。

3. 化脓性炎

以大量中性粒细胞渗出为主(彩页图 4-6)伴有不同程度的组织坏死和脓液形成的炎症,被称为化脓性炎(suppurative or purulent inflammation)。

化脓是指炎症区内的坏死组织被中性粒细胞和坏死组织所释放的蛋白水解酶溶解液化的过程。化脓过程中形成的一种混浊的、凝乳状、呈灰黄色或黄绿色的液体,称为脓液,其成分为液化的坏死组织、少量的浆液和纤维蛋白、脓细胞(变性、坏死的中性粒细胞)、细菌等。

根据发生的部位及病变不同,化脓性炎可分为以下几种类型:

(1) 脓肿:为局部组织器官内的局限性化脓性炎。致病菌主要为金黄色葡萄球菌,好发于皮下和内脏。由于金黄色葡萄球菌毒力较强,其释放的毒素造成局部组织明显坏死,同时为了杀灭病原体,局部有大量的中性粒细胞浸润,其崩解后释放的大量蛋白水解酶将坏死的组织溶解液化,形成脓液及含有脓液的腔(彩页图4-7)。金黄色葡萄球菌还能够产生血浆凝固酶,促使纤维蛋白原转变为纤维蛋白,限制了细菌的扩散,因此病变较局限。

脓肿形成后,小的脓肿可通过血管吸收后消散;大的脓肿则要切开排脓(一定要成熟后才能切开)或穿刺抽脓,感染控制后由肉芽组织进行修复,最后形成疤痕。深部组织的脓肿有时可向体表或自然管道穿破,形成一个一端为盲端的排脓管道,称之为窦道。如果一端向体表或体腔穿破,另一端开口于自然管道,形成有两个或两个以上开口的病理性管道,称之为瘘管(图4-4)。

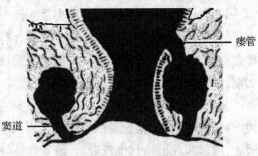

图4-4 肛周脓肿形成窦道和瘘管示意图

(2)蜂窝织炎:指疏松结缔组织发生的弥漫性化脓性炎。其致病菌大多为溶血性链球菌,好发于皮下、黏膜下、肌肉或阑尾(彩页图4-8、4-9)。

由于溶血性链球菌能产生透明质酸酶,溶解结缔组织基质中的透明质酸,还能产生链激酶,溶解纤维蛋白,所以此类炎症易于扩散,沿组织间隙和淋巴管蔓延,呈弥漫性。炎症组织内有大量中性粒细胞浸润和明显水肿,但坏死和溶解不明显,易愈合,一般不留疤痕。

(3)表面化脓和积脓:表面化脓是指发生于黏膜或浆膜表面的化脓性炎,中性粒细胞向表面渗出,深部无浸润,也无坏死。例如,化脓性尿道炎、化脓性支气管炎、化脓性胆囊炎等。若脓液聚集于浆膜腔、输卵管、肾盂、胆囊等部位,则称之为积脓。

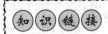

卡他性炎

卡他性炎是指发生在黏膜的渗出性炎,渗出液沿黏膜表面往下流,一般不引起组织的明显破坏。"卡他"为希腊语"向下流"的意思。根据渗出物成分的不同,卡他性炎又可分为浆液性卡他性炎、黏液性卡他性炎和脓性卡他性炎等。

4. 出血性炎

渗出物中含有大量红细胞的炎症被称为出血性炎。出血性炎的炎症组织内血管壁损伤严重,通透性明显升高,常见于某些传染病,如炭疽、鼠疫、流行性出血热、钩端螺旋体病等。

出血性炎常与其他类型的炎症混合出现,如浆液性出血性炎、纤维蛋白性出血性炎。

上述炎症分类并不是绝对的,在炎症发展过程中由于机体的反应性、致炎因子、损伤程度等不同,可由一种渗出性炎转化为另一种渗出性炎,如浆液性炎可转化为浆液纤维蛋白性炎或化脓性炎等。

(三)增生性炎

炎症局部组织的基本病变以增生为主,而变质和渗出较轻的炎症,被称为增生性炎。增生性炎大多呈慢性经过,少数急性炎症即表现为增生性炎,如伤寒、急性肾小球肾炎等。增生性炎根据病因和病变特点的不同,可分为以下类型:

1. 一般增生性炎

一般增生性炎通常是指肉芽组织在组织内弥漫性增生,伴有慢性炎细胞(单核细胞、淋巴细胞、浆细胞)浸润,有时实质细胞、被覆上皮细胞、腺上皮细胞也可以增生。随着炎症的发展,炎症组织内产生大量的胶原纤维,使得局部组织质地变硬、体积增大或管壁增厚。

2. 炎性息肉

由于致炎因素的长期刺激,黏膜上皮、腺上皮、肉芽组织呈局限性增生,并向表面突起,形成一个带蒂的肿物,称之为炎性息肉(彩页图4-10)。常见的炎性息肉有鼻息肉、宫颈息肉、肠息肉等。

3. 炎性肉芽肿

肉芽肿是指炎症局部由大量的巨噬细胞及其衍化细胞所形成的境界明显的结节状病灶。以肉芽肿形成为基本病变特点的炎症被称为肉芽肿性炎(granulomatous inflammation)。由于致炎因子不同,肉芽肿的形态结构不完全相同,有的肉芽肿结构非常特殊,临床上常以此做出病理诊断,如结核肉芽肿、伤寒肉芽肿等,而不典型的肉芽肿常需要辅以特殊检查。根据病因不同,肉芽肿可分为两种:①感染性肉芽肿:由生物病原体引起,这种肉芽肿多具有独特的形态特征,如结核肉芽肿(彩页图4-11、4-12)、伤寒肉芽肿、风湿肉芽肿、猫抓病肉芽肿等。②异物肉芽肿:多由长期留在局部组织内的较大异物,如手术缝线、矽尘、滑石粉、隆乳术的填充物、移植的人工血管等引起。

4. 炎性假瘤

局部组织炎性增生形成一个境界清楚的瘤样肿块,称之为炎性假瘤,常发生于肺和眼眶。由于局部出现占位性肿块,肉眼形态及X线下所见均易被误诊为肿瘤,所以临床上须注意与真性肿瘤相鉴别。

第五节　炎症的结局

在炎症过程中,由于致炎因子与机体抗损伤作用的相互斗争,二者力量的对比决定了炎症的发展方向。一般情况下,炎症有以下三种结局:

▶▶ 一、痊愈

在炎症过程中,通过机体的抗损伤和适当的治疗,消除了病因,炎性渗出物及坏死组织被溶解、液化和吸收,然后由周围健康的细胞再生,进行修复,最后恢复原有的组织结构和功能,称为完全痊愈。如果炎症区的坏死范围大,溶解、液化的坏死组织通过血管吸收或自然管道排出,形成较大的缺损,然后由肉芽组织修复,留下疤痕,不能完全恢复原有的组织结构和功能,称为不完全痊愈。

▶▶ 二、迁延不愈

当机体抵抗力低下或治疗不彻底时,致炎因子不能在短期内被清除而在体内长期存在,不断损伤组织器官,使炎症反复发作,病变迁延不愈,呈慢性经过。慢性炎症有时可急性发作。

▶▶ 三、蔓延扩散

少数情况下,当机体抵抗力过度低下或病原微生物数量多、毒力强时,病原体可在体内大量繁殖,并沿组织间隙向四周扩散或经淋巴管、血管蔓延扩散,引起全身病变。

(一)局部蔓延

炎症局部的病原微生物可经组织间隙或自然管道向周围组织和器官扩散。如急性膀胱炎可向上扩散至输尿管甚至肾盂,引起肾盂肾炎等。

(二)淋巴道扩散

病原微生物可侵入局部的淋巴管,随着淋巴液到达局部的淋巴结,引起局部淋巴管炎和淋巴结炎。例如,下肢感染可引起腹股沟淋巴结肿大、疼痛。

(二)血道扩散

当病原微生物的毒力强或机体抵抗力极差时,炎症灶的病原体或毒素可经淋巴管、血管进入血循环,引起菌血症、毒血症、败血症、脓毒血症等。

本章小结

本章主要内容如下:

1. 致炎因素有生物因素、物理因素、化学因素、免疫因素及组织坏死等。

2. 炎症的基本病理变化是变质、渗出和增生,其中,渗出是炎症最重要的基本病理变化。炎症过程中渗出的液体被称为渗出液,是炎症防御性的重要表现之一。其防御性作用具体表现为:①稀释、中和毒素,杀灭病原体;②局限炎症;③作为组织修复的支架。但液体渗出过多对机体也可造成损害。白细胞的渗出是炎症防御性的另外一个重要表现,不同炎症时渗出的白细胞种类不同。

3. 炎症的局部临床表现是红、肿、热、痛和功能障碍,全身表现主要有发热、血中白细胞的变化、单核-巨噬细胞系统增生等。

4. 炎症按其病程经过分为超急性、急性、慢性和亚急性,按其病变特点分为变质性炎、渗出性炎和增生性炎。

　　渗出性炎有浆液性炎、纤维蛋白性炎、化脓性炎、出血性炎等。绒毛心、假膜性炎都属于纤维蛋白性炎。化脓性炎分为脓肿、蜂窝织炎、表面化脓和积脓。

　　炎性息肉是黏膜的慢性增生性炎症,是局部黏膜组织和肉芽增生形成的向表面突起的根部呈蒂状的肿物;炎性肉芽肿是以巨噬细胞增生为主的炎症;炎性假瘤好发生于眼眶和肺。

第 五 章

肿　瘤

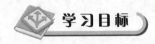 学习目标

- 掌握肿瘤、肿瘤的异型性、肿瘤的转移、癌、肉瘤、原位癌、癌前病变、非典型增生的概念,肿瘤的生长方式及常见转移途径,良性肿瘤与恶性肿瘤的区别。
- 熟悉癌与肉瘤的区别、肿瘤对机体的影响、肿瘤的分类和命名原则。
- 了解肿瘤的病因和发病机制、肿瘤的防治原则。

肿瘤是一类严重危害人类健康和生命的常见病、多发病。在我国,肿瘤的发病率和死亡率都呈逐年上升的趋势。2006 年卫生部疾病控制中心发布的《中国慢性病报告》显示,2000 年我国因恶性肿瘤导致 140 多万人死亡,居所有死因中的第二位。2005 年,我国城市居民的恶性肿瘤死亡率为 124.86/10 万,其中肺癌 31.44/10 万、肝癌 25.17/10 万、胃癌 18.12/10 万、食管癌 10.57/10 万、结直肠癌 8.31/10 万、乳腺癌 3.09/10 万、白血病 3.07/10 万、子宫颈癌 1.82/10 万、膀胱癌 1.59/10 万和鼻咽癌 1.27/10 万。目前,肿瘤的病因和发病机制尚未完全阐明,大多数恶性肿瘤尚无有效的治愈方法。因此,加强对肿瘤的基础理论和防治的研究,是当代生物医学领域的重大研究课题。在肿瘤的防治中,早期发现、早期诊断、早期治疗具有重要意义。

第一节　肿瘤的概念

肿瘤(tumor,neoplasm)是指机体在各种致瘤因子作用下,局部组织细胞发生基因突变或基因表达调控异常,进而异常增生和分化而形成的新生物。这种新生物通常表现为局部肿块。

肿瘤细胞是由正常细胞转化而来的,它与正常细胞相比有两个显著不同的生物学特征:①失控性增生:指肿瘤细胞可发生与机体不相协调的、相对无限制性的增生,即使致瘤因素消失,它仍能继续增生。②分化障碍:指肿瘤细胞不同程度地丧失了分化成熟的能力,致使其具有异常的形态、代谢和功能。

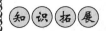

　　肿瘤性增生一般是单克隆性的,即一个肿瘤中的肿瘤细胞群是由单个发生了肿瘤性转化的亲代细胞经过反复分裂繁殖产生的子代细胞组成的。非肿瘤性增生一般是多克隆性的,即增殖过程产生的细胞群,即使是同一类型的细胞,也并不来自同一个亲代细胞,而是从不同的亲代细胞衍生而来的子代细胞。

　　肿瘤性增生与正常组织的生理性再生、炎症和损伤修复时发生的增生(非肿瘤性增生)有着本质的区别,详见表5-1。

表5-1　肿瘤性增生与非肿瘤性增生的区别

	肿瘤性增生	非肿瘤性增生
原因	致瘤因素长期作用	生理性更新或炎症、损伤刺激
分化	不成熟	成熟
克隆性	单克隆性	多克隆
自主性	有。生长有相对无限制性,原因消除后仍能继续生长	无。增生有一定针对性,并受机体精确调控,原因消除后不再继续生长
与机体的协调性	不相协调	相协调
临床意义	对机体危害大,恶性肿瘤常危及生命	有的属于生理性的细胞更新,有的是针对病因的防御性、修复性反应

第二节　肿瘤的一般特性

▶▶ 一、肿瘤的形态和结构

(一)肿瘤的大体形态

　　肿瘤的大体形态多种多样,与发生部位、组织来源、生长方式和良恶性有关。大体观察对初步判断肿瘤性质和来源有重要价值。

　　1. 形状

　　肿瘤的形状繁多(图5-1),一般与其组织来源、发生部位、生长方式和良恶性关系密切。良性肿瘤发生于深部组织或器官者多呈结节状、分叶状、哑铃状或囊状,发生于体表或空腔器官内者常突出于皮肤或黏膜表面,呈乳头状、菜花状、蕈伞状、息肉状或绒毛状;恶性肿瘤大多呈蟹足状、浸润包块状、弥漫肥厚状或溃疡状。

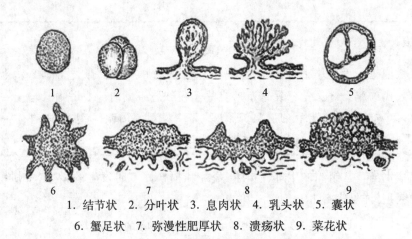

1. 结节状 2. 分叶状 3. 息肉状 4. 乳头状 5. 囊状
6. 蟹足状 7. 弥漫性肥厚状 8. 溃疡状 9. 菜花状

图5-1 肿瘤的常见形状模式图

2. 大小

肿瘤的大小相差悬殊,与其性质、生长时间、生长速度、生长部位等有关。极小的肿瘤肉眼很难查见,只能在显微镜下才能观察到,如原位癌;大的肿瘤直径可达数十厘米,质量可达数千克乃至数十千克,如卵巢的囊腺瘤。恶性肿瘤生长、扩散迅速,短期内可产生不良后果甚至危及患者生命,故一般不会长得很大。

3. 颜色

肿瘤的颜色由组成肿瘤的组织细胞及其产物的颜色决定,一般与其起源组织颜色近似,如血管瘤多呈红色,脂肪瘤多呈黄色,黑色素瘤多呈黑色等。肿瘤的一些继发性改变(如变性、坏死、出血、感染等)可使其原来的颜色发生变化,可见多种颜色混杂,呈现斑驳色彩。

4. 质地

肿瘤质地与其组织起源、实质与间质的比例以及有无变性、坏死等继发性改变有关。如骨瘤较硬,脂肪瘤、腺瘤较软,纤维瘤、平滑肌瘤较韧。瘤细胞丰富而间质较少的肿瘤一般较软,反之则较硬。瘤组织发生玻璃样变、钙化或骨化时,肿瘤质地变硬;发生坏死、液化或囊性变时,肿瘤质地则变软。

5. 数目

肿瘤的数目通常为一个(单发瘤),也可为多个(多发瘤)。如多发性子宫平滑肌瘤为多发瘤,神经纤维瘤病可有数十个甚至数百个神经纤维瘤。

(二)肿瘤的组织结构

除个别肿瘤外,肿瘤组织都由实质和间质两部分构成。

1. 实质

肿瘤的实质即瘤细胞部分,是肿瘤的主要成分和特异性成分。机体的任何组织几乎都可发生肿瘤,因此肿瘤实质各不相同,形态也多种多样。肿瘤实质是判断肿瘤来源、性质并进行命名和分类的主要依据。大多数肿瘤只有一种实质成分,少数肿瘤有两种或两种以上的实质成分。如结肠腺癌只有一种实质,即腺上皮;乳腺纤维腺瘤含成纤维细胞和腺上皮两种实质;畸胎瘤的实质包括内胚层、外胚层、间叶组织及神经外胚层等多种组织成分。

2. 间质

肿瘤的间质主要由结缔组织、血管和淋巴管组成,对肿瘤实质起着支持和营养的作用。各种肿瘤的间质成分只有量的区别,没有质的差异,是肿瘤的非特异性成分。肿瘤间质中可有淋巴细胞、浆细胞和巨噬细胞浸润,这是机体抗肿瘤免疫反应的表现,具有积极意义。此外,肿瘤间质中还可有成纤维细胞、肌成纤维细胞,可通过增生、收缩和形成胶原纤维包绕肿瘤细胞,从而限制瘤细胞的活动,阻止瘤细胞沿血管和淋巴管播散。恶性肿瘤细胞能产生肿瘤血管生成因子,刺激间质毛细血管增生,后者又可为肿瘤细胞提供支持和营养。

▶▶ 二、肿瘤的分化程度和异型性

分化(differentiation)是指幼稚或原始细胞发育成为成熟细胞的过程。肿瘤的分化程度即成熟程度,是指肿瘤组织在细胞形态和组织结构上与其起源的正常组织的相似程度,两者之间的差异性称为异型性(atypia)。异型性是肿瘤细胞分化障碍在形态学上的表现,其大小可反映肿瘤细胞分化程度的高低。一般来说,良性肿瘤的分化程度高,异型性小;恶性肿瘤的分化程度低,异型性大。有些恶性肿瘤细胞分化很差,异型性显著,称为间变性肿瘤,多为高度恶性肿瘤。肿瘤异型性包括细胞异型性和结构异型性,是病理学上诊断和鉴别良、恶性肿瘤的主要形态学依据。

（一）肿瘤细胞的异型性

良性肿瘤细胞分化较成熟,与其起源的正常细胞相似,异型性不明显。

恶性肿瘤细胞分化差,与其起源的正常细胞差异大,异型性显著,主要表现为:①瘤细胞的多形性:恶性肿瘤细胞通常比相应的正常细胞大,且大小不一、形态各异,有时可见瘤巨细胞(彩页图5-1)。②瘤细胞核的多形性:恶性肿瘤的瘤细胞核大、深染,核浆比例增大,出现巨核、双核、多核、奇异形核等。核仁肥大,数目增多。核分裂象增多,可见病理性核分裂象(彩页图5-2)。病理性核分裂象对恶性肿瘤的诊断和鉴别诊断具有重要价值。

（二）肿瘤组织结构的异型性

良性肿瘤组织结构的异型性较小,如腺瘤中可见腺体数目增多、大小及形态比较一致等(彩页图5-3、5-4、5-5)。

恶性肿瘤组织结构的异型性明显,瘤细胞排列紊乱,失去正常的排列结构、层次或极性。例如,腺癌的腺体数目异常增多,大小不等,形态不规则,排列拥挤、紊乱;癌细胞层次增多,极性丧失,可排列成不规则的实性癌细胞巢(彩页图5-6、5-7)。

▶▶ 三、肿瘤的生长

良性肿瘤和恶性肿瘤在生长速度和生长方式上存在明显差异,这对判断肿瘤的良恶性有一定意义。

（一）肿瘤的生长速度

不同肿瘤的生长速度差别很大,主要决定于肿瘤细胞的分化程度。一般来讲,良性肿瘤分化好,生长较缓慢,生长时间可达数年甚至数十年。如果其生长速度突然加快、短期内体积迅速增大,应考虑发生恶性变或继发改变(出血、坏死、囊性变)的可能。恶性肿瘤分化差,生长较快,短期内即可形成明显的肿块,并且由于肿瘤血管形成相对不足、营养供应缺乏,易发生坏死、出血等继发性改变。

知 识 拓 展

目前认为,肿瘤的生长速度与肿瘤的生长分数、肿瘤细胞丢失因数、肿瘤的演进与异质化等有关。

(1)肿瘤的生长分数是指肿瘤细胞群体中处于增殖状态的细胞的比例。

(2)肿瘤细胞丢失因数是指肿瘤细胞群体内总的细胞丢失率占瘤细胞新生率的比例。

(3)肿瘤的演进是指恶性肿瘤在生长过程中变得越来越富有侵袭性的现象。

(4)肿瘤的异质化是指一个克隆来源的肿瘤细胞,在生长过程中形成的在侵袭能力、生长速度、对生长信号的反应等方面有所不同的瘤细胞亚群的过程。

(二)肿瘤的生长方式

肿瘤的生长方式主要有以下三种:

1. 膨胀性生长

膨胀性生长是大多数良性肿瘤的生长方式。瘤组织生长缓慢,不侵袭周围正常组织,瘤体如吹气膨胀的气球,逐渐推开、挤压周围组织,形成结节状、分叶状的肿块。常有完整的纤维性包膜,与正常组织分界清楚(彩页图5-8)。触诊时瘤体活动度大,手术时易完整摘除,术后很少复发。

2. 外生性生长

发生在体表、体腔内面或空腔器官腔面的肿瘤,常向表面形成突起,呈乳头状、息肉状、蕈伞状或菜花状,这种生长方式被称为外生性生长。良性肿瘤和恶性肿瘤都可呈外生性生长,但恶性肿瘤在外生性生长的同时,其基底部往往也向组织深部呈浸润性生长。

3. 浸润性生长

浸润性生长为大多数恶性肿瘤的生长方式。瘤组织生长速度快,如树根长入泥土一样,浸润并破坏周围组织、血管或淋巴管。常没有包膜或包膜不完整,与周围组织分界不清(彩页图5-9)。触诊时瘤体固定或活动度小,手术时不易切除干净,术后容易复发。

▶▶ 四、肿瘤的扩散

肿瘤扩散是指肿瘤不仅在原发部位进行浸润性生长、蔓延,还可以通过多种途径转移到身体其他部位继续生长。这是恶性肿瘤最重要的生物学特征之一。扩散方式有直接蔓延和转移两种。

(一)直接蔓延

直接蔓延(direct spreading)是指恶性肿瘤细胞沿着组织间隙、血管、淋巴管或神经束连续地浸润生长,破坏邻近器官或组织的现象。例如,晚期子宫颈癌可蔓延至膀胱、直肠、子宫旁组织或骨盆壁。直接蔓延使癌灶扩大并引起癌性粘连,增大了手术难度,亦为转移创造了条件。

（二）转移

转移（metastasis）是指恶性肿瘤细胞从原发部位侵入淋巴管、血管或体腔,迁徙到他处并继续生长,形成与原发瘤同样类型肿瘤的过程。通过转移所形成的肿瘤被称为转移瘤或继发瘤。常见的转移途径有以下几种:

1. 淋巴道转移

淋巴道转移是癌的主要转移途径。肿瘤细胞侵入淋巴管后,随淋巴液回流到达局部淋巴结（区域淋巴结）,使淋巴结肿大,质地变硬。当瘤组织侵袭达被膜时,受累的相邻淋巴结可相互融合成团,形成不易推动的肿块。局部淋巴结发生转移后,再经输出淋巴管引流到下一站淋巴结,最后可经胸导管进入血流继发血道转移。有时因受累淋巴窦或淋巴管阻塞,也可出现跳跃式或逆行性转移(图5-2)。

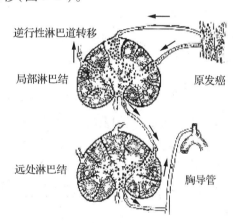

图 5-2 癌的淋巴道转移模式图

2. 血道转移

血道转移是肉瘤的主要转移途径。瘤细胞从原发部位侵入毛细血管或小静脉（少数经淋巴道间接入血）,继而形成瘤细胞栓子并随血流运行。到达栓塞部位后,先与栓塞处的血管内皮细胞黏附,然后从内皮细胞间隙或受损处穿出血管,侵入组织继续生长,形成转移瘤。血道转移时,肿瘤细胞运行的规律与栓子运行的规律相同。血道转移瘤具有多发、弥漫分布、结节大小较一致、边界清楚的特点（彩页图5-10）。

很显然,恶性肿瘤可以通过血道转移使许多器官累及,但最常受累的脏器是肺和肝。临床上判断有无血道转移,应做肺和肝的影像学检查。

3. 种植性转移

体腔（胸、腹腔等）内器官的恶性肿瘤侵及器官表面时,瘤细胞可以脱落,像播种一样种植在体腔的浆膜或体腔内其他器官的表面,形成多个转移瘤,称为种植性转移。种植性转移常见于腹腔器官的恶性肿瘤,如胃癌侵及浆膜后,可种植到大网膜、腹膜、肠、卵巢等处（彩页图5-11）。种植性转移常伴有浆膜腔的血性积液,抽取积液做细胞学检查常可查见瘤细胞,这是诊断恶性肿瘤的重要方法之一。手术偶可造成种植性转移,故应规范操作,以尽量避免发生种植性转移。

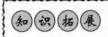

基因改变与转移

恶性肿瘤的转移与一些基因的改变有关。黏附分子 CD44 的过度表达可能与某些肿瘤的血道播散有关;转移抑制基因 nm23 的表达水平降低与某些肿瘤(如乳腺癌)的侵袭和转移能力有关;上皮钙黏素和组织金属蛋白酶抑制物基因产物有抑制肿瘤转移的作用,也属于转移抑制基因。

▶▶ **五、肿瘤的分级与分期**

恶性肿瘤的分级(grade)和分期(stage)可用于评价其恶性程度及其发展进程,并对临床治疗方案的制定和预后估计具有重要意义。

恶性肿瘤的分级可反映其恶性程度。根据恶性肿瘤的分化程度、异型性及核分裂数,一般分为三级:Ⅰ级为高分化,恶性程度低;Ⅱ级为中分化,中等恶性程度;Ⅲ级为低分化,恶性程度高。

恶性肿瘤的分期可反映其生长范围和播散程度。肿瘤分期有多种方案,目前普遍采用国际抗癌协会依据肿瘤的大小、浸润深度、范围及转移情况等制定的 TNM 分期法。其中,T 代表肿瘤原发灶的情况:Tis 代表原位癌;随着肿瘤体积的增大和侵犯范围的扩大,依次用 T_1—T_4 表示。N 代表淋巴结转移情况:无淋巴结转移时用 N_0 表示;随着淋巴结受累程度和范围的扩大,依次用 N_1—N_3 表示。M 代表远处转移(通常指血道转移)情况:无远处转移用 M_0 表示,有远处转移则用 M_1 表示。

恶性肿瘤的预后常采用 5 年生存率或 10 年生存率等统计学指标来衡量。一般来说,分级和分期越高,生存率越低。

▶▶ **六、肿瘤细胞的代谢特点**

肿瘤细胞在物质代谢、能量代谢、酶含量及活性等方面都与正常细胞有明显的不同。肿瘤细胞的代谢特点一方面是瘤细胞分化不成熟的表现,同时它又是肿瘤持续性增生以及给机体造成某些危害的物质基础。

(一)核酸代谢

肿瘤细胞内 DNA 聚合酶和 RNA 聚合酶的活性均比正常细胞的高,故核酸合成代谢旺盛,细胞内 DNA 和 RNA 的含量均明显增多。DNA 与细胞的分裂和增殖有关,RNA 与细胞的蛋白质合成有关。

(二)蛋白质代谢

肿瘤细胞的蛋白质合成代谢及分解代谢都增强,且合成代谢明显超过分解代谢,以致它可夺取正常组织的蛋白质分解产物,合成肿瘤本身的蛋白质,以维持其增生的需要,结果可使机体严重消耗而出现恶病质。肿瘤细胞还可以合成肿瘤蛋白,作为肿瘤特异性抗原或肿瘤相关抗原,引起机体产生免疫反应。有些肿瘤蛋白与胚胎蛋白具有共同的抗原性,称为肿瘤胚胎抗原,如肝细胞癌产生的甲胎蛋白(AFP)、结肠癌产生的癌胚抗原(CEA)等。作为肿瘤标志,它们已在肿瘤的诊断和研究中广泛应用。临床上检测这些抗原对于相关肿瘤的诊断具有一定价值,并且可以帮助判断肿瘤治疗后有无复发。

(三)糖代谢

肿瘤细胞主要通过无氧糖酵解获取能量。此过程的强弱一般与肿瘤的恶性程度成正比,因为恶性程度越高的肿瘤,其糖酵解关键酶的活性也越高。糖酵解过程中产生的许多中间代谢产物可被瘤细胞利用合成蛋白质、核酸及脂类。此外,肿瘤细胞的磷酸戊糖途径也增强,5-磷酸核糖合成增多。二者均可为肿瘤生长提供必需的物质基础。

(四)酶系统

肿瘤细胞酶的改变比较复杂。通常参与核苷酸、DNA、RNA 和蛋白质合成的酶活性增强,而参与这些物质分解的酶活性减弱,这些改变往往与肿瘤的恶性程度相平行。其他酶的改变则无明显规律,而且与正常组织相比也只是含量或活性发生了改变,无质的变化。例如,前列腺癌患者的酸性磷酸酶增多,骨肉瘤及肝癌患者的血清中碱性磷酸酶增加等。因此,进行酶学检查有助于临床上诊断和鉴别诊断某些肿瘤。

第三节 肿瘤对机体的影响

肿瘤对机体的影响主要取决于肿瘤的性质,与肿瘤的生长部位等也有一定关系。

▶▶ 一、良性肿瘤对机体的影响

良性肿瘤对机体的影响一般较小,主要表现为局部压迫和阻塞,其症状的有无或轻重与肿瘤的生长部位密切相关。

▶▶ 二、恶性肿瘤对机体的影响

恶性肿瘤分化不成熟,生长迅速,浸润、破坏器官的结构和功能,并可发生转移,对机体的影响严重。除可引起局部压迫和阻塞外,还可有下列表现:

(一)破坏器官的结构和功能

恶性肿瘤呈浸润性生长,可破坏正常组织器官的结构和功能。例如,骨肉瘤可破坏正常骨质造成病理性骨折,肝癌可广泛破坏正常肝组织引起肝功能障碍等。

（二）出血、感染、穿孔

恶性肿瘤发生破溃或侵蚀周围血管可引起出血,如肺癌患者可出现咯血,直肠癌患者可发生便血,膀胱癌患者可有血尿等。瘤组织坏死、破溃后易于合并感染,产生恶臭分泌物,如晚期子宫颈癌。消化道肿瘤坏死、破溃后可形成溃疡,甚至发生穿孔。

（三）发热

部分恶性肿瘤患者因肿瘤代谢产物、坏死分解产物的吸收或合并感染而引起发热。

（四）疼痛

恶性肿瘤晚期,肿瘤组织浸润或压迫局部神经可引起顽固性疼痛。

（五）恶病质

恶性肿瘤晚期患者出现进行性消瘦、无力、贫血和全身衰竭的状态,称为恶病质。其发生机制可能与下列因素有关:缺乏食欲、进食减少;肿瘤迅速生长,消耗大量营养物质;肿瘤毒性产物致机体代谢紊乱;不良心理状态和疼痛影响患者进食和睡眠;出血、感染、发热等。

（六）副肿瘤综合征

肿瘤患者可因肿瘤产物或异常免疫反应等使内分泌、神经、消化、造血、骨关节、肾脏及皮肤等系统或器官发生一系列病变并出现相应的临床表现,称为副肿瘤综合征。这些表现不是由原发瘤或转移瘤直接引起的,与肿瘤的侵袭或转移无关,但可随肿瘤的缓解而减轻,也可随肿瘤的复发而加重。副肿瘤综合征主要见于肺癌、肝癌、肾癌等。认识副肿瘤综合征有助于肿瘤的早期发现和诊断。需要指出的是,内分泌腺肿瘤产生由内分泌腺固有的激素所引起的病变或临床表现,不属于副肿瘤综合征。

第四节　良性肿瘤与恶性肿瘤的区别

良性肿瘤与恶性肿瘤的生物学特征及对机体的影响差异明显,治疗方法和预后也迥然不同。因此,正确区分良、恶性肿瘤具有重要的临床意义。良性肿瘤与恶性肿瘤的主要区别见表5-2。

表5-2　良性肿瘤与恶性肿瘤的区别

	良性肿瘤	恶性肿瘤
分化程度	分化好,异型性小	分化差,异型性大
核分裂象	无或少,无病理性核分裂象	多,可见病理性核分裂象
生长速度	缓慢	较快
生长方式	多为膨胀性生长,常有包膜,境界清楚,可推动	多呈浸润性生长,无包膜,边界不清,不易推动
继发改变	少见	常见,如出血、坏死、溃疡、感染等

续表

	良性肿瘤	恶性肿瘤
转移	不转移	常有转移
复发	手术后很少复发	较易复发
对机体的影响	较小。主要为局部压迫或阻塞	较大。除压迫、阻塞外,还可破坏原发部位和转移处的组织结构,引起坏死、出血、感染,甚至造成恶病质

值得注意的是,良性肿瘤与恶性肿瘤的上述区别并不是绝对的。例如,血管瘤为良性肿瘤,但无包膜,且呈浸润性生长;某些生长在颅内的良性肿瘤也可危及患者的生命;基底细胞癌很少发生转移等。肿瘤的良、恶性并非一成不变,有些良性肿瘤若不及时治疗,可转变为恶性肿瘤,称为良性肿瘤恶性变,如结肠息肉状腺瘤可恶变为腺癌。偶尔可见到恶性肿瘤(如黑色素瘤)因机体免疫力增强等原因而停止生长甚至自然消退。

另外,在良性肿瘤与恶性肿瘤之间客观存在着一些中间型肿瘤,它们在组织形态和(或)生物学行为上介于良性与恶性之间,称为交界性肿瘤,如卵巢交界性浆液性乳头状囊腺瘤、涎腺多形性腺瘤、膀胱乳头状瘤等。交界性肿瘤有发展为恶性肿瘤的倾向,故临床上应采取积极的治疗措施,以免恶变或复发。

第五节　肿瘤的命名与分类

人体任何组织和器官几乎都可发生肿瘤,因此,肿瘤的种类繁多,必须对其进行科学的命名和分类,以保证肿瘤防治工作的规范化。

▶▶ 一、肿瘤的命名

(一)良性肿瘤的命名

良性肿瘤基本的命名原则是起源组织名称 +"瘤",如起源于脂肪组织的良性肿瘤被称为脂肪瘤,起源于腺上皮的良性肿瘤被称为腺瘤等。有时还可结合肿瘤的形态特点进行命名,如卵巢乳头状囊腺瘤等。

(二)恶性肿瘤的命名

恶性肿瘤根据其组织起源不同,主要分为癌和肉瘤两大类。

1. 癌

起源于上皮组织的恶性肿瘤统称为癌(carcinoma)。其命名原则是起源组织名称 +"癌"。如起源于鳞状上皮的恶性肿瘤被称为鳞状细胞癌,起源于腺上皮的恶性肿瘤被称为腺癌等。有时也可结合其形态特点进行命名,如甲状腺乳头状腺癌。少数癌向几种上皮分化,如腺鳞癌同时具有腺癌和鳞状细胞癌的成分。未分化癌是指组织学或免疫表型可以确定为癌,但缺乏特定上皮分化特征的癌。

2. 肉瘤

起源于间叶组织(包括纤维组织、脂肪、肌肉、脉管、骨、软骨及淋巴造血组织等)的恶性肿瘤统称为肉瘤(sarcoma)。命名原则是:起源组织 + "肉瘤"。如起源于平滑肌的恶性肿瘤被称为平滑肌肉瘤等。

另外,如果肿瘤的实质既有癌的成分,又有肉瘤的成分,则称为癌肉瘤;组织学或免疫表型可以确定为肉瘤但缺乏特定间叶组织分化特征的肉瘤被称为未分化肉瘤。临床上一般常说的"癌症"(cancer)泛指所有的恶性肿瘤。

癌和肉瘤的区别见表5-3。

表5-3　癌和肉瘤的区别

	癌	肉瘤
起源组织	上皮组织	间叶组织
发病率	高,大约是肉瘤的9倍	低
发病年龄	多见于40岁以上的成人	多见于青少年
大体特点	色灰白、质硬、干燥	色灰红、质软、湿润、鱼肉状
镜下特点	癌细胞多形成癌巢,实质与间质分界清楚	细胞多弥漫分布,实质与间质分界不清
转移途径	多经淋巴道转移	多经血道转移

(三)肿瘤命名的特殊情况

由于历史原因,少数肿瘤不按上述原则命名,而有特殊的命名。

(1)有些肿瘤的形态类似某种幼稚组织,通常被称为"×××母细胞瘤"。这类肿瘤多数为恶性,如神经母细胞瘤、肾母细胞瘤、视网膜母细胞瘤等;少数为良性,如骨母细胞瘤、肌母细胞瘤等。

(2)有些恶性肿瘤既不叫癌也不叫肉瘤,被称为"恶性×××瘤",如恶性淋巴瘤、恶性神经鞘瘤等。

(3)有些恶性肿瘤以最初描述或研究该肿瘤的人的名字来命名,如霍奇金(Hodgkin)淋巴瘤、尤文(Ewing)瘤、伯基特(Burkitt)淋巴瘤等。

(4)因习惯沿袭,有些恶性肿瘤被称为"×××瘤"或"×××病",如精原细胞瘤、黑色素瘤、骨髓瘤、白血病等。

(5)其他:肿瘤的多发状态通常被称为"×××瘤病",如神经纤维瘤病、脂肪瘤病等;具有多向分化潜能的生殖细胞发生的肿瘤常含有两个以上胚层的多种组织成分(如牙齿、毛发、油脂、神经等),结构排列混乱,称为畸胎瘤,分为良性和恶性两类。

▶▶ 二、肿瘤的分类

肿瘤的分类主要以其起源组织类型和生物学行为作为依据。根据起源组织类型可将肿瘤分为五大类,每类又根据其生物学特征不同,分为良性与恶性两类。常见肿瘤分类见表5-4。

表 5-4 常见肿瘤分类

组织起源	良性肿瘤	恶性肿瘤
上皮组织		
鳞状上皮	乳头状瘤	鳞状细胞癌
基底细胞		基底细胞癌
腺上皮	腺瘤	腺癌
移行上皮	乳头状瘤	移行细胞癌
间叶组织		
纤维结缔组织	纤维瘤	纤维肉瘤
脂肪组织	脂肪瘤	脂肪肉瘤
平滑肌组织	平滑肌瘤	平滑肌肉瘤
横纹肌组织	横纹肌瘤	横纹肌肉瘤
血管组织	血管瘤	血管肉瘤
淋巴管组织	淋巴管瘤	淋巴管肉瘤
骨组织	骨瘤	骨肉瘤
软骨组织	软骨瘤	软骨肉瘤
滑膜组织	滑膜瘤	滑膜肉瘤
间皮	间皮瘤	恶性间皮瘤
淋巴造血组织		
淋巴组织		恶性淋巴瘤
造血组织		白血病
神经组织		
神经衣组织	神经纤维瘤	神经纤维肉瘤
神经鞘组织	神经鞘瘤	恶性神经鞘瘤
胶质细胞	胶质细胞瘤	恶性胶质细胞瘤
原始神经细胞		髓母细胞瘤
脑膜组织	脑膜瘤	恶性脑膜瘤
交感神经节	节细胞神经瘤	神经母细胞瘤
其他组织		
黑色素细胞		黑色素瘤
胎盘组织	葡萄胎	恶性葡萄胎、绒毛膜上皮癌
生殖细胞		精原细胞瘤、无性细胞瘤
三个胚叶组织	畸胎瘤	恶性畸胎瘤

第六节 癌前病变、异型增生、原位癌和上皮内瘤变

▶▶ 一、癌前病变

癌前病变是指某些具有癌变潜在可能性的良性病变。虽然并非所有的癌前病变都必然转变为癌,也不是所有的癌都可见到明确的癌前病变,但认识并重视癌前病变的诊断、治疗

和随访,对预防恶性肿瘤的发生具有重要意义。常见的癌前病变有以下几种:

(一)黏膜白斑

黏膜白斑的主要病变是黏膜的鳞状上皮过度增生和角化,有一定的异型性,常见于口腔、外阴和阴茎等处的黏膜。若长期不愈,有可能转变为鳞状细胞癌。

(二)子宫颈糜烂

子宫颈糜烂时,上皮坏死和修复的过程反复进行,少数病例可发生非典型增生甚至发展为子宫颈鳞状细胞癌。

(三)乳腺纤维囊性病

乳腺纤维囊性病常见于40岁左右的妇女,其发生与机体内分泌失调有关。其主要病变为乳腺小叶导管和腺泡上皮细胞增生、导管囊性扩张,间质纤维组织也有一定程度的增生。其中伴有导管内乳头状增生者较易发生癌变。

(四)结肠、直肠腺瘤

结肠、直肠腺瘤较为常见,单发或多发,有绒毛状腺瘤、管状腺瘤等类型,绒毛状腺瘤癌变的概率更大。家族性多发性腺瘤性息肉病为常染色体显性遗传病,几乎均会癌变。

(五)慢性萎缩性胃炎及胃溃疡

发生慢性萎缩性胃炎时,常有胃黏膜腺体肠上皮化生;发生慢性胃溃疡时,溃疡边缘的黏膜因受刺激而不断增生。二者如久治不愈,可发生癌变。

(六)慢性溃疡性结肠炎

慢性溃疡性结肠炎是一种炎症性肠病,在反复溃疡伴黏膜增生的基础上可发生结肠腺癌。

(七)皮肤慢性溃疡

经久不愈的皮肤溃疡,由于长期慢性炎症刺激,鳞状上皮细胞增生,可发生癌变。

▶▶ 二、异型增生

异型增生(dysplasia)是指上皮细胞增生并出现一定程度的异型性,但还不足以诊断为癌的状况,以前常被称为非典型增生。表现为增生的上皮细胞大小、形态不一,核大、深染,核浆比例增大,核分裂象增多,但一般不见病理性核分裂象;细胞排列紊乱,极向消失。

异型增生因异型性大小和累及范围不同可分为轻、中、重三级。轻度异型增生的异型性小,累及上皮层下部的1/3以内;中度异型增生的异型性中等,累及上皮层下部的1/3以上至2/3以内;重度异型增生的异型性较大,累及上皮2/3以上但未达到全层。

▶▶ 三、原位癌

原位癌是指癌细胞已累及上皮全层,但仍局限于黏膜上皮层或皮肤表皮层,尚未突破基底膜向下浸润生长。它是最早期的癌,不发生转移,如能及时发现和治疗,完全可以治愈。

较常见的原位癌见于子宫颈、食管、皮肤、乳腺等处。

▶▶ 四、上皮内瘤变

新近较多使用上皮内瘤变(intraepithelial neoplasia,IN)的概念来描述上皮从异型增生到原位癌这一连续的过程。轻度和中度异型增生分别被称为上皮内瘤变Ⅰ级和Ⅱ级,重度异型增生和原位癌被称为上皮内瘤变Ⅲ级。

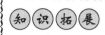

早期浸润癌

早期浸润癌是指癌细胞已突破基底膜向下浸润生长,但浸润深度不超过基底膜下5mm的一种早期癌。肉眼一般不能判断,只有通过显微镜才能确诊。早期浸润癌亦属早期癌,如能及时发现和治疗,患者预后良好。因此,肿瘤防治工作的一个重要环节是建立发现早期癌的技术方法。

正常上皮发生异型增生,进而演变为原位癌和浸润癌的过程见图5-3。

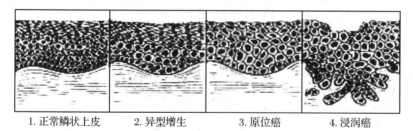

1.正常鳞状上皮　　2.异型增生　　3.原位癌　　4.浸润癌

图5-3　异型增生演变过程模式图

第七节　肿瘤的病因和发病机制

肿瘤的病因和发病机制十分复杂。多年来,虽然人们在生物学、医学领域对其进行了深入广泛的研究,但至今尚未完全明了,有待进一步探索。

▶▶ 一、肿瘤的病因

肿瘤的病因包括环境致癌因素(外因)和机体内在因素(内因)两个方面,肿瘤的发生往往与多种因素的综合作用有关。

（一）环境致癌因素

1. 化学致癌因素

迄今已发现1000多种化学物质能诱发动物肿瘤,其中有些可能与人类肿瘤有关。这些化学致癌物可分为直接致癌物和间接致癌物两类。直接致癌物是指不须在体内代谢转化即可致癌的物质,占少数,主要为烷化剂与酰化剂类,如环磷酰胺、氮芥等。间接致癌物是指须在体内(主要是在肝脏)代谢活化后才可致癌的物质,占绝大多数,主要有多环芳烃类、芳香胺类、亚硝胺类化合物,如3,4-苯并芘、乙萘胺、亚硝胺等。某些物质本身虽无致癌作用,但可使致癌物的致癌性增强,称为促癌物,如巴豆油、激素、酚等。化学致癌物大多为致突变剂,具有亲电子基团,能与DNA的亲核基团共价结合,导致DNA突变,从而引起癌变。

2. 物理致癌因素

(1)电离辐射。其致癌作用最强,包括X射线、γ射线等。放射工作者如长期接触射线而又缺乏有效的防护措施,可发生皮肤癌、白血病等。

(2)紫外线。动物实验证明,长期过度受紫外线照射,可引起外露皮肤鳞状细胞癌、基底细胞癌和黑色素瘤。人类主要见于有易感性的个体,如白种人、着色性干皮病患者。

(3)热辐射。克什米尔人冬季习惯用怀炉取暖,可引起腹部"怀炉癌";我国北方居民在冬季睡火炕,可引起臀部皮肤"炕癌"。

(4)慢性刺激。长期慢性刺激常致局部组织细胞增生,在此基础上可发生癌变。如慢性皮肤溃疡、慢性胃溃疡、慢性子宫颈炎等可发生癌变。

(5)异物。长期接触大量石棉或石棉制品可引起胸膜间皮瘤的发生。

3. 生物致癌因素

(1)病毒。已知能引起人或动物肿瘤的病毒(肿瘤病毒)有上百种,其中1/3为DNA病毒,2/3是RNA病毒。据估计,约15%的人类肿瘤与肿瘤病毒有关。在DNA病毒中,与人类肿瘤关系比较密切的有:①EB病毒与鼻咽癌和Burkitt淋巴瘤的发生有关。②人类乳头瘤病毒与外阴癌、子宫颈癌的发生有关。③乙型肝炎病毒与肝细胞癌的发生有关。在RNA病毒中,人类T细胞白血病/淋巴瘤病毒Ⅰ与人类T细胞白血病/淋巴瘤关系密切;丙型肝炎病毒与肝细胞癌的发生有关。它们常通过转导或插入突变等机制,将其遗传物质整合到宿主细胞DNA中,使宿主细胞发生恶性转化而形成肿瘤。

(2)细菌。幽门螺杆菌引起的慢性胃炎与胃低度恶性B细胞性淋巴瘤的发生有关,对伴幽门螺杆菌感染的胃淋巴瘤患者进行抗生素治疗,可使部分患者获得一定疗效。

(3)寄生虫。有资料显示,日本血吸虫与结肠癌的发生有关,华支睾吸虫与胆管细胞性肝癌的发生有关。

(二)肿瘤发生的内在因素

肿瘤发生、发展的内在因素是指机体抗肿瘤能力降低,或各种有利于外界致癌因素发挥作用的机体内部因素,主要包括遗传、免疫、内分泌等因素。

1. 遗传因素

据统计,人体肿瘤的发生中5%~10%与遗传因素有关。在大多数肿瘤的发生中,遗传因素的作用是使患者对某些肿瘤具有易感性。遗传因素在肿瘤发生中起作用有以下三种情况:

(1)遗传因素在肿瘤的发生中起决定作用,如视网膜母细胞瘤、家族性腺瘤性息肉病、神经纤维瘤病等。其发病特点是有明显家族史、发病早、儿童多见、呈常染色体显性遗传。其发病的分子学基础是肿瘤抑制基因突变或缺失。

（2）遗传因素不决定肿瘤的发生，但是决定肿瘤的易感性。如着色性干皮病患者受紫外线照射后易患皮肤癌，毛细血管扩张性共济失调症患者易发生急性白血病和淋巴瘤。其发病特点是呈常染色体隐性遗传；发生的分子学基础是 DNA 修复基因异常，导致 DNA 修复缺陷。

（3）遗传因素与环境因素在肿瘤发生中起协同作用，而环境因素更重要。大多数肿瘤属于此类。

2. 免疫因素

机体免疫功能低下或有缺陷的人易患肿瘤。例如，老年人免疫功能减退、儿童免疫功能不健全，其恶性肿瘤发病率高；先天性免疫缺陷、获得性免疫缺陷综合征（AIDS）以及器官移植后接受免疫抑制治疗者，肿瘤的发病率明显升高。这些事实表明，免疫因素在肿瘤的发生中发挥着重要作用。肿瘤引起机体产生免疫反应的抗原可分为肿瘤特异性抗原和肿瘤相关抗原两类。肿瘤抗原引起机体的免疫反应以细胞免疫为主，体液免疫在破坏或溶解肿瘤细胞方面也有一定作用。另一方面，肿瘤细胞可逃避免疫监视甚至破坏机体的免疫系统，这与某些肿瘤的发生有关。某些恶性肿瘤细胞可以破坏宿主的免疫系统，保护肿瘤细胞免受宿主免疫攻击，继续生长，并发生浸润转移，称为免疫逃避。

3. 性别和年龄

肿瘤的发生存在性别差异，这与体内激素水平及接触致癌物质的机会不同有关。例如，女性的生殖器官肿瘤、甲状腺癌等发病率明显高于男性，而男性的肺癌、食管癌、胃癌、肝癌等发病率则明显高于女性。年龄对肿瘤的发生也有一定影响。例如，神经母细胞瘤、肾母细胞瘤等好发于儿童，骨肉瘤、横纹肌肉瘤好发于青年人，而大部分癌则以老年人多见。

4. 内分泌因素

某些肿瘤的发生、发展与内分泌紊乱有一定关系。例如，体内雌激素水平过高可能与乳腺癌、子宫内膜腺癌的发生有关，垂体前叶激素可促进肿瘤的生长和转移，肾上腺皮质激素则可抑制某些造血系统恶性肿瘤的生长与扩散。

▶▶ 二、肿瘤的发病机制

近年来，随着分子生物学的迅速发展，从分子水平上对肿瘤发生机制的研究取得了一定的进展。下面就目前比较公认的观点作一介绍：

（一）正常细胞的转化与恶变

在致癌因素作用下，正常细胞内可出现原癌基因激活和（或）肿瘤抑制基因失活，使细胞生长与分化调节失控，发生恶性转化（恶变）。此外，细胞凋亡调节基因和 DNA 修复基因在肿瘤发生中也起着重要的作用。

1. 原癌基因的激活

原癌基因是正常细胞内存在的一类参与细胞的生长和代谢，促进和调节细胞增殖与分化的基因,如 ras、myc 等。其编码的产物大多是对促进细胞生长增殖十分重要的蛋白质,包括生长因子、生长因子受体、信号转导蛋白及转录因子等。它们是细胞进行正常生命活动所必需的,对正常细胞的生长与分化起正性调控作用。在致癌因素作用下,原癌基因可通过点突变、基因扩增或染色体易位等方式被激活成为癌基因,其表达的癌蛋白具有多种生物活性,可在不同环节改变或扰乱细胞的正常代谢、生长和分化,最终导致细胞转化直至恶变;癌基因也可过度表达原癌基因产物,引起靶细胞过度生长。

2. 肿瘤抑制基因的失活

肿瘤抑制基因是正常细胞内存在的一类控制细胞生长、增殖及分化的基因,如 Rb、p53、nm23 等。其表达的蛋白对细胞的生长与分化起负性调控作用。在致癌因素作用下,肿瘤抑制基因因发生突变、缺失或重排等而失活,其对细胞增殖与分化的负性调控作用减弱或消失,导致细胞过度增生和分化不成熟,发生恶性转化。

(二)肿瘤的形成与演进

恶性肿瘤发生的多阶段突变学说认为,肿瘤的发生、发展是一个长时间、多因素、多基因突变、多步骤逐渐演化的过程。正常细胞恶性转化形成恶性肿瘤的过程可分为以下三个阶段:①激发阶段:指正常细胞在致癌因素作用下发生基因突变转化为潜在的癌细胞的过程。此过程不可逆、发展较迅速、时间短暂。②促发阶段:指潜在的癌细胞在促进因子或辅助致癌物质作用下转化为癌细胞的过程。此过程发展较缓慢、所需时间长。③进展阶段:在此阶段,由于某些原癌基因和抑癌基因突变的积累,癌细胞不断演进和异质化,表现为失控性增生、侵袭性增强、发生浸润和转移等恶性生物学行为。

第八节 肿瘤的防治原则

▶▶ 一、肿瘤的预防原则

在肿瘤领域,预防医学已经和临床医学、康复医学等融为一体,形成三级预防的概念。根据世界卫生组织的意见,其目标是降低发病率和病死率,改善生存质量。

(一)一级预防

一级预防即病因预防,是指控制或消除肿瘤的危险因素,预防肿瘤的发生和促进健康,其目标是降低肿瘤的发病率。它包括以下两项主要内容:①针对环境的措施:包括防止和消除环境污染;加强劳动保护(如防日光、放射线、粉尘等),减少职业性暴露于致癌物;普及卫生设施,改善环境卫生条件;积极开展健康教育等。②针对机体的措施:包括预防接种;纠正不良饮食和生活习惯,如戒烟,多食纤维素、新鲜蔬菜水果,忌食高盐、霉变食物;加强身体锻炼,讲究心理卫生,提高机体抗肿瘤能力;及时治疗癌前病变等。

（二）二级预防

二级预防即通过对肿瘤高危人群进行筛查，做到早期发现、早期诊断、早期治疗，阻断其向更严重的方向发展，从而提高治愈率，降低病死率。个体应做好自我监护，一旦发现早期症状，及时就医。在对恶性肿瘤病因及发病机制尚未完全阐明的背景下，做好二级预防可能是提高恶性肿瘤治愈率的最现实的选择。

（三）三级预防

三级预防即康复预防，对肿瘤患者积极进行适当、有效的处理，加速生理和心理方面的康复，减少并发症的发生，避免因病致残，促使其重返社会。对于治愈无望的患者，则运用一切可用的治疗手段，努力提高其生存质量及减轻痛苦、延长生命。例如，积极防治手术治疗、化疗和放疗的并发症，合理有效地止痛，指导康复锻炼等。

近年来开展的化学预防和免疫预防对高危人群进行有针对性的干预和阻断，为肿瘤预防开拓了新的领域。

▶▶ 二、肿瘤的治疗原则

肿瘤的治疗方法很多，常用的有手术治疗、放射疗法、化学疗法、中医中药治疗、免疫治疗、基因治疗等。应根据肿瘤性质、发展程度和患者全身状态进行选择。良性肿瘤以手术切除为主；恶性肿瘤为全身性疾病，各种治疗手段都有其价值和局限性，应采取以手术切除为主的综合治疗方法。

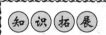

新的肿瘤治疗靶点——细胞信号转导

目前，已有多种影响细胞信号转导的药物用于肿瘤的治疗，并取得了不同程度的疗效。它们选择性阻断肿瘤细胞自分泌或旁分泌的信号转导通路，破坏其自控性生长调节机制：一方面通过阻断生长促进因子或增强生长抑制因子的作用，使肿瘤细胞的生长减慢或停止；另一方面通过促进肿瘤细胞的分化，恢复其正常的生长调节机制来改变其恶性表型。与经典的细胞毒性抗癌药物相比，它们具有选择性强、毒副作用小、不受细胞产生耐药性的影响等优点，尤其对晚期肿瘤或转移瘤具有独到的疗效，很有可能成为新一代有效的抗肿瘤药物。

本章小结

本章主要内容如下：

1. 肿瘤是机体组织细胞在致瘤因素作用下异常增生而形成的新生物。

2. 肿瘤一般均由实质和间质组成，大多数肿瘤只有一种瘤细胞。

3. 分化程度是指肿瘤组织与其起源组织在细胞形态和组织结构上的相似程度，二者之间的差异性被称为异型性。

4. 良性肿瘤生长较慢，多以膨胀性方式生长；恶性肿瘤生长较快，多以浸润性方式生长。

5. 恶性肿瘤扩散的方式有直接蔓延和转移。转移是指恶性肿瘤的瘤细胞侵入血管、淋巴管或体腔，进而被带到他处并继续生长出与原发瘤性质相同的肿瘤的过程。转移有三种方式：淋巴道转移、血道转移和种植性转移。

6. 良性肿瘤对机体的危害主要是局部压迫和阻塞；恶性肿瘤除有压迫和阻塞这两种危害外，还有破坏、出血、发热、疼痛、恶病质等危害。

7. 良性肿瘤的命名原则是起源组织名称＋"瘤"。起源于上皮组织的恶性肿瘤被称为癌，命名原则是起源组织名称＋"癌"；起源于间叶组织的恶性肿瘤被称为肉瘤，其命名原则是起源组织名称＋"肉瘤"。

8. 癌前病变是指具有癌变潜在可能性的良性病变；异型增生是指上皮组织增生并具有一定的异型性；原位癌是指癌细胞位于上皮全层但尚未突破基底膜的最早期的癌。上皮异型增生和原位癌又被称为上皮内瘤变。

第 六 章

心血管系统疾病

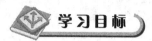 学习目标

- 掌握原发性高血压、高血压脑病、冠心病、风湿小体的概念,以及风湿病、高血压病、动脉粥样硬化、冠心病的基本病变特点。
- 熟悉风湿病、高血压病、动脉粥样硬化的临床表现,及常见心瓣膜病对血流动力学的影响。
- 了解风湿病、高血压病、动脉粥样硬化的病因及发病机制。

心血管系统疾病是对人类健康和生命威胁最大的一类疾病,在世界范围内,心血管疾病的发病率和病死率占各类疾病的第一位。在我国,近些年来,随着人们生活水平的提高和生活方式的改变,心血管疾病的发病率和死亡率显著升高。

第一节 高血压

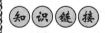 知识链接

健康的第一杀手——高血压

2006 年《中国慢性病报告》中指出,高血压已经成为我国居民健康的头号杀手。目前我国 18 岁及以上成人高血压患病率为 18.8%,全国有高血压患者 1.6 亿。1991—2002 年,我国高血压患病率比 1959—1979 年的 20 年间增加 31%,患病人数增加了 7000 多万。

高血压(hypertension)是指体循环的动脉血压长期持续高于正常,即收缩压≥140mmHg 和(或)舒张压≥90mmHg。

正常人的血压在不同的生理状况下有一定的波动范围,40 岁以上的人收缩压和舒张压均随年龄的增长而有所升高,但舒张压的升高不太明显。因此,舒张压升高是判断高血压的

重要依据。在诊断标准上,一般在临床上舒张压≥90mmHg,即可诊断为高血压。

高血压按其发生可分为原发性高血压(primary hypertension)和继发性高血压(secondary hypertension)两类。

原发性高血压又称高血压病,是一种独立的、原因不明的以体循环动脉血压持续升高为主要临床特征的全身性疾病,以全身细、小动脉硬化为基本病理变化。原发性高血压占全部高血压的90%~95%。

继发性高血压是指因为某种疾病(如肾小球肾炎、妊娠中毒症、垂体肿瘤等)所引起的血压升高,而血压增高只是这些疾病诸多症状中的一种。

▶▶ 一、病因及发病机制

原发性高血压的病因和发病机制目前尚不十分清楚,一般认为与多种因素综合作用有关。从生理学角度看,决定动脉血压的因素主要是心输出量和外周阻力,前者取决于心肌收缩力和血容量,后者取决于全身细、小动脉的舒缩状态。因此,凡能增强心肌收缩力、增加血容量,特别是能引起全身细、小动脉收缩的各种因素,均可引起血压升高。目前比较明确的致病因素有以下几种:

1. 精神神经因素

由于不良情绪(如忧郁、恐惧、悲伤等)、长期精神过度紧张等,大脑皮质出现功能紊乱,失去对皮质下中枢的控制和调节,使血管活动中枢产生长期固定的收缩冲动,引起全身细、小动脉痉挛,外周阻力增加,从而导致血压升高。持久的血管收缩还可引起细、小动脉硬化,从而形成恒定的高血压。精神神经因素在本病的发生中起重要作用。不同职业人群的高血压发病率有明显不同,以脑力劳动者较高。

2. 饮食因素

流行病学研究表明,食盐摄入量高的人群较摄入量低的人群发生高血压的概率要高,而限制钠的摄入或服用利尿剂以增加钠的排泄,是降低高血压的重要措施。这是由于钠的潴留一方面可使血容量增加,另一方面可使中枢和外周交感神经的紧张性升高,血管紧张素产生增多,并可增加血管对血管紧张素等的敏感性,引起血压增高。WHO在预防高血压措施中建议每人每天摄盐量控制在5g以下。近年来研究表明,钾能促进排钠,钙有抑制血钠升高的作用,所以低钠高钙饮食有降压作用。

3. 遗传因素

据统计资料表明,在高血压病中有高血压家族史的患者占95%,其发病率高于普通人1~3倍。这是由于高血压病患者存在多基因遗传缺陷,多个遗传因子通过不同机制影响血压从而引起血压升高。

▶▶ 二、类型、病理变化及临床表现

临床上把原发性高血压分成缓进型高血压(chronic hypertension)和急进型高血压(accelerated hypertension)两种。

（一）缓进型高血压

缓进型高血压又称良性高血压，起病隐匿，进展缓慢，呈慢性经过，病程长达 10 至 20 年以上，主要发生于中老年人，占全部高血压 90% 以上。根据其发展过程可分为三期。

1. 功能紊乱期（一期）

功能紊乱期（一期）为高血压的早期阶段。此期主要表现为全身细、小动脉间歇性痉挛，血压间歇性升高；血压波动大，舒张压常在 90~95mmHg 之间，全身细、小动脉及心、脑、肾没有器质性病变。临床上患者偶尔有头晕、头痛等症状。此期患者经过适当的治疗和休息，血压可恢复正常。

2. 动脉系统病变期（二期）

动脉系统病变期（二期）是高血压的中期阶段。此期主要表现为全身细、小动脉由痉挛发展成硬化，舒张压可达 110mmHg 以上。

（1）细动脉硬化。这是良性高血压病的基本病变。发生于全身各器官的细动脉，如肾小球入球动脉、脾中央动脉等。由于细动脉反复痉挛，管壁受压、缺氧，内皮细胞和基底膜受损，内膜通透性增加，致使血浆蛋白不断渗入内皮下间隙；同时，内皮细胞和平滑肌细胞合成基底膜样物质增多，与浸润至管壁的血浆蛋白混合，形成无结构、红染的玻璃样物质，造成血管壁增厚、变硬，管腔狭窄，称为细动脉硬化，进而引起外周血流阻力增大和血压升高。

（2）小动脉硬化。血压的持续升高，刺激小动脉内膜的弹性纤维及胶原纤维呈弥漫性增生，内膜弹力板分离、断裂，中膜的弹力纤维和蛋白多糖增多，平滑肌细胞增生，使得小动脉壁增厚，管腔狭窄，弹性降低，血压进一步升高。

此期患者经过适当的治疗和休息，血压可有所下降，但不易恢复到正常状态，心、脑、肾有轻度的器质性改变。临床上患者有明显头痛、眩晕、心悸、健忘等症状。

3. 内脏病变期（三期）

内脏病变期（三期）是高血压的晚期阶段。此期舒张压持续升高，常大于 120 mmHg；心、脑、肾有严重的器质性改变，并出现相应的并发症。

（1）心脏的病变。由于血压长期升高，左心室必须加强收缩力，克服外周阻力，以维持正常的血液循环，久而久之，左心室逐渐发生代偿性肥大。此时心脏质量增加，一般均在 400g 以上，严重者可达 900~1000g（正常为 250g）；左心室壁明显肥厚。早期心室腔并不扩张而心肌收缩力则明显增强，心脏肥大处于代偿阶段，称为向心性肥大。左心室的这种代偿作用可维持相当长的时间。晚期，左心室代偿失调，心肌收缩力降低，逐渐出现心腔扩张，称离心性肥大。严重时可导致心力衰竭。这种由高血压引起的心脏改变被称为高血压性心脏病（彩页图2-1、2-2）。

（2）脑的病变。患高血压时，由于脑部细、小动脉痉挛和硬化，常会出现以下改变：

1）脑出血：又称脑溢血，是高血压病晚期最严重的并发症，也是高血压病最常见的死亡原因。出血的好发部位在内囊、基底节（图 6-1）。最易破裂的血管是豆纹动脉。关于脑出血的机制，有以下几种可能性：①硬化的细、小动脉因管壁脆弱，常易局部扩张形成微小动脉瘤，呈多发性，在脑出血病例中其发生率高达 60%~90%，这些微小动脉瘤常可由于各种诱因的影响使血压骤然升高而破裂出血。②由于脑内细、小动脉长期痉挛和硬化,局部脑组织缺血,酸性代谢产物聚集,引起血管壁通透性增加,造成漏出性出血。③豆纹动脉是大脑中动脉的直角分支,受血流的冲击最大,加之血管硬化、弹性差,在大脑中动脉压力较高的血流作用下易发生血管破裂而引起出血。

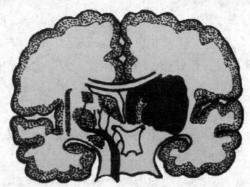

图 6-1 高血压病脑出血的常见部位

2) 脑软化:高血压病时发生的脑软化常为小灶性、多发性的,由于脑内细、小动脉硬化,管腔狭窄,或并发血栓形成,血流中断,脑组织因缺血、缺氧而发生液化性坏死,称脑软化。因病灶较小,一般较少引起严重后果。坏死灶逐渐被小胶质细胞吞噬、吸收,最后由胶质细胞增生、修复。

3) 高血压脑病:高血压患者脑内细、小动脉发生广泛而剧烈的痉挛,使毛细血管壁通透性增加,引起急性脑水肿和颅内高压,出现中枢神经系统功能障碍的征象,如剧烈的头痛、恶心、呕吐、抽搐,严重者出现意识障碍、昏迷等症状,称高血压脑病。这一征象可出现在高血压的各个时期,恶性高血压病更常见,如不及时抢救可导致患者死亡。

(3) 肾的病变。由于肾小球入球动脉硬化,肾小球因缺血而逐渐变性、坏死,最后发生纤维化和玻璃样变;其相应的肾小管亦因缺血而萎缩、消失,间质纤维组织增生及淋巴细胞浸润,小叶间动脉和弓形动脉内膜增厚,管腔狭窄,由此造成肾单位体积缩小,而相对正常的肾小球则发生代偿性肥大,肾小管扩张。肉眼可见双侧肾对称性缩小,质地变硬,质量减轻,表面呈弥漫性细颗粒状,称原发性颗粒性固缩肾。早期由于肾脏的代偿,临床上无明显的症状和体征,晚期患者可出现水肿、蛋白尿、管型尿、多尿、低渗尿等,严重者出现肾衰竭。

(4) 视网膜的病变。视网膜的血管是人体内唯一用肉眼可以看到的细、小动脉。用检眼镜进行观察,可以了解全身细、小动脉病变的情况,轻者可出现血管迂曲,反光增强,动、静脉交叉处出现压痕等,严重者有视神经盘水肿,视网膜有渗出、出血,造成视力下降。

(二) 急进型高血压

急进型高血压又称恶性高血压,临床上较少见,占 5% 左右。多发生于青壮年。可以一开始即为恶性,也可以由良性高血压转变而来。

病变特点:细、小动脉管壁发生纤维素样坏死,血浆渗入管壁,血管壁极度增厚,管腔高度狭窄,以脑和肾脏的血管病变尤为严重。

临床特点:病程短,病变进展快,预后差,病死率高。患者的血压持续在 230/130mmHg

以上,多在一年内死于肾衰竭或脑血管意外。

第二节 动脉粥样硬化

动脉粥样硬化(atherosclerosis,AS)是与脂质代谢障碍有关的一种全身性血管系统疾病,主要累及大、中动脉,其病变特点是动脉内膜发生脂质沉积,形成粥样斑块,造成动脉硬化。如果心、脑等重要器官的动脉发生粥样硬化,导致这些器官发生出血性、缺血性改变,可产生严重后果。

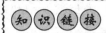

　　2006 年《中国慢性病报告》中指出,2000 年,缺血性心脏病引起 514 万多人死亡。2002 年中国居民营养与健康状况调查发现,我国成人血脂异常患病人数 1.6 亿,总患病率为 18.6%,其中高胆固醇血症、高甘油三酯血症及低高密度脂蛋白胆固醇血症的患病率分别为 2.9%、11.9% 和 7.4%。从年龄分布看,中年人的血脂异常总患病率与老年人几乎相同,高甘油三酯血症患病率中年组还略高于老年组,各年龄组的低高密度脂蛋白血症患病率相近。

▶▶ 一、病因及发病机制

动脉粥样硬化的病因和发病机制目前尚不完全清楚,可能是由多种因素作用于不同环节所致。

1. 高脂血症

高脂血症是指血胆固醇及甘油三酯增高,它是引起动脉粥样硬化的重要危险因素。流行病学研究表明,大多数动脉粥样硬化患者血胆固醇含量都升高,而且血胆固醇含量高于 6.7mmol/L 者发生冠心病的概率比血胆固醇含量低于 5.7mmol/L 者高 7 倍。动物实验研究也发现,高脂饮食可引起动物高胆固醇血症和动脉粥样硬化。目前比较公认的与动脉粥样硬化发生有关的血脂异常主要是极低密度脂蛋白(VLDL)和低密度脂蛋白(LDL)的增多以及高密度脂蛋白(HDL)的减少。由于 LDL 含胆固醇最多,且分子较小,容易透过动脉内膜,故对动脉粥样硬化的发生意义最大;VLDL 降解后即成为 LDL,故 VLDL 增多可促进动脉粥样硬化的发生;而 HDL 具有清除血管壁中胆固醇的作用,故可拮抗动脉粥样硬化的发生。

2. 高血压

高血压与动脉粥样硬化虽是各自独立的疾病,但前者会促使后者病变的发生并加重其病变的严重程度。其机制可能与高血压引起动脉内膜损伤,脂质易于进入内膜并沉积有关。

3. 吸烟

大量吸烟可促使血中碳氧血红蛋白增多,这些血红蛋白均无载氧功能,可引起动脉管壁缺氧而损伤血管内皮;烟中的尼古丁还可直接损伤内皮细胞,使内膜通透性升高,从而促进动脉粥样硬化的发生。

4. 糖尿病

糖尿病患者常并发高胆固醇血症而促进动脉粥样硬化的发生。

5. 其他

动脉粥样硬化多见于中老年人,以 40～49 岁发展较快。由于受雌激素的保护,女性的发病率低于男性,但更年期以后,女性动脉粥样硬化的发病率与男性相同。另外,有家族史者发病率较高。

▶▶ 二、基本病理变化

动脉粥样硬化好发于大动脉(如腹主动脉、胸主动脉)(彩页图 6-1)、中动脉(如冠状动脉、脑底动脉、肾动脉、四肢动脉),随着脂质沉积的逐渐增多,其发展过程中可出现下列改变:

（一）脂斑和脂纹

脂斑和脂纹是动脉粥样硬化的早期阶段。肉眼观:内膜表面有斑点状或条纹状黄色不隆起或微隆起的病灶。镜下观:在病灶的内膜下可见一定数量的泡沫细胞(吞噬了大量脂质的平滑肌细胞和巨噬细胞)。

（二）纤维斑块

纤维斑块是一种突出于内膜表面的瓷白色斑块,如蜡滴状。脂斑和脂纹形成后,随着病变的发展,沉积的脂质越来越多,可刺激病灶周围纤维组织、平滑肌细胞增生,突出于内膜表面,将脂质埋藏于斑块深层,其表面形成较厚的"纤维帽"。由于病变的反复发作,脂质沉积与纤维组织的增生交替发生,故斑块显示层状结构(彩页图 6-2)。

（三）粥样斑块

随着病变的连续发展,斑块内脂质沉积越来越多,斑块内压力增高。深部组织因营养不良发生变性、坏死、溶解,坏死组织与病灶内的脂质混杂在一起,呈黄白色黏稠的粥样物质,称为粥样斑块。表现为突出于内膜表面的黄白色病灶,直径为 0.5～1.5cm,也可多个病灶融合成一个大的病灶,镜下可见大量泡沫细胞(彩页图 6-3)。

（四）继发改变

粥样斑块形成后,还可继发以下改变:

1. 斑块内出血

斑块内出血是由于斑块内新生的血管破裂或动脉腔内血液经斑块破裂口进入斑块内所致(彩页图6-4)。血液在斑块内聚集形成血肿,使斑块迅速膨大并突向管腔,造成病变动脉的进一步狭窄,甚至完全堵塞。

2. 溃疡形成

溃疡是由于粥样斑块表面的纤维帽坏死、破溃所致。粥样物质脱落后随血流运行可引起栓塞。

3. 血栓形成

由于溃疡的形成,溃疡处表面粗糙不平,极易继发血栓形成,加重病变动脉管腔的狭窄,严重时可阻塞管腔造成梗死。

4. 动脉瘤形成

由于病变的反复发作,粥样斑块底部中膜的肌层发生不同程度的萎缩、变薄,在血管内压力的作用下,其局部可向外膨出,形成动脉瘤。

5. 钙化

钙盐可沉积于斑块的纤维帽内或坏死灶的周围,使动脉壁进一步变硬(彩页图6-5)。动脉粥样斑块钙化多见于老年人。

▶▶ 三、冠状动脉粥样硬化及冠心病

冠状动脉性心脏病(coronary heart disease,CHD)简称冠心病,是由冠状动脉狭窄引起各种心肌急性或慢性供血不足,进而导致心脏结构改变、功能紊乱的缺血性心脏病。由于绝大多数冠心病是由冠状动脉粥样硬化引起的,故一般所称的冠心病就是指冠状动脉粥样硬化性心脏病。

冠状动脉粥样硬化好发于左冠状动脉前降支,其次是右冠状动脉主干,再次为左旋支。

血管病变的特点是:血管腔内斑块的分布呈多发性、节段性,左心重于右心,大支重于小支,血管分支口处较重。在血管腔的横断面上斑块呈半月形增厚,造成管腔狭窄(彩页图6-2、6-5)。由于管腔狭窄,血流减少,甚至完全闭塞,造成心肌缺血,所以临床上可出现心绞痛、心肌梗死、心肌硬化及冠状动脉性猝死。

(一)心绞痛

心绞痛(angina pectoris)是由于心肌急剧的短暂性缺血、缺氧所引起的一种临床综合征。临床表现为:突然发作的心前区(胸骨后)阵发性、压榨性剧痛或紧迫感,疼痛可放射至左臂或左肩,一般持续3~5min。可数日一次,也可一日数次。休息或舌下含硝酸甘油可缓解疼痛。其发作常有明显的诱因,如体力活动、情绪激动、寒冷以及暴饮暴食等,但亦可自发性发生。

疼痛的发生机制是:当冠状动脉的血液供应不能满足心肌的代谢需要时,即可出现缺氧,无氧代谢产生的某些代谢产物(如乳酸、组胺、缓激肽)堆积,可刺激心脏的传入神经末梢而引起疼痛。若兴奋扩散至支配皮肤浅表神经的相应脊髓节段,可导致放射性疼痛。

(二)心肌梗死

心肌梗死(myocardial infarction,MI)是指心肌因发生严重的持续性缺血、缺氧而引起的坏死。临床上多有剧烈而持久的胸骨后疼痛,休息及硝酸酯类药物不能完全缓解,可并发心律失常、休克或心力衰竭。

1. 原因

心肌梗死的发生与下列因素有关:①冠状动脉粥样硬化合并血栓形成;②冠状动脉粥样

硬化合并持久性痉挛;③粥样硬化斑块内出血;④心脏负荷过重,耗氧量增加等。

2. 部位

心肌梗死最多见的部位是左冠状动脉前降支的供血区域,即心尖部、左室前壁及室间隔的前2/3(彩页图6-6),此部位约占心肌梗死的50%;其次是右冠状动脉供血的左室后壁、室间隔后1/3及右室大部,约占25%;再次是左旋支供血的左心室侧壁。

3. 分型

根据心肌梗死的范围和深度,可将其分为以下两种:①心内膜下梗死(薄层梗死):较少见,梗死只发生于心内膜下,厚度小于心室壁的1/3,并波及肉柱和乳头肌,常为多发性、小灶性梗死。②透壁梗死:较常见,梗死累及心室壁2/3以上甚至全层,可达心外膜,梗死的面积也较大,患者易发生猝死。

4. 病理变化

心肌梗死属于贫血性梗死。梗死灶形状不规则,呈地图状,周边围以充血、出血带。光镜下,梗死4h后方可见贫血性梗死早期改变,常伴有中性粒细胞浸润;1周后肉芽组织开始长入梗死灶内;3周后开始纤维化,形成瘢痕。较大范围的梗死灶完全机化则需更长时间。

5. 并发症及后果

(1)心脏破裂:较少见,占致死病例3%~13%,常发生在梗死后1周内,好发于左心室前壁下1/3处。心脏破裂的原因是,梗死灶失去弹性,坏死心肌、中性粒细胞和单核细胞所释放的水解酶对坏死组织产生溶解作用,导致心壁破裂,心室内血液进入心包,造成心包填塞而引起猝死。

(2)室壁瘤:较多见,好发于左室前壁心尖部,易发生在心肌梗死的愈合期。室壁瘤是由于病变的部位形成疤痕,较薄弱,弹性差,在心腔内压的作用下,局部向外膨出所致(彩页图6-7)。

(3)附壁血栓:多见于左心室,是由于梗死区内膜粗糙,启动凝血系统,或室壁瘤处及心室纤维性颤动时出现涡流等,从而诱发血栓形成。多数血栓因心脏舒缩而脱落,引起动脉系统栓塞。

(4)心律失常:占心肌梗死的75%~95%。因累及传导系统所致,严重时可致心跳骤停和猝死。

(5)心力衰竭及心源性休克:是心肌梗死引起机体死亡的最主要原因。当左心室梗死的面积达40%以上时,心肌收缩力极度减弱,心输出量显著减少,患者可发生急性心力衰竭和心源性休克。

(6)血清酶改变:由于心肌梗死后细胞膜通透性增加或崩解,细胞内的各种酶如肌酸磷酸激酶、谷氨酸-草酰乙酸转氨酶、乳酸脱氢酶等均可透过细胞膜进入血液,使血清中这些酶的浓度升高。临床上及时检测这些酶在血清内的变化有助于对心肌梗死的早期诊断。

(三) 心肌纤维化

心肌纤维化(myocardial fibrosis)是指冠状动脉由于粥样硬化而使管腔狭窄,心肌长期缺血、缺氧,导致心肌细胞发生萎缩、间质的纤维组织增生及心肌组织质地变硬。心肌纤维化可造成心肌收缩力下降,严重者出现慢性心力衰竭。

（四）冠状动脉性猝死

冠状动脉性猝死(sudden coronary death)是心脏性猝死中最常见的一种,多发于30~49岁这一年龄段,男性是女性的3.9倍。部分病例有情绪激动、过劳、饮酒、吸烟等诱因,有的病例则发生于睡眠时。引起猝死的原因是,在冠状动脉粥样硬化的基础上继发斑块内出血、血栓形成,导致心肌急性缺血、缺氧,心肌电生理紊乱,发生心室纤颤等严重心律失常。有的病例冠状动脉狭窄程度较轻,可能与冠状动脉痉挛有关。患者可突然昏倒,四肢抽搐,大小便失禁,或突然发生呼吸困难、口吐白沫,很快进入昏迷状态。症状发作后患者立即死亡或在数小时内死亡。

▶▶ 四、脑动脉粥样硬化

脑动脉也常发生粥样硬化,但发病年龄较晚,一般多在45岁以后出现。病变以大脑中动脉和Willis环最显著。脑动脉粥样硬化可引起下列后果:

1. 脑萎缩

这是由于脑动脉粥样硬化导致管腔狭窄,引起脑组织长期供血不足、营养障碍所致。严重者可导致老年性痴呆。

2. 脑出血

在脑动脉粥样硬化的基础上,管壁上形成动脉瘤,在患者血压突然升高的情况下导致血管破裂出血。临床上患者可出现失语、偏瘫,严重者很快或立即死亡。

3. 脑软化

在脑动脉粥样硬化的基础上合并血栓形成,完全阻塞血管,使脑组织发生坏死。坏死部位多在内囊、豆状核、尾状核及丘脑等处。严重时亦可引起患者死亡。

第三节　风湿病

风湿病(rheumatism)是一种与A族乙型溶血性链球菌感染有关的变态反应性疾病。病变主要侵犯全身结缔组织,为结缔组织病的一种,常累及心脏、关节、皮肤、血管和脑等器官,其中以心脏受累的危害最大。风湿病遍布我国各地,以东北及华北地区的发病率较高。初次发病多在5~15岁。由于本病极易反复发作,多次发作后,常造成心瓣膜变形,引起风湿性心瓣膜病。因此,预防儿童和青少年的风湿病,特别是防止其反复发作,对减少成人风湿性心瓣膜病的发生具有重大意义。

▶▶ 一、病因及发病机制

风湿病的病因目前并不十分清楚,一般认为与A族乙型溶血性链球菌感染有关,其主要根据是:①大多数患者在发病的2~3周前有溶血性链球菌感染的病史(扁桃体炎、咽峡炎等)。②大多数患者在发病期间,其血清中抗链球菌抗体(ASO)的浓度升高。③风湿病的发病率与链球菌易感条件相一致。④控制和预防链球菌感染可大大降低风湿病的发病率。

但是风湿病并非由链球菌感染直接引起,原因是:①无论在患者的血液或病灶中均未检出过链球菌。②其病变的性质也与链球菌感染所引起的化脓性炎症不同。③风湿病的发生不是在链球菌感染的当时,而是在感染后的2~3周(这正好是抗体形成所需的时间)。

因此,目前普遍认为风湿病是一种与乙型链球菌感染有关的变态反应性疾病。其发病机制不十分清楚,可能是由一种交叉免疫反应所引起的结缔组织损伤,链球菌的菌体内含有M蛋白抗原和C多糖抗原,它们与结缔组织的糖蛋白成分具有共同抗原性,当机体对这些细菌成分所产生的抗体作用于链球菌时,也对自身结缔组织产生作用,形成交叉免疫反应,引起结缔组织损伤。

链球菌感染后只有1%~3%的人发生风湿病,这表明机体的免疫功能状态与风湿病的发生有密切关系。

二、基本病理变化

风湿病的病变主要发生在全身结缔组织,其发生、发展过程可分为以下三个阶段:

(一) 变质渗出期

在病变的早期,首先是结缔组织发生黏液样变性,然后胶原纤维肿胀、断裂和崩解,与黏液样变性的基质混合在一起,形成一片无结构、细颗粒状红染物质,其形态非常像纤维蛋白,所以称纤维蛋白样坏死,其中有少量的浆液及炎性细胞渗出。此期持续约1个月。

(二) 增生期

增生期又称肉芽肿期。此期的特征是形成风湿肉芽肿,即风湿小体,又称阿少夫(Aschoff)小体。它对病理诊断风湿病具有重要价值。增生期持续2~3个月。

风湿小体常出现在心肌间质的小血管附近、心内膜下及皮下结缔组织内,呈圆形或梭形结节,中心为纤维蛋白样坏死的组织,周围是增生的巨噬细胞和成纤维细胞,增生的巨噬细胞胞体较大,细胞质丰富,单核或多核,核大,核膜清楚,染色质常浓集于中心,纵切面像毛虫状,横断面像枭眼状,称为风湿细胞,又称Aschoff细胞(彩页图6-8)。

(三) 纤维化期

纤维化期又称愈合期。风湿病病变经过3~4个月后,风湿小体中的纤维蛋白样坏死物质及渗出物逐渐被吸收,风湿细胞和成纤维细胞转变成纤维细胞,并产生胶原纤维,使整个风湿小体发生纤维化,并逐渐发生玻璃样变性,形成梭形疤痕。此期持续2~3个月。

由于风湿病常反复发作,因此,病变部位可同时存在新、旧病变,而且纤维组织不断增多,最后导致脏器结构破坏及功能障碍。

三、心脏病变及临床表现

风湿病以心脏的病变最重要,初次发作的风湿病患者约1/3可发生风湿性心脏炎。心脏各层包括心内膜、心肌和心外膜均可分别或同时受累。

1. 风湿性心内膜炎

病变主要侵犯心瓣膜,以二尖瓣最多见,其次为二尖瓣和主动脉瓣联合受损,再次为主动脉瓣受损。三尖瓣和肺动脉瓣极少被累及。

病理变化:早期,受累瓣膜中心的结缔组织发生黏液样变性和纤维蛋白样坏死及浆液渗出,炎性细胞浸润,并有风湿细胞增生。瓣膜的闭锁缘表面由于受到血流的冲击及瓣膜关闭的相互碰撞而受损,胶原纤维暴露,激活凝血系统,血中析出的血小板和纤维蛋白即沿瓣膜的粗糙面不断沉积,形成疣状的白色血栓,称为赘生物。赘生物粟粒大小,灰白色,呈串球状排列,与内膜粘连较牢固,不易脱落(彩页图6-9)。后期,赘生物发生机化,形成疤痕。如果病变反复发作,瓣膜内纤维组织增生显著,造成瓣膜增厚、变硬、弹性减退,最终可致瓣膜口狭窄和(或)关闭不全,即慢性风湿性心瓣膜病。

2. 风湿性心肌炎

病变主要累及心肌间质结缔组织。病变早期表现为心肌间质水肿,血管附近的结缔组织发生纤维素样变性;以后形成典型的风湿小体;病变后期风湿小体发生纤维化,在心肌间质内形成梭形小瘢痕。病变呈灶性分布,以左心室后壁、室间隔、左心耳和左心房最常见。

儿童风湿性心肌炎以渗出性变化为主,心肌间质内有明显水肿及心肌纤维的变性,但很少形成 Aschoff 小体。

风湿性心肌炎可影响心肌收缩力,故临床上常有心跳加快、第一心音减弱等表现。如病变累及传导系统,还可发生传导阻滞。严重者可致心力衰竭。

3. 风湿性心外膜炎

风湿性心外膜炎常与心肌炎和心内膜炎同时发生,也可单独发生。病变主要累及心包脏层,呈浆液性炎或浆液纤维素性炎。炎症消退后,渗出的浆液可完全吸收,纤维素也可溶解吸收;仅少数发生机化,使心包膜脏层和壁层发生粘连,形成缩窄性心包炎。

临床上,风湿性心外膜炎如液体渗出不多,则患者主诉心前区疼痛,听诊可闻及心包摩擦音;若有较多液体渗出,则患者主诉胸闷不适,听诊心音微弱而遥远。

▶▶ 四、风湿病的心外病变

风湿病除累及心脏外,还可引起关节、皮肤、脑等处发生病变,分别表现为风湿性关节炎、皮肤环形红斑和皮下结节、风湿性脑病(小舞蹈症),这对于临床诊断风湿病也具有一定的价值。

第四节 心瓣膜病

心瓣膜病(valvular vitium of the heart)是指心瓣膜因某种后天性疾病或先天性发育异常所致的慢性器质性病变,表现为瓣膜口狭窄和(或)关闭不全,最后常导致心力衰竭。心瓣膜病以风湿性心内膜炎引起者最多。

瓣膜口狭窄的发生与瓣膜增厚、变硬、弹性下降以及瓣叶间粘连有关,由于瓣膜开放时不能完全张开,所以血流阻力增大。瓣膜口关闭不全的发生与瓣膜增厚、变硬、弹性下降、卷曲、缩短、破裂以及腱索缩短和粘连有关,由于瓣膜关闭时瓣膜口不能完全闭合,所以部分血液发生反流。瓣膜口狭窄和关闭不全既可单独发生,也可同时出现。同时出现两个或两个以上瓣膜病变时被称为联合瓣膜病。

▶▶ 一、二尖瓣狭窄

正常成人二尖瓣口开放时,面积约为 $5cm^2$,可通过两个手指。狭窄时,瓣膜呈漏斗形或鱼口状(彩页图 6-10),开口的面积仅 $1 \sim 2cm^2$,甚至 $0.5cm^2$,只能通过一根探针。

由于二尖瓣口狭窄,舒张期血液从左心房流入左心室发生障碍,部分血液滞留于左心房内,加上来自肺静脉的血液,导致左心房扩张,较长时间后即引起左心房代偿性肥大,以克服增大的血流阻力。后期,超过代偿极限,左心房因收缩力减弱而高度扩张,其内的血液在舒张期不能充分排入左心室,发生左心房衰竭,进而造成肺静脉血液回流受阻,出现肺瘀血。肺瘀血和肺静脉压升高又可反射性地引起肺小动脉收缩,使肺动脉血压升高。长期肺动脉高压可使右心室后负荷加重而发生代偿性肥大,最终失代偿而发生右心衰竭。此时,由于右心室明显扩张,出现三尖瓣相对关闭不全,右心室血液反流至右心房,致使右心房扩张和体循环瘀血。

临床上,二尖瓣狭窄患者可在心尖区听到舒张期隆隆样杂音,这是由于心舒张期左心房的血液通过狭窄的二尖瓣口造成涡流所致。由于肺瘀血、水肿,患者可出现呼吸困难、发绀、咳带血的泡沫痰;右心衰竭时,因体循环瘀血而出现颈静脉怒张、肝脾肿大、下肢水肿以及体腔积液等表现。X 线检查显示早期左心房增大,晚期因左心房、右心房、右心室均增大而呈倒置的梨形心。

▶▶ 二、二尖瓣关闭不全

二尖瓣关闭不全常与狭窄同时存在。由于心收缩期左心室部分血液反流到左心房,加上从肺静脉来的血液,使左心房的血容量较正常增多,致使左心房出现代偿性扩张、肥大;心舒张期左心室因接受左心房的过多血液,负荷加重,于是左心室也逐渐发生代偿性扩张、肥大。失代偿后发生左心衰竭,然后依次出现肺瘀血、肺动脉高压、右心室肥大和扩张、右心衰竭。

临床上,二尖瓣关闭不全的患者,听诊时在其心尖区可听到收缩期吹风样杂音。左、右心衰出现时患者可表现为肺瘀血及体循环瘀血的症状与体征。X 线检查显示四个心腔均肥大、扩张,呈球形心。

▶▶ 三、主动脉瓣狭窄

主动脉瓣狭窄较少见,多由风湿性主动脉炎引起,常与二尖瓣狭窄同时存在。主动脉瓣狭窄时,心收缩期左心室血液排出受阻,初期左心室出现代偿性肥大,主要是心室壁肥厚而心腔并不扩张,称为向心性肥大;晚期左心室代偿失调,左心室显著扩张,引起左心衰竭,致使左心房负荷增加,出现肺瘀血、肺水肿,最终影响右心,导致右心衰竭。

临床上,主动脉瓣狭窄时可在主动脉瓣听诊区听到粗糙、响亮的喷射性收缩期杂音。主动脉瓣口严重狭窄者,心输出量减少,使血压降低,造成内脏器官,特别是心、脑供血不足,有时可发生心绞痛和眩晕。X 线检查显示左心室肥大、心脏向左下扩大呈靴形。

▶▶ 四、主动脉瓣关闭不全

主动脉瓣关闭不全大多由风湿性主动脉炎、感染性心内膜炎、主动脉粥样硬化以及梅毒性动脉炎等引起。

主动脉瓣关闭不全时,在心舒张期,主动脉内部分血液反流至左心室,使左心室在舒张末期充盈的血液量增多而扩张,进而发生代偿性肥大。最后代偿失调,依次发生左心衰竭、肺瘀血、右心衰竭和体循环瘀血。

临床上,主动脉瓣关闭不全的患者,听诊时在主动脉瓣区可听到舒张期哈气样杂音。由于心舒张期主动脉内部分血液反流,舒张压明显下降,脉压增大,患者可出现水冲脉、血管枪击音及毛细血管搏动等体征。而且舒张压下降也可使脑、心供血不足,出现眩晕和心绞痛。X 线检查显示左心室明显增大,呈靴形心。

本章小结

本章主要内容如下:

1. 高血压是指体循环的动脉血压长期持续高于正常[收缩压 ≥140mmHg 和(或)舒张压 ≥90mmHg],其发生主要与精神神经因素、饮食因素、遗传因素等有关。

原发性高血压分为缓进型和急进型。缓进型高血压分为功能紊乱期、动脉系统病变期、内脏病变期。缓进型高血压主要累及的血管是细、小动脉,细动脉因为玻璃样变性而硬化,小动脉硬化则是因为内膜和中膜组织增生。高血压主要累及的器官有心、脑、肾和视网膜等。脑出血是高血压晚期最严重的并发症。急进型高血压较少见,多发生于青壮年,主要病变特点是细、小动脉壁发生纤维素样坏死,患者的血压常持续在 230mmHg/130 mmHg 以上,多在 1 年内死于肾衰竭或脑血管意外。

2. 引起动脉粥样硬化的主要危险因素有高脂血症、高血压、吸烟、糖尿病等。本病主要累及大、中动脉,随病程进展,可出现脂斑和脂纹、纤维斑块、粥样斑块以及斑块内出血、血栓形成、粥样溃疡、动脉瘤形成等继发病变。

3. 冠心病是由冠状动脉狭窄引起心肌缺血的心脏病,绝大多数由冠状动脉粥样硬化引起。临床上有心绞痛、心肌梗死、心肌纤维化及冠状动脉性猝死等表现形式。

心绞痛是指由于心肌短暂缺血所引起的胸骨后疼痛或不适,一般经休息或服用扩血管药物可很快缓解。

心肌梗死是指心肌因持续性缺血而引起的坏死,可致严重后果。患者除有剧烈且不易缓解的心前区疼痛外,还可有心脏破裂、室壁瘤形成、附壁血栓形成、心律失常、心力衰竭、心源性休克以及血清酶改变等并发症,还可伴随有发热、外周血白细胞增多等全身反应。

心肌纤维化是指由心肌慢性缺血、缺氧所致的心肌间质内纤维组织增生,晚期可致心力衰竭。

冠状动脉性猝死的发生是在冠状动脉粥样硬化的基础上,因继发斑块内出血、血栓形成、动脉痉挛,导致心肌急性缺血、缺氧,心肌电生理紊乱,发生心室纤颤等严重心律失常所致。

4. 脑动脉粥样硬化可引起脑萎缩、脑出血和脑软化。

5. 风湿病是与 A 族乙型溶血性链球菌感染有关的变态反应性疾病。其基本病理变化分为变质渗出期、增生期和纤维化期,在增生期形成本病的特征性病变——风湿小体。心脏病变对机体危害最大的是风湿性心内膜炎反复发作后引起的慢性瓣膜病变。

6. 二尖瓣狭窄时左心房血流受阻,致左心房衰竭和肺瘀血,晚期可致右心衰竭,呈倒置的梨形心,心尖部可闻及舒张期隆隆样杂音。

二尖瓣关闭不全时因左心房和左心室前负荷增大而引起左心衰竭,继之可致右心衰竭,呈球形心,心尖部可闻及收缩期吹风样杂音。

主动脉瓣狭窄时左心室后负荷增大致左心室肥大和左心衰竭,晚期可致右心衰竭,呈靴形心,主动脉瓣区可闻及粗糙、响亮的喷射性收缩期杂音。

主动脉瓣关闭不全时左心室前负荷增大致左心扩张、肥大和衰竭,晚期可致右心衰竭,呈靴形心,主动脉瓣区可闻及舒张期哈气样杂音。

第 七 章

呼吸系统疾病

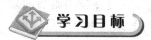

- 掌握慢性支气管炎、肺气肿、大叶性肺炎、小叶性肺炎和肺癌的病变特点及临床表现。
- 熟悉慢性肺源性心脏病的发病机制及病变特点、病毒性肺炎的病变特点。
- 了解慢性支气管炎的病因和发生机制、肺癌的病因。

案例导入

　　患者,男性,18 岁,于 3d 前踢完足球后冲了一个冷水澡。当晚即感觉全身酸痛、乏力,随之出现寒战。入院后查体:T 40.5℃,HR 108 次/分钟,R 24 次/分钟,BP 14.6/10.9kPa,WBC20×10⁹/L,N 0.88。患者神志清楚,精神欠佳,呼吸急促,右侧胸部呼吸运动明显减弱。X 线透视显示右下肺有一边界较清楚、密度均匀的大片阴影。入院后用青霉素治疗,症状逐渐缓解。但入院后第 2 天(即发病后第 5 天)咳嗽加剧,有时痰呈铁锈色。住院治疗 1 周后,症状消失,胸透复查显示肺部阴影消失,痊愈出院。

　　问题:该患者患的是何种疾病? 他为什么会发生右侧胸痛和咳铁锈色痰?

　　呼吸系统疾病种类繁多,其中最常见的是感染,但是,慢性阻塞性肺疾病及由其引起的慢性肺源性心脏病常导致严重的心肺功能障碍,对患者的生命造成严重威胁。呼吸系统常见肿瘤中肺癌发病率很高,而且近年来呈上升的趋势,在一些地区已占恶性肿瘤的第一位。本章主要介绍慢性支气管炎、肺气肿、慢性肺源性心脏病、肺炎和肺癌等疾病。

第一节　慢性支气管炎

　　慢性支气管炎(chronic bronchitis)是指支气管黏膜及其周围组织的慢性非特异性炎症。它以长期反复发作的咳嗽、咳痰或伴有喘息为临床特点。上述症状每年持续 3 个月以上,连续 2 年即可诊断为慢性支气管炎。慢性支气管炎是一种严重危害人们健康的常见病、多发病,在 40～65 岁的人群中患病率可达 15%～20%。

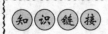 一、病因及发病机制

慢性支气管炎的病因较复杂,往往是多种因素综合作用的结果。

（一）吸烟

国内外的研究资料表明,吸烟与慢性支气管炎的发生关系密切。烟雾中含有焦油、尼古丁等多种有害化学成分,可使呼吸道黏膜受损,气道净化能力减弱,肺泡中吞噬细胞功能减弱,这些均有利于细菌迁移到支气管。通常吸烟时间越长,吸烟量越大,患病率就越高。

知 识 链 接

吸烟的危害

中国是烟草生产和消费大国,两者均占全球 1/3 以上。目前全国约有 3.5 亿吸烟者,2000 年由吸烟导致的死亡人数近 100 万,超过艾滋病、结核病、交通事故以及自杀死亡人数的总和,占全部死亡的 12%。如不采取控制措施,预计到 2020 年这个比例将上升至 33%,死亡人数将达到 200 万,其中有一半人将在 35～64 岁之间死亡。三次全国吸烟调查结果表明,我国青少年吸烟率上升,目前青少年吸烟人数高达 5000 万。烟民趋于低龄化。2002 年的统计结果显示,与 1984 年相比,开始吸烟的年龄提前了 4～5 岁。

（二）感染因素

感染是慢性支气管炎发生、发展的重要因素。主要病原体多为病毒和细菌,病毒有鼻病毒、乙型流感病毒、副流感病毒等,常见的细菌有肺炎链球菌、流感嗜血杆菌、甲型链球菌和奈瑟球菌等。感染可导致支气管黏膜损伤和防御功能下降。

（三）大气污染

刺激性烟雾、粉尘、二氧化硫、二氧化氮等可对支气管黏膜造成损伤,使纤毛清除功能下降,分泌增加,为细菌入侵创造了条件。

（四）气候因素

冷空气刺激使呼吸道局部小血管痉挛、防御功能降低,有利于病毒、细菌的入侵和繁殖。

（五）过敏因素

喘息型慢性支气管炎的发病与过敏因素关系密切。患者遇花粉、尘螨、烟草等过敏原时支气管平滑肌发生痉挛,肺通气的气道阻力增大。

（六）其他因素

在营养不良、慢性乙醇中毒及患其他慢性疾病时,机体全身或呼吸道局部的防御功能下降,病原体等有害物质容易入侵,为慢性支气管炎的发病提供了内在条件。

▶▶ 二、病理变化及临床表现

（一）病理变化

支气管黏膜上皮细胞变性、坏死、脱落,再生的上皮中杯状细胞增多,分泌亢进,可见鳞状上皮化生。黏膜下层腺体的黏液腺泡和浆液腺泡增生肥大,浆液腺泡部分黏液化,分泌亢进,使黏膜下层增厚,黏液分泌增多,黏稠度增加,在支气管管腔内形成黏液栓,造成气道的完全或不完全阻塞。晚期,分泌亢进的细胞逐渐衰竭,腺体萎缩,管壁炎性细胞浸润,此时,腺体分泌减少。随着炎症向周围扩散,平滑肌束断裂、萎缩,弹力纤维和软骨受炎症破坏,支气管壁的支架塌陷,同时伴有大量淋巴细胞和浆细胞浸润(彩页图7-1),管壁周围纤维组织增生形成瘢痕,管壁僵硬,甚至钙化、骨化。

（二）临床表现

由于慢性炎症反复刺激气道黏膜致黏液性分泌物增多、潴留,引起反射性咳嗽、咳痰,痰液一般为白色黏液泡沫痰,黏稠,不易咳出。并发感染急性发作时,咳嗽加重,痰液可呈脓性。体检时肺部可闻及干、湿性啰音。喘息型支气管炎患者可因痰液阻塞、支气管黏膜水肿和细小支气管平滑肌痉挛而引起哮喘样发作,此时患者呼吸急促,不能平卧,肺部满布哮鸣音。有的患者因黏膜及腺体萎缩而使分泌物减少、痰量减少甚至无痰(干性支气管炎)。

部分慢性支气管炎患者如治疗不及时、不彻底,病变可反复发作,严重者可并发支气管扩张(彩页图7-2)。年老体弱、机体抵抗力低下者极易并发支气管肺炎,晚期常并发阻塞性肺气肿和肺源性心脏病。

第二节 肺气肿

肺气肿(pulmonary emphysema)是指末梢肺组织(呼吸性细支气管、肺泡管、肺泡囊和肺泡)因弹性减退、过度膨胀充气而造成的持久性扩张并伴有气道壁和肺泡间隔破坏的一种病理状态。临床上最常见的为慢性阻塞性肺气肿。

▶▶ 一、病因及发病机制

肺气肿常继发于一些慢性肺疾病,以慢性支气管炎最为常见,亦可见于长期反复发作的支气管哮喘、支气管扩张症等,属于慢性阻塞性肺疾病。

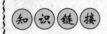

慢性阻塞性肺疾病

　　慢性阻塞性肺疾病(chronic obstructive pulmonary disease,COPD)是一组以肺实质、支气管等受到损伤后所引起的慢性不可逆性气道阻塞、呼吸阻力增加等为共同特征的肺疾病,包括慢性支气管炎、支气管扩张症和肺气肿等疾病。

　　肺气肿的发病有以下两个基本环节:

　　(一)小气道阻塞

　　慢性支气管炎时,由于小支气管和细支气管管壁炎性肿胀、增厚、变硬,管腔内有炎性渗出物及黏液栓,使气道发生不完全阻塞,形成"活瓣"。吸气时,支气管扩张,空气较易进入肺泡;呼气时,因支气管管腔缩小,空气不能充分排出,导致末梢肺组织过度充气、膨胀,残气量增多。

　　(二)呼吸性细支气管壁和肺泡壁的结构破坏

　　慢性炎症时,由于细支气管壁和肺泡壁的弹力纤维被大量破坏,肺组织的弹性回缩力明显减小,促使末梢肺组织呈持久的扩张状态。另外,炎症时 α_1-抗胰蛋白酶的活性下降导致中性粒细胞和巨噬细胞产生的弹性蛋白酶活性增强,促进了肺组织结构的破坏。这些因素在肺气肿的发病中起了重要的作用。

▶▶ 二、病理变化及类型

　　(一)病理变化

　　大体变化:肺显著膨大,边缘钝圆,颜色灰白,肺组织柔软而缺少弹性,指压后遗留压痕,切面见大小不一的囊腔(彩页图7-3)。

　　镜下变化:病变发生于肺腺泡内,末梢肺组织膨胀,肺泡间隔变窄、断裂,互相融合成大小不一的气囊腔(彩页图7-4)。细、小支气管可有慢性炎症性改变。肺泡壁毛细血管床减少,肺小动脉内膜因纤维组织增生而增厚。

　　(二)类型

　　根据病变的部位、范围等不同,肺气肿可分为以下三种类型:

　　1. 肺泡性肺气肿

　　肺泡性肺气肿病变主要位于肺腺泡内,因常合并小气道的阻塞性通气障碍,故又被称为阻塞性肺气肿。它又可分为以下三类:

　　(1)腺泡中央型肺气肿。其病变特点是位于肺腺泡中央的呼吸性细支气管呈囊状扩张,肺泡管和肺泡囊扩张不明显。

　　(2)腺泡周围型肺气肿。其病变特点是呼吸性细支气管基本正常,周围的肺泡管和肺泡囊扩张。

（3）全腺泡型肺气肿。其病变特点是呼吸性细支气管、肺泡管、肺泡囊和肺泡都扩张，含气小囊腔满布肺腺泡内。若有肺泡间隔的严重破坏，则气肿囊腔可融合成直径超过 1cm 的较大囊泡，称为囊泡性肺气肿。

2. 间质性肺气肿

间质性肺气肿多因肋骨骨折、胸壁穿透伤或剧烈咳嗽引起肺内压急剧增高，导致细支气管或肺泡间隔破裂，空气进入肺间质而发生。气体出现在肺膜下、肺小叶间隔、细支气管壁和肺血管周围等肺间质，还可扩散至肺门、纵隔，形成串珠状气泡，甚至可到达上胸部和颈部皮下形成气肿。

3. 其他类型肺气肿

（1）疤痕旁肺气肿：指在肺组织疤痕灶周围因肺泡破裂、融合而形成的局限性肺气肿。如气肿囊腔直径超过 2cm，称为肺大泡。肺大泡破裂可致气胸。

（2）代偿性肺气肿：指肺萎缩及肺叶切除后残余肺组织或肺炎症性疾病时实变病灶周围肺组织因代偿而引起的过度充气。代偿性肺气肿常无气道和肺泡壁的破坏，或仅有少量肺泡壁破裂。

（3）老年性肺气肿：指老年人因肺组织弹性回缩力下降而使肺残气量增多引发的肺组织膨胀。

▶▶ 三、临床表现

肺气肿患者起初仅有慢性咳嗽、咳痰等支气管炎表现。随着病变的进展，小气道阻塞加重，开始出现肺通气障碍；同时，肺泡融合使呼吸膜总面积减小、肺泡壁毛细血管床减少，造成气体交换障碍。因此，患者后来可出现呼气性呼吸困难、胸闷、发绀等一系列阻塞性通气障碍和缺氧的症状。

体检：胸廓呈过度吸气状态，视诊可见患者肋骨上抬，胸廓前后径增大，形成肺气肿患者特有的体征——桶状胸。触诊显示语音震颤减弱。由于肺过度充气膨胀，叩诊呈过清音，听诊时肺部呼吸音减弱。X 线表现为肺野扩大、肺透亮度增加、横膈下降。

肺气肿破坏了肺组织内血管床的正常结构，引起肺循环阻力增加，肺动脉压力增高，最终并发肺源性心脏病。少数病例由于肺大泡邻近胸膜，在咳嗽、用力等动作时肺泡内压增高致肺大泡破裂，肺内空气进入胸膜腔，形成自发性气胸。

第三节　慢性肺源性心脏病

慢性肺源性心脏病（chronic cor pulmonale）是指由于肺、胸廓或肺血管慢性病变引起肺循环阻力增加、肺动脉高压而导致的以右心室肥厚、扩大为特征的心脏病，简称肺心病（cor pulmonale）。本病患病年龄多在 40 岁以上。据统计，各年龄阶段平均患病率为 0.48%。年龄越大,患病率越高。

▶▶ 一、病因及发病机制

(一)肺部疾病

肺部疾病是肺心病的主要原因。以慢性支气管炎并发肺气肿多见,其次为支气管哮喘、支气管扩张、重症肺结核、尘肺、慢性弥漫性肺间质纤维化等。肺动脉高压是肺心病发病的中心环节,这些疾病引起肺动脉高压的机制是:①缺氧可导致肺小动脉痉挛收缩,肺小动脉中膜增生、肥厚,肺循环阻力增大。②缺氧还可使血液黏稠度增加和血容量增多。③肺毛细血管床减少。肺动脉高压的形成可加重右心负荷,导致右心肥大、扩张。

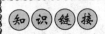

职业"杀手"——肺尘埃沉着症

肺尘埃沉着症(pneumoconiosis)简称尘肺,是由于长期吸入有害粉尘并且粉尘在肺内沉着所引起的以粉尘结节和肺纤维化为主要病变特点的一种常见职业病。

肺硅沉着症简称硅肺(曾称矽肺),是因长期吸入含大量游离二氧化硅(SiO$_2$)粉尘微粒而引起的以硅结节形成(彩页图7-5)和肺广泛纤维化为病变特征的一种常见职业病。患者多为长期从事开矿、采石、坑道作业以及在石英粉厂、玻璃厂、陶瓷厂等工作而又防护不当的工人。值得注意的是,肺硅沉着症一旦发生,即使脱离硅尘接触,肺部病变仍会继续发展。晚期患者常并发肺结核病和肺源性心脏病并死于肺空洞引起的大出血和心力衰竭。因此,加强职业健康教育和职业防护对预防本病的发生具有极其重要的意义。

(二)胸廓运动受限

胸廓运动受限引起肺心病较少见。严重的胸廓畸形、胸膜广泛粘连、脊髓灰质炎、多发性神经炎等可引起胸廓活动受限、肺受压和支气管扭曲变形,导致限制性通气障碍,还可压迫较大的肺血管,造成肺血管扭曲,引起肺循环阻力增加和肺动脉高压。

(三)肺血管疾病

肺血管疾病引起肺心病甚少见。如广泛或反复发生的多发性肺小动脉栓塞、肺小动脉炎以及原发性肺动脉高压症,均可发展成肺心病。

▶▶ 二、病理变化

(一)肺部变化

除可见原发性肺疾病的晚期病变外,主要病变为肺内小动脉的改变,表现为中膜增生、肥厚。

（二）心脏变化

心脏体积增大，重量增加，右心室肥厚，心腔扩张，心尖钝圆，心脏主要由右心室构成。肺动脉圆锥显著膨隆，肥厚的右心室内乳头肌、肉柱增粗，室上嵴增厚。通常以肺动脉瓣下2cm处右心室肌壁厚≥5mm（正常为3～4mm）为肺心病的病理诊断标准（彩页图7-6）。

▶▶ 三、临床表现

肺心病除有原发病的表现外，在心功能失代偿阶段可出现右心衰竭的表现，如心跳加快、心悸、肝脾肿大、下肢水肿等。

第四节 肺 炎

肺炎（pneumonia）是一组肺组织的急性渗出性炎症性疾病，为呼吸系统的常见病、多发病。肺炎可由不同的致病因子引起，致病因子和机体的反应性不同，炎症发生的部位、累及范围和病变性质也往往不同。根据病原体不同，可将肺炎分为细菌性肺炎、病毒性肺炎、支原体性肺炎、霉菌性肺炎；根据病变累及的部位及范围的大小，可将肺炎分为大叶性肺炎、小叶性肺炎及间质性肺炎三种。临床上常对肺炎进行综合分类。

▶▶ 一、细菌性肺炎

（一）大叶性肺炎

大叶性肺炎（lobar pneumonia）是一种以肺泡内大量纤维素渗出为主要病变特点的急性炎症。典型者病变可累及一个肺段甚至整个肺大叶。本病多见于青壮年，好发于冬春季节。

1. 病因及发病机制

90%以上的大叶性肺炎由肺炎链球菌引起，肺炎杆菌、金黄色葡萄球菌、溶血性链球菌和流感嗜血杆菌等也可引起。肺炎链球菌可寄生在正常人的上呼吸道，在受寒、醉酒、感冒、麻醉、过度疲劳和乙醇中毒等情况下，呼吸道的防御功能减弱，机体抵抗力降低，易发生肺部细菌感染。细菌侵入肺泡后在其中繁殖，并可沿肺泡间孔或呼吸性细支气管迅速向邻近肺组织蔓延，从而波及一个肺段或整个肺大叶。

2. 病理变化及临床表现

典型大叶性肺炎的发展过程可分为以下四期：

（1）充血水肿期。发病后的第1—2天为充血水肿期。此期病变肺叶肿大，重量增加，呈暗红色。镜下可见病变肺叶弥漫性肺泡壁毛细血管扩张、充血，肺泡腔内有大量浆液性渗出物，混有少量红细胞、中性粒细胞和巨噬细胞（彩页图7-7）。

临床上患者除了出现寒战、高热、中性粒细胞增多等全身毒血症状外，还可有咳嗽、咳淡红色泡沫状痰或痰中带血丝等表现,听诊可闻及捻发音或湿性啰音,渗出物中可检出肺炎链球菌。肺部 X 线检查显示片状分布、淡薄而均匀的阴影。

(2)红色肝样变期。发病后的第3—4天为红色肝样变期。此期病变肺叶肿大,呈暗红色,质地变实似肝,切面灰红。镜下可见肺泡壁毛细血管显著扩张、充血,肺泡腔内渗出物含大量红细胞及一定量纤维素、中性粒细胞及少量巨噬细胞。渗出的纤维素丝连接成网并可穿过肺泡间孔与相邻肺泡中的纤维素网相接。

临床上,患者出现咳嗽、咳铁锈色痰对诊断本病具有重要意义。铁锈色痰是由于肺泡内渗出的红细胞被巨噬细胞吞噬后形成了含铁血黄素之故。体检可见肺实变体征。渗出物中仍能检出多量肺炎链球菌。X 线检查显示大片致密阴影。

(3)灰色肝样变期。发病后第5—6天进入此期。肉眼可见病变肺叶仍肿胀质实,但充血消退,色泽由暗红色逐渐变为灰白色(彩页图7-8)。镜下可见肺泡腔渗出物以纤维素为主,纤维素网中见大量中性粒细胞,红细胞较少。肺泡壁毛细血管因受压而呈贫血状态。渗出物中肺炎链球菌多已被消灭,故不易检出。

此期临床表现与红色肝样变期基本相同。

(4)溶解消散期。发病后1周左右进入此期。由于渗出物逐渐溶解、吸收,实变的肺组织质地逐渐变软,体积、颜色逐渐恢复正常,肺泡重新充气。由于炎症未破坏肺泡壁结构,无组织坏死,故最终肺组织可完全恢复正常的结构和功能。

临床上,患者的体温降至正常,症状及体征逐渐消失。但此期中由于渗出物溶解、液化,故患者咳痰增多,可闻及湿性啰音。X 线检查可见病变阴影密度逐渐减低,呈散在、不规则片状阴影。

由于抗生素的广泛使用,典型的大叶性肺炎病例已不多见。

3. 并发症

(1)中毒性休克是大叶性肺炎的一种较常见的严重并发症。重症大叶性肺炎早期,由于严重毒血症,可出现中毒性休克。

(2)肺脓肿及脓胸。当机体抵抗力低下、病原菌毒力过强或合并其他细菌感染时,肺组织发生坏死、液化,形成脓肿。若脓肿破入胸膜腔,则形成脓胸。

(3)肺肉质变。肺肉质变是由于肺泡腔内渗出的中性粒细胞数量少或功能缺陷,释放的蛋白溶解酶不足以使渗出的纤维素完全溶解,进而发生机化所致(彩页图7-9)。它是一种不可逆性病变。

(4)败血症。严重感染时,病原菌可侵入血液中引起败血症,并可导致急性细菌性心内膜炎、脑膜炎、关节炎等。

(二)小叶性肺炎

小叶性肺炎(lobular pneumonia)是以肺小叶为单位的灶状急性化脓性炎症。由于病灶多以细支气管为中心,故又被称为支气管肺炎(bronchonpneumonia)。病变起始于支气管,并向其周围所属肺泡蔓延。多见于儿童和年老体弱者。

1. 病因及发病机制

小叶性肺炎多由细菌感染所致,常为多种细菌混合感染。凡能引起支气管炎的细菌几乎都能导致本病。常见的致病菌为肺炎链球菌、葡萄球菌、绿脓杆菌、大肠杆菌、流感嗜血杆菌等。某些诱因如患急性传染病、营养不良、受寒等可使机体抵抗力下降，呼吸道的防御功能受损，黏液分泌增多，这些细菌即可入侵细支气管及末梢肺组织并繁殖，引起小叶性肺炎。长期卧床的患者由于肺部瘀血引起的坠积性肺炎，全身麻醉、昏迷患者因吸入上呼吸道的带菌分泌物或呕吐物及新生儿因吸入羊水而引起的吸入性肺炎也属于小叶性肺炎。

2. 病理变化及临床表现

（1）病理变化：双肺见散在分布的多发性实变病灶，尤以两肺下叶及背侧较多。病灶大小不等，多数直径在1cm左右（相当于肺小叶范围）。严重者，病灶互相融合成片，形成融合性小叶性肺炎（彩页图7-10）。镜下可见受累的细支气管壁充血、水肿，中性粒细胞浸润，黏膜上皮细胞坏死、脱落，管腔内充满大量中性粒细胞、浆液、脓细胞、脱落崩解的黏膜上皮细胞。支气管周围受累的肺泡壁毛细血管扩张、充血，肺泡腔内可见中性粒细胞、脓细胞、脱落的肺泡上皮细胞，尚可见少量红细胞和纤维素（彩页图7-11）。病灶周围可见代偿性肺气肿。

（2）临床表现：由于支气管壁受炎症刺激及黏液分泌增多，患者出现咳嗽、咳痰，痰液往往为黏液脓性或脓性。因病灶较小且分散，故除融合性支气管肺炎外，一般无肺实变体征。听诊可闻及湿性啰音。X线检查显示两肺散在、不规则斑片状阴影。病变重者可因缺氧而引起呼吸困难及发绀。

3. 并发症

小叶性肺炎的并发症远较大叶性肺炎多见，尤其是年老体弱者更易出现，且预后较差，严重者可危及生命。常见的并发症有心力衰竭、呼吸衰竭、肺脓肿、脓胸、脓气胸、脓毒血症等。

▶▶ 二、病毒性肺炎

病毒性肺炎（viral pneumonia）多为上呼吸道病毒感染向下蔓延所致的肺部炎症。引起肺炎的病毒主要为流感病毒、副流感病毒、腺病毒、呼吸道合胞病毒、麻疹病毒、巨细胞病毒、鼻病毒等。病毒性肺炎可通过飞沫传播。多发于冬春季节，一般为散发，偶可暴发流行。除流感病毒性肺炎外，病毒性肺炎患者多为儿童。

（一）病理变化

病毒性肺炎主要为肺间质的炎症，表现为支气管、细支气管壁及其周围组织和小叶间隔肺泡壁等肺间质充血、水肿，淋巴细胞、单核细胞浸润，致使肺泡间隔明显增宽，肺泡腔内无渗出物或仅见少量浆液（彩页图7-12、7-13）。严重病例肺泡腔内可见多少不等的浆液、纤维素、单核细胞、巨噬细胞等。病毒性肺炎若合并细菌感染，常伴化脓性病变，从而掩盖了病毒性肺炎的特征。

（二）临床表现

患者可因病毒血症而出现发热、头痛、全身酸痛、倦怠等症状，因炎症刺激支气管壁而出现剧烈咳嗽,一般无痰。由于肺换气功能受到影响,患者可出现明显缺氧所致的气急、发绀等症状。X 线检查肺部可见斑点状、片状或均匀的阴影。无并发症的病毒性肺炎预后较好。

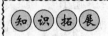

传染性非典型肺炎

传染性非典型肺炎在我国曾被称为非典型肺炎,WHO 将其命名为严重急性呼吸综合征(severe acute respiratory syndrome,SARS)。2002 年 11 月在我国广东省首先被发现。本病传染性强,自发现第一个病例起的数月内便在 30 多个国家和地区尤其是国内多个地区呈暴发性流行。现已证实本病的病原体为一种新型的冠状病毒,主要通过近距离空气飞沫传播。

肺部病变:大体上,双肺呈斑块状实变,严重病例双肺完全实变,表面呈暗红色,切面可见出血灶和出血性梗死灶。镜下表现为弥漫性肺泡损伤,肺组织严重充血、水肿和出血,肺泡腔内充满大量脱落和增生的上皮细胞及渗出的单核细胞、淋巴细胞及浆细胞,部分肺泡上皮细胞胞质内可见病毒包涵体。肺泡腔内可见广泛透明膜形成,部分病例渗出物可机化。肺小血管壁可见纤维素样坏死,微血管内可见纤维素性血栓形成。

本病除有肺部病变外,还可累及免疫系统、心、肝、肾、肾上腺等实质器官。

临床上以发热为首发症状,伴有头痛、肌肉和关节痛、干咳、少痰,严重时出现呼吸窘迫。X 线检查可见肺部呈块状、斑块状浸润性阴影。可有不到 5% 的严重病例因呼吸衰竭而死亡。

▶▶ 三、支原体肺炎

支原体肺炎(mycoplasma pneumonia)是由肺炎支原体引起的急性间质性肺炎。病原体常存在于带菌者的鼻咽部,主要经飞沫传播。支原体肺炎多发生于青少年,秋、冬季节发病较多。通常为散发性,偶可流行。

(一) 病理变化

病变可侵犯整个呼吸道和肺。气管及支气管内可有黏液性渗出物,肺部病变常累及单侧一叶肺组织,下叶多见。镜下可见肺泡间隔充血、水肿、明显增宽,其间有多量淋巴细胞和单核细胞浸润,肺泡腔内无渗出或仅有少量浆液、红细胞和巨噬细胞。支气管壁及其周围组织也常有淋巴细胞、单核细胞浸润。

(二) 临床表现

患者起病较急,可有发热、头痛、全身不适等一般症状及剧烈咳嗽,咳少量黏痰。X 线检查显示肺部有形态多样的浸润影呈节段性分布。外周血白细胞计数轻度增高。大多数支原体肺炎患者预后良好。

第五节 肺 癌

肺癌(carcinoma of the lung)是起源于支气管黏膜上皮或腺体的恶性肿瘤,又被称为支气管肺癌。临床上常表现为刺激性咳嗽和痰中带血。据统计,在我国,肺癌的发生率和死亡率近年来有明显上升的趋势。肺癌多发生在40岁以后,尤以60岁左右的男性多见。

▶▶ 一、病因

肺癌的病因复杂,一般认为与下列因素有关:

（一）吸烟

吸烟是国际上公认的肺癌发生的最危险因素。国内外大量资料证明,吸烟者比不吸烟者的肺癌发生率高25倍,且日吸烟量越大,开始吸烟的年龄越轻,患肺癌的危险性越大,戒烟后发生肺癌的危险性下降。已有研究表明,纸烟燃烧的烟雾中含有多种化学致癌物质,如尼古丁、苯并芘、煤焦油等。

（二）大气污染

在大城市和工业区肺癌的发生率和死亡率较高,与大气污染有密切关系。被污染的空气中含有苯并芘、二乙基亚硝胺等致癌物,多来源于工业废气。

此外,石棉、铬酸盐、放射性物质及EB病毒、人乳头瘤病毒(HPV)与肺癌发生的关系也日益受到重视。

▶▶ 二、病理变化

（一）大体类型

1. 中央型

中央型又称肺门型(彩页图7-14),最为常见,占肺癌的60%~70%。癌块多发生于主支气管或叶支气管。肿瘤增生破坏支气管壁,使管腔狭窄甚至闭塞,并向周围肺组织直接浸润扩展。晚期肺内癌块与肺门淋巴结转移灶相互融合,在肺门部形成一巨大肿块,形状不规则,与肺组织分界不清。癌块周围可有卫星灶。

2. 周围型

周围型占肺癌的30%~40%。癌块多发生于段支气管以下的支气管,位于肺叶的周边部,呈结节状或球形,无包膜,直径2~8cm,与支气管的关系不明显。晚期可侵犯胸膜(彩页图7-15)。

3. 弥漫型

弥漫型少见。癌组织沿肺泡呈弥漫性浸润生长,很快侵犯部分大叶或全肺叶,或呈大小不等的多发性结节散布于多个肺叶内。此时须与肺炎相鉴别。

(二)组织学分型

1. 鳞状细胞癌

鳞状细胞癌为肺癌中最常见的类型,尤以低分化型居多(彩页图7-16)。肺鳞状细胞癌是在支气管黏膜上皮发生鳞状上皮化生的基础上发展而来的,多为中央型。

2. 腺癌

腺癌多为周围型。癌组织结构与其他器官的腺癌相似,也可分为高分化型、中分化型和低分化型。

3. 小细胞癌

小细胞癌是肺癌中分化最低、恶性度最高的一种类型,其发生率仅次于鳞癌。小细胞癌多发生于肺中央部,生长迅速,转移较早。镜下可见癌细胞体积小,呈短梭形,胞质少而形似裸核,典型时形似燕麦穗粒,故又称燕麦细胞癌(彩页图7-17)。

4. 大细胞癌

大细胞癌又称大细胞未分化癌。其主要特点是癌细胞体积大、胞质丰富、癌细胞高度异型、核深染,有时可见多核。此型恶性度颇高,生长快,易侵入血管形成广泛转移。

▶▶ 三、扩散

(一)直接蔓延

中央型肺癌常直接侵及纵隔、心包及周围血管,或沿支气管向同侧或对侧肺组织蔓延。周围型肺癌可直接侵犯胸膜,长入胸壁。

(二)转移

肺癌发生转移较快、较多见。沿淋巴道常先转移至肺门淋巴结,再转移至纵隔、锁骨上、腋窝、颈部淋巴结。血道转移常见于脑、肾上腺、骨等处。

▶▶ 四、临床表现

肺癌多起病隐匿,早期易被忽视。患者可有咳嗽、痰中带血、气急或胸痛、呼吸困难等症状。癌组织压迫或阻塞支气管可引起肺气肿或肺萎陷;浸润胸膜可引起血性胸水;侵犯纵隔内、旁淋巴结,压迫上腔静脉可引起上腔静脉综合征,表现为面部浮肿及颈、胸部静脉曲张。肺尖部肺癌还可压迫和侵犯交感神经,引起病侧眼睑下垂、瞳孔缩小和胸壁皮肤无汗等交感神经麻痹综合征(Horner综合征);侵犯臂丛神经可出现上肢疼痛和手部肌肉萎缩。另外,小细胞未分化癌可有异位内分泌作用,引起肺外症状(即副肿瘤综合征),主要表现为肥大性骨关节病、Cushing综合征、稀释性低钠血症、神经肌肉综合征等。

肺癌患者大多预后不良。对于40岁以上的成人,特别是有长期吸烟史,并有咳嗽、痰中带血或刺激性呛咳的患者,应尽早进行X线检查、痰细胞学检查及纤支镜活体组织检查等。这些检查有助于肺癌的早期诊断。

本章小结

本章主要内容如下：

1. 慢性支气管炎是以肺内小气道阻塞为病变特点的慢性阻塞性肺疾病，临床上主要表现为咳嗽、咳痰，部分病例伴有喘息。其对机体的主要危害在于并发症的影响。慢性支气管炎常见而重要的并发症是肺气肿和肺心病。

2. 肺气肿常发生于一些慢性阻塞性肺疾病，以慢性支气管炎引起者最多。按病变的范围和部位的不同分为肺泡性肺气肿、间质性肺气肿和其他类型肺气肿。其中以肺泡性肺气肿最多见。肺泡性肺气肿又可分为腺泡中央型肺气肿、腺泡周围型肺气肿和全腺泡型肺气肿三种类型。肺气肿患者临床上主要表现为呼气性呼吸困难、胸闷、发绀、桶状胸等，X 线检查可见肺野扩大、肺透明度增高、膈肌下降。

3. 慢性肺源性心脏病以肺气肿引起者最为多见。其发病的中心环节是肺动脉高压。其心脏病变特点主要是右心室肥大（诊断标准是肺动脉瓣下右心室肌壁厚度超过 5mm）。临床上除有原发病的表现外，主要出现右心衰竭的症状。

4. 肺炎按病因不同可分为细菌性肺炎、病毒性肺炎、支原体肺炎等；按病变特点可分为大叶性肺炎、小叶性肺炎和间质性肺炎。大叶性肺炎为纤维蛋白性炎，典型病程经过可分为充血水肿期、红色肝样变期、灰色肝样变期和溶解消散期。小叶性肺炎又被称为支气管肺炎，其病变特点是以细支气管为中心的肺组织的急性化脓性炎症。

5. 肺癌是临床上最常见的恶性肿瘤之一，也是呼吸系统最常见的恶性肿瘤。大体上分为中央型、周围型和弥漫型；组织学类型以鳞癌最多，其次还有腺癌、小细胞癌和大细胞癌等类型。其临床表现主要是咳嗽、痰中带血、气急或胸痛、呼吸困难等。其扩散方式除直接蔓延外，常经淋巴道首先转移到支气管旁、肺门淋巴结，然后转移至纵隔、锁骨上及颈部淋巴结。晚期可发生血道转移。

第 八 章

消化系统疾病

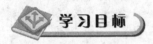 学习目标

● 掌握早期胃癌和早期肝癌的概念,溃疡病的病理变化、临床表现及并发症,肝硬化的病理特点及临床表现。

● 熟悉溃疡病的病因和发病机制,以及消化系统常见恶性肿瘤(食管癌、胃癌、肝癌和大肠癌)的病理分型。

● 了解肝硬化的病因和发病机制,以及消化系统常见恶性肿瘤(食管癌、胃癌、肝癌和大肠癌)的病因。

消化系统由消化管和消化腺组成。消化系统疾病非常常见,在我国危害最大的十大恶性肿瘤中,消化系统就占了四个,它们分别是食管癌、胃癌、肝癌和大肠癌。另外,消化性溃疡、肝炎、肝硬化等在临床上也属最常见的疾病。

第一节 消化性溃疡

消化性溃疡(peptic ulcer)又称溃疡病,是以胃或十二指肠黏膜形成慢性溃疡为特征的一种常见病、多发病。由于其发生与胃液自我消化作用有关,故称为消化性溃疡。十二指肠溃疡较胃溃疡多见。据统计,十二指肠溃疡约占溃疡病的70%,胃溃疡约占25%,两者并存的复合性溃疡约占5%。患者多为青壮年,男性多于女性。本病易反复发作,呈慢性经过,主要症状为节律性上腹部疼痛、反酸、嗳气等。

▶▶ 一、病因及发病机制

消化性溃疡的病因和发病机制复杂,尚未完全清楚。目前认为与以下因素有关:

(一)黏膜防御能力降低

正常胃黏膜利用其屏障功能来保护自身不被胃酸和胃蛋白酶消化。其屏障作用包括:

①黏膜屏障:由胃黏膜上皮细胞间的紧密连接以及细胞膜上的脂蛋白层构成,既可防止 H^+ 从胃腔侵入黏膜内,又能防止 Na^+ 从黏膜向胃腔弥散。②黏液屏障:指由胃腺黏液细胞和胃黏膜上皮细胞共同分泌的黏液覆盖于胃黏膜表面所形成的凝胶保护层,具有润滑食物和防止粗糙食物对胃黏膜的机械性损伤作用。③碳酸氢盐屏障:指由胃黏膜上皮细胞分泌的 HCO_3^- 在黏液与上皮细胞之间所形成的缓冲层。当 H^+ 由黏液表层向深层扩散时,HCO_3^- 也由黏液深层向表层扩散,二者相遇后 H^+ 被 HCO_3^- 中和,从而防止胃酸对胃黏膜的侵蚀。

在幽门螺杆菌感染、长期服用非类固醇抗炎药、吸烟、饮酒、胆汁反流等情况下,黏液分泌减少、黏膜完整性受损、更新能力降低或微循环灌流不足,黏膜抗消化能力降低,为溃疡病的发生提供了基础。

（二）胃液的自我消化作用

多年的研究证实,消化性溃疡的发病是胃酸和胃蛋白酶对胃或十二指肠黏膜进行自我消化的结果。当胃、十二指肠黏膜防御功能受损时,胃酸和胃蛋白酶可直接侵蚀破坏黏膜组织。同时,H^+ 逆向弥散入黏膜,不仅直接损伤黏膜毛细血管、促使肥大细胞释放组胺,引起局部血液循环障碍,还可触发胆碱能效应,刺激胃蛋白酶分泌,增强胃液的消化作用。H^+ 逆向弥散能力以十二指肠部位最强(为胃窦的 2～3 倍),其次是胃窦(为胃底的 15 倍),再次是胃底。消化性溃疡好发于十二指肠及胃窦部可能与此有关。胃酸分泌过多在胃、十二指肠溃疡的发病中也起重要的作用,甚至在黏膜防御屏障正常时也可引起溃疡。

（三）神经、内分泌功能失调

长期不良精神因素刺激可引起大脑皮质功能失调,皮质下中枢及自主神经功能紊乱,诱发胃酸分泌增多,导致溃疡形成。迷走神经功能亢进可直接刺激胃腺,使胃酸分泌增多,这与十二指肠溃疡的发生有关。迷走神经兴奋性降低也可引起胃酸分泌增多,促进胃溃疡的形成。其机制是:胃蠕动减弱,胃内食物潴留,刺激胃窦,使胃泌素细胞分泌胃泌素增加,进而促使胃酸分泌增加。

（四）遗传因素

消化性溃疡有家族性多发现象;O 型血者消化性溃疡的发病率高于其他血型 1.5～2 倍。因此,消化性溃疡的发生可能与遗传因素有关。

▶▶ 二、病理变化及临床表现

（一）病理变化

1. 大体变化

胃溃疡多位于胃小弯近幽门处,尤以胃窦部多见(约占 75%)。通常只有 1 个,少数可为 2～3 个,呈圆形或椭圆形,直径多在 2cm 以内。溃疡边缘整齐,状如刀切,周围黏膜皱襞呈放射状向溃疡集中,底部平坦、洁净。溃疡深浅不一,常深达肌层甚至浆膜层(彩页图 8-1)。十二指肠溃疡多发生在十二指肠球部的前、后壁,其形态特点与胃溃疡相似,但较胃溃疡小而浅,直径多在 1cm 以内。

2. 镜下变化

溃疡底部由四层结构组成(彩页图 8-2),溃疡底部常见小动脉发生增殖性动脉内膜炎,管壁增厚、硬化,管腔狭窄、闭塞或有血栓形成,此种改变使溃疡不易愈合,但可防止血管溃破出血。此外还可见神经纤维断端呈球状增生,这可能是患者产生疼痛的原因之一。

(二)临床表现

1. 节律性上腹部疼痛

节律性上腹部疼痛是消化性溃疡的主要症状,主要因胃酸刺激创面局部神经末梢及胃壁平滑肌痉挛所致。胃溃疡的疼痛多出现在餐后半小时至 1 小时内,下一餐前消失;十二指肠溃疡的疼痛多出现在午夜或饥饿时,进食后疼痛减轻或完全消失。

2. 上腹部饱胀、嗳气、反酸、呕吐

胃排空困难和消化不良使内容物滞留而发酵,引起上腹部饱胀感及嗳气。反酸、呕吐与胃逆蠕动增强及幽门括约肌痉挛引起的胃内容物反流有关。

▶▶ 三、结局及并发症

经过积极治疗,多数患者溃疡可愈合。少数患者在反复发作的病程中,可出现下列并发症:

(一)出血

出血占消化性溃疡患者的 10% ~35%,是最常见的并发症。出血量少者,大便潜血试验阳性;当较大血管破裂导致出血量多时,患者可出现呕血(咖啡色呕吐物)及便血(柏油样大便)。严重者可发生失血性休克而危及生命。

(二)穿孔

穿孔约占消化性溃疡患者的 5%。十二指肠溃疡因肠壁较薄更易发生穿孔。急性穿孔时,胃肠内容物溢入腹腔,引起急性弥漫性腹膜炎。慢性穿孔是指溃疡波及浆膜层并与邻近的组织或器官(脾、肝、胰、结肠、网膜等)粘连后所发生的穿孔(穿透性溃疡)。慢性穿孔者胃肠内容物不流入腹腔,常引起局限性腹膜炎或腹腔脓肿。

(三)幽门梗阻

幽门梗阻约占消化性溃疡患者的 3%,多由溃疡处瘢痕收缩、局部组织炎性水肿或幽门括约肌痉挛等引起。患者胃内容物因通过幽门困难而发生潴留,所以患者会出现上腹胀满不适、恶心、呕吐等症状。

(四)癌变

癌变主要发生于经久不愈的胃溃疡,癌变率在 1% 以下;十二指肠溃疡几乎不发生癌变。

第二节 病毒性肝炎

病毒性肝炎(viral hepatitis)是由肝炎病毒所引起的以肝细胞变性、坏死为主要病变的一种传染病。我国属病毒性肝炎高发区,欧美地区发病率则较低。

▶▶ 一、病因及发病机制

(一)病因及传播途径

目前已经证实的肝炎病毒主要有甲型(HAV)、乙型(HBV)、丙型(HCV)、丁型(HDV)、戊型(HEV)及庚型(HGV)六种。另有文献报道,输血传播病毒(TT病毒)和Sen病毒也可引起肝炎的病变。其中仅HBV为DNA病毒,其他均为RNA病毒。HAV与HEV经肠道传染,有时呈流行性暴发,一般为急性肝炎。其他类型经输血、注射、密切接触等途径传染。HDV为缺陷病毒,须与其他类型肝炎病毒共同感染。

(二)发病机制

对肝炎病毒引起肝损害的机制目前还不完全清楚。各型肝炎发病机制可能不尽相同。有研究表明,HBV引起病变主要通过细胞免疫反应。在病毒毒力相同时,患者的细胞免疫反应强弱决定了所引起的肝炎类型:免疫反应过强者引起重症肝炎,免疫反应正常者引起普通肝炎,缺乏免疫功能者则成为症状不明显的病毒携带者。

▶▶ 二、基本病理变化

各型病毒性肝炎都是以肝细胞变性、坏死为主的变质性炎。

(一)细胞水肿和溶解坏死

肝细胞水肿(彩页图8-3)常呈弥漫分布,开始时肝细胞肿大,细胞质疏松呈网状、半透明,称胞质疏松化。严重时可呈气球样变。肝细胞高度气球样变进一步发展,胞核固缩、溶解、消失,最后细胞解体,称溶解坏死。溶解坏死可表现为:①点状坏死:单个或几个肝细胞坏死。②碎片状坏死:指肝小叶周边部肝细胞坏死和崩解。③桥接坏死:指中央静脉与汇管区之间或两个中央静脉之间或两个汇管区之间的带状坏死。④大片坏死:肝小叶大部分肝细胞发生坏死。

(二)嗜酸性变和嗜酸性坏死

嗜酸性变是指肝细胞细胞质水分脱失浓缩,嗜酸性染色增强,常累及单个或几个肝细胞。如进一步发展,除细胞质进一步浓缩外,细胞核也浓缩甚至消失,最后形成深红色、均质、浓染的圆形小体,即嗜酸性小体,称为嗜酸性坏死(实为肝细胞的凋亡)。

▶▶ 三、类型

（一）急性普通型肝炎

急性普通型肝炎最常见，其中多数为乙型肝炎，少数为丙型及其他类型肝炎。临床上又分为黄疸型和无黄疸型两种，我国以无黄疸型肝炎居多。黄疸型和无黄疸型肝炎的病变基本相同，前者病变略重，病程较短，多见于甲型、丁型和戊型肝炎。

急性普通型肝炎的病理变化是以广泛的肝细胞发生胞质疏松化和气球样变为主的病变，坏死较轻，可有散在的点状坏死。少见嗜酸性小体。肝小叶内坏死灶及汇管区有轻度炎细胞浸润。急性肝炎由于肝细胞索网状纤维支架保持完整，所以可完全再生修复。黄疸型者可在毛细胆管形成胆栓。

临床上，由于肝细胞弥漫性变性、肿胀，肝体积增大，被膜紧张，所以患者会出现肝大、肝区疼痛或压痛等表现。由于肝细胞坏死，细胞内酶类物质释放入血，引起血清谷丙转氨酶（SGPT）等升高。由于胆红素的摄取、结合和分泌发生障碍，加之毛细胆管受压或有胆栓形成，患者可有黄疸。

急性肝炎大多在半年内可恢复。一部分病例如乙型、丙型肝炎恢复较慢，需半年到一年，有的病例（约10%）可发展为慢性肝炎。极少数可恶化为重型肝炎。

（二）慢性普通型肝炎

病毒性肝炎病程持续半年以上者即为慢性肝炎。其中乙型肝炎占绝大多数。

1. 轻度慢性肝炎

轻度慢性肝炎变性广泛，有点状坏死灶，偶见碎片状坏死，汇管区周围纤维增生，肝小叶结构完整。

2. 中度慢性肝炎

肝细胞坏死明显，除灶状、带状坏死之外，还有中度碎片状坏死及特征性的桥接坏死，肝小叶有纤维间隔形成，小叶结构大部分保留。

3. 重度慢性肝炎

肝细胞坏死广泛，有重度碎片状坏死及大范围桥接坏死。坏死区出现肝细胞不规则再生。有纤维条索分隔肝小叶。

慢性肝炎尤其是重度慢性肝炎若病程较长，则因反复的肝细胞弥漫变性、坏死，纤维组织增生和肝细胞结节状再生，肝脏的正常小叶结构和血液循环逐渐被破坏和改建，使肝脏变形、变硬而形成肝硬化。

临床上，轻度慢性肝炎患者主要表现为乏力、食欲不佳、厌油、肝区不适、轻度肝大、尿黄，肝功能指标仅有1~2项轻度异常。部分病例无明显症状。重度慢性肝炎除上述症状更为明显外，还可有肝掌、蜘蛛痣、脾肿大、丙氨酸转氨酶（ALT）和（或）天冬氨酸转氨酶（AST）反复或持续升高、血浆白蛋白降低、丙种球蛋白明显升高。中度慢性肝炎的表现介于轻度和重度之间。

（三）重型病毒性肝炎

本型肝炎病情严重,按病程经过又可分为急性和亚急性两种类型。

1. 急性重型肝炎

急性重型肝炎少见,起病急,病变进展迅速,病情重,病死率高,临床上又称暴发型或电击型肝炎。

本型肝炎可见肝组织大片溶解性坏死,坏死面积超过肝实质的2/3。小叶中央部位严重,周边部位可残留少量变性的肝细胞,再生不明显。肝窦扩张、充血。Kupffer 细胞增生、肥大。坏死区及汇管区有淋巴细胞和巨噬细胞为主的炎细胞浸润。肉眼观可见肝体积显著缩小,左叶尤甚。质量减至600 ~ 800g,质软,被膜皱缩,切面呈黄色或红褐色,称急性黄色肝萎缩或急性红色肝萎缩(彩页图8-4)。

由于大量肝细胞坏死,患者除出现黄疸外,常因肝性脑病、上消化道大出血、肾衰竭(肝肾综合征)、DIC 等并发症而死亡。

2. 亚急性重症肝炎

亚急性重症肝炎多由急性重症肝炎转变而来,少数由急性普通型肝炎发展而来,发病较缓和,病程较长。

其病变特点为大片肝细胞坏死及肝细胞结节状再生。小叶内外可见炎细胞浸润,小叶周边部有小胆管增生并可形成胆栓。肝体积有不同程度的缩小,被膜皱缩,呈黄绿色。

此型肝炎如得到及时、有效的治疗,则有停止进展和治愈的可能。病程长者形成坏死后性肝硬化,病情进展者可发生肝功能衰竭。

第三节　肝硬化

肝硬化(liver cirrhosis)是由各种原因引起的肝细胞弥漫性变性、坏死,纤维组织增生和肝细胞结节状再生,这三种病变反复交替进行,肝的正常结构和血液循环被逐渐破坏和改建,肝变形、变硬而形成的一种慢性进行性肝脏疾病。

肝硬化至今尚无统一分类方法。WHO 按形态特点将肝硬化分为四类:小结节型、大结节型、大小结节混合型及不全分隔型。我国常采用按病因、病变特点和临床表现相结合的综合分类方法,将肝硬化分为门脉性、坏死后性、胆汁性、瘀血性、寄生虫性和色素性肝硬化等。其中门脉性肝硬化(相当于小结节型肝硬化)最常见,其次为坏死后性肝硬化,其他类型较少见。

▶▶ 一、门脉性肝硬化

（一）病因及发病机制

1. 病因

（1）病毒性肝炎。在我国,病毒性肝炎是引起门脉性肝硬化的最主要原因,尤其是乙型和丙型病毒性肝炎与肝硬化的发生有密切关系。据统计,肝硬化患者肝组织中 HBsAg 阳性率可高达 76.7%。

（2）慢性乙醇中毒。在欧美一些国家,长期大量酗酒是引起肝硬化的主要原因,占 60%~70%。近年来,我国由慢性乙醇中毒所引起的肝硬化呈上升趋势。

（3）营养缺乏。动物实验发现,食物中长期缺乏蛋氨酸或胆碱类物质可引起脂肪肝并逐渐发展为肝硬化。

（4）毒物中毒。某些毒性物质(如四氯化碳、二甲基氨基偶氮苯、磷、砷等)和药物(如异烟肼、辛可芬、氯仿等)对肝细胞有破坏作用,长期、反复作用可引起肝硬化。

2. 发病机制

在上述各种因素长期作用下,肝细胞反复发生变性、坏死,伴肝内广泛的胶原纤维增生。增生的胶原纤维来源于成纤维细胞、贮脂细胞和肝细胞坏死后塌陷融合的网状纤维;肝小叶内网状支架塌陷后,再生的肝细胞则不能沿原有支架排列,而形成不规则的再生肝细胞结节;增生的纤维组织形成间隔,一方面分割肝小叶,同时包绕原有的或再生的肝细胞团,使肝小叶结构和血液循环途径被改建,形成假小叶。三种病变反复交替进行,最终导致假小叶弥漫分布于全肝,肝脏变形、变硬而形成肝硬化。

（二）病理变化

1. 大体变化

早期,肝体积和质量正常或稍增大,质地也可正常或稍硬。后期,肝体积缩小,质量减轻,可至 1000g 以下(正常约 1500g),质地变硬;包膜增厚,表面呈结节状,结节大小相近,直径多为 0.1~0.5cm,一般不超过 1.0cm。切面见弥漫分布的圆形或类圆形岛屿状结构,因瘀胆可呈黄褐色或黄绿色。其周围有灰白色、薄而均匀的纤维组织包绕(彩页图8-5)。

2. 镜下变化

正常肝小叶结构被假小叶取代。假小叶是由增生的纤维组织分割包绕肝小叶及肝细胞结节状再生而形成的大小不等、圆形或椭圆形肝细胞团。肉眼所见肝结节相当于一个或数个假小叶。假小叶内肝细胞排列紊乱,可有不同程度的变性和坏死;再生的肝细胞体积大,核大且深染,或有双核;中央静脉常缺如、偏位或有两个以上;有时假小叶包绕着汇管区。假小叶外周的纤维间隔宽窄较一致,可见小胆管增生、少量淋巴细胞和单核细胞浸润(彩页图 8-6)。

（三）临床表现

肝硬化早期由于肝功能代偿可无明显症状,后期则出现一系列门静脉压升高和肝功能障碍的表现。

1. 门脉高压症

肝硬化时,造成门静脉压增高的原因有:①窦性阻塞。肝内大量纤维组织增生引起肝血窦闭塞或窦周纤维化,使门静脉血液回流受阻。②窦后性阻塞。假小叶压迫小叶下静脉,使肝窦内血液流出受阻,进而影响门静脉血流入肝血窦。③门静脉与肝动脉之间形成异常吻合,高压力的动脉血流入门静脉。门静脉压力升高后,门静脉所属器官静脉血回流受阻,患

者常出现一系列的症状和体征。主要表现如下:

（1）脾肿大。脾因慢性瘀血及纤维结缔组织增生而肿大,其质量可增加到400~500g（正常为140~180g）,少数可达1000g。质韧,切面呈红褐色,被膜增厚。脾肿大可伴有脾功能亢进,血细胞破坏增加,患者出现贫血、出血等表现。

（2）胃肠道症状。门静脉压力升高可使胃肠道静脉血液回流受阻,胃肠壁发生瘀血、水肿,影响消化、吸收功能。患者出现食欲缺乏、腹胀、消化不良等表现。

（3）腹水。其形成机制为:①门静脉压力升高可使肠及肠系膜等处毛细血管发生瘀血、流体静脉压升高、管壁通透性增加,水和血浆蛋白便可漏入腹腔。②肝细胞受损使白蛋白合成减少,以致血浆胶体渗透压降低。③肝功能障碍使醛固酮及抗利尿激素灭活减少,造成水钠潴留从而促使腹水形成。

（4）侧支循环形成。门静脉压升高时,门静脉和腔静脉间的吻合支逐渐扩张形成侧支循环,使门静脉系统的血液经侧支循环绕过肝直接回流入心。侧支循环形成可致下列结果:①食管下段静脉丛曲张的静脉受粗糙食物摩擦及胃液腐蚀,易发生破裂而引起致命性上消化道大出血,这是肝硬化患者常见的死亡原因之一。②门脉高压时,门静脉血液可经重新开放的脐静脉到脐周静脉网,然后经腹壁静脉注入上、下腔静脉,结果引起脐周静脉曲张（彩页图8-7）,甚至形成"海蛇头"现象,这是门脉高压症的重要体征之一。③直肠静脉丛曲张形成痔核,痔核破裂引起便血。

2. 肝功能障碍

（1）血浆蛋白变化:表现为血浆中白蛋白降低,白蛋白和球蛋白的比值下降或倒置。其机制是:①肝细胞受损,合成白蛋白减少。②肝硬化时,从胃肠道吸收的一些抗原性物质可不经肝细胞处理,直接经侧支循环进入体循环,刺激免疫系统合成球蛋白增多。

（2）出血倾向:主要原因是肝合成凝血因子减少及脾大、脾功能亢进,血小板破坏过多。患者可有皮肤、黏膜或皮下出血。

（3）黄疸:主要由肝细胞受损和毛细胆管瘀胆引起,临床上为肝细胞性黄疸的表现。

（4）内分泌紊乱:由于肝脏对雌激素的灭活能力降低,体内雌激素水平增高,男性患者可出现乳腺发育、睾丸萎缩、性功能减退,女性患者可有月经不调、不孕等。部分患者还可出现肝掌和蜘蛛痣。肝掌是指肝硬化患者因为皮肤小动脉末梢和毛细血管扩张引起的两手掌鱼际发红。蜘蛛痣则是以颈、面、胸、前臂及手背等处多见的蜘蛛状血管痣（实为扩张的小动脉及其分支）。

（5）肝性脑病:指肝硬化晚期由于肝功能严重障碍而使来自胃肠道的毒性代谢产物未经肝脏解毒和清除即进入体循环,导致中枢神经系统功能障碍的精神神经综合征。它是肝硬化最严重的并发症,也是患者常见的死因之一。

（四）结局及并发症

肝硬化早期,如能及时消除病因、积极治疗,病变可长期处于相对稳定状态。晚期则预后不良,可引起一系列并发症,造成患者死亡。主要死因有肝性脑病、食管下段静脉丛破裂引起的上消化道大出血、肝癌、感染等。

▶▶ 二、坏死后性肝硬化

坏死后性肝硬化多在亚急性重型肝炎、某些药物或毒物中毒引起肝组织发生大面积坏死的基础上形成,相当于国际形态学分类中的大结节型和大小结节混合型肝硬化。其发病率仅次于门脉性肝硬化。

大体变化:肝脏体积明显缩小,且变形、变硬显著,以左叶为甚。肝脏表面结节较大(直径多超过 1.0cm),且大小悬殊,最大结节直径可达 5~6cm;切面见结节间的纤维间隔较宽,且宽窄不一。

镜下变化:假小叶大小不一,形态各异;假小叶内肝细胞常有不同程度的变性、坏死。假小叶周围的纤维间隔较宽且厚薄不均,内有大量炎细胞浸润及小胆管增生。

结局:由于肝组织坏死明显,所以患者肝功能障碍严重且出现较早。另外,坏死后性肝硬化的癌变率较门脉性肝硬化的高,故病程常较短,预后较差。

第四节 食管癌

食管癌(carcinoma of esophagus)是指由食管黏膜上皮或腺体发生的恶性肿瘤,是常见的消化道恶性肿瘤之一。在我国,华北及河南地区高发,河南省林州是主要高发区。发病年龄多在 40 岁以上,男多于女。临床主要表现为进行性吞咽困难。

▶▶ 一、病因

目前,食管癌的病因尚未完全阐明。主要有以下相关因素:

(一)不良饮食习惯

不良饮食习惯包括长期食用过热、过硬及粗糙的食物以及过量饮酒、吸烟等。我国有些地区居民喜欢的食品中常含有致癌物,如腌制的酸菜含有较多亚硝酸盐,霉变食物含黄曲霉毒素等。

(二)环境因素

流行病学调查发现,食管癌高发区土壤中钼、锌、铜等微量元素含量比非高发区低,特别是钼的含量明显偏低;当地成人体内某些维生素(如 VitA、$VitB_2$、VitC 等)水平也较低。钼是硝酸盐还原酶的成分,维生素则是重要的抗氧化剂,缺乏时有促癌作用。

(三)遗传因素

食管癌的发病可能与遗传易感性有关,常表现出家族性聚集现象。

▶▶ 二、病理变化

食管癌的发生部位以食管中段最多见,下段次之,上段最少。根据病理变化,结合临床表现和影像学检查,可分为早期和中晚期两类。

（一）早期食管癌

癌组织局限于黏膜或黏膜下层,未累及肌层,无淋巴结转移。

大体变化:病变处黏膜无明显异常,或轻度糜烂,或呈颗粒状、微小乳头状。

镜下变化:几乎均为鳞状细胞癌。

（二）中晚期食管癌

中晚期食管癌指癌组织侵及食管肌层和外膜。

大体变化:根据形态特点分为四型(彩页图8-8):①髓质型:最多见,癌组织在食管壁内浸润性生长,管壁均匀增厚,管腔狭窄。切面癌组织色灰白,质地较软,似脑髓,表面常有溃疡形成。②蕈伞型:癌形成卵圆形扁平肿块,状似蘑菇,突入食管腔。表面有浅溃疡,底部常常仅波及浅肌层。③溃疡型:癌块表面形成溃疡,其形状不整、边缘隆起、底部凹凸不平,深达肌层。癌组织可侵及食管周围组织和器官。④缩窄型:少见。癌组织在食管壁内呈浸润性生长并常累及食管全周,间质纤维组织增生显著,致使癌组织质地较硬并形成环状狭窄。狭窄上端食管腔明显扩张。

镜下变化:以鳞状细胞癌最多见,占90%;腺癌和腺鳞癌次之,各占3%~5%;其他类型少见。

▶▶ 三、扩散

（一）直接蔓延

癌组织可穿透食管壁直接侵及邻近组织和器官。食管癌发生的部位不同,其累及的器官和范围不同,造成的影响也不一样。食管上段癌可侵犯喉、气管和颈部软组织,食管中段癌可侵及支气管(形成食管-支气管瘘)、肺、胸膜、主动脉(形成食管-主动脉瘘)等,食管下段癌常侵及贲门、膈肌、心包等。

（二）淋巴道转移

淋巴道转移是食管癌常见的转移方式,其转移途径与食管淋巴引流方向一致。食管上段癌可转移至颈及上纵隔淋巴结,食管中段癌常转移到食管旁或肺门淋巴结,食管下段癌常转移到食管旁、贲门旁或腹腔上部淋巴结。晚期,发生于食管各段的癌均可转移到锁骨上淋巴结。

（三）血道转移

血道转移主要见于晚期食管癌。以肝、肺转移最常见,也可转移到肾、骨、肾上腺等处。

▶▶ 四、临床表现

食管癌早期多无明显临床表现,钡餐检查食管黏膜基本正常或仅见局部轻度僵硬,易被忽视,发现率较低。用食管拉网法进行脱落细胞学检查和纤维内镜(食管镜)检查有助于食管癌的早期发现和诊断。随着病变的发展,可出现胸骨后疼痛、烧灼感、哽噎感、吞咽困难等,其中进行性加重的吞咽困难是中晚期患者的典型症状。晚期因进食受阻和营养消耗,可出现恶病质。

当癌组织侵犯邻近组织或器官时,还可出现相应表现,如打呃(膈神经受侵犯)、声音嘶哑(喉返神经受侵犯)、咳嗽(气管、支气管受侵犯)、呕血(大血管受侵蚀)等。

第五节 胃 癌

胃癌(carcinoma of stomach)是指由胃黏膜上皮或腺体发生的恶性肿瘤,是我国最常见的恶性肿瘤之一(占第一或第二位)及消化系统最常见的恶性肿瘤。我国高发区主要分布在西北及沿海各省区,好发年龄为40～60岁,男性多于女性,男女之比为3:1～2:1。

▶▶ 一、病因

胃癌病因至今尚未完全阐明,多认为与下列因素有关:

(一)环境因素和生活饮食习惯

主要包括水土中缺乏某种元素,习惯食用鱼、肉类熏制食品和过热的食物,长期食用含黄曲霉毒素及亚硝酸盐的食品,用滑石粉处理稻米等。

(二)遗传因素

研究发现,胃癌的发生有家族倾向,还与 A 型血型关系密切。

(三)癌前病变

某些长期未治愈的慢性胃疾病(如慢性萎缩性胃炎、胃腺瘤、胃溃疡病伴异型增生、胃黏膜大肠型肠上皮化生等)是胃癌的癌前病变。

(四)其他

幽门螺杆菌感染是胃癌发生的重要危险因素之一。

▶▶ 二、病理变化

胃癌好发于胃窦部,尤以小弯侧多见(约占75%),可分为早期胃癌和进展期胃癌两大类。

（一）早期胃癌

早期胃癌是指癌组织浸润仅限于黏膜及黏膜下层,未波及肌层的胃癌。

大体上可分为隆起型（Ⅰ型）、表浅型（Ⅱ型）和凹陷型（Ⅲ型）三种（图8-1）。

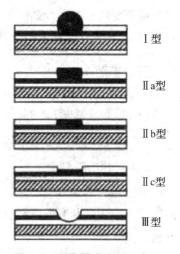

（1）隆起型:癌块明显隆起于黏膜表面或呈息肉状。此型少见。

（2）表浅型:癌块呈扁平状,稍隆起于黏膜表面。该型又可分为表浅隆起型（Ⅱa型）、表浅平坦型（Ⅱb型）和表浅凹陷型（Ⅱc型）三个亚型。

（3）凹陷型:有溃疡形成,可深达肌层。此型最多见。

图8-1　早期胃癌分型示意图

早期胃癌中,癌灶直径在0.5cm以下者被称为微小癌;在0.6~1.0cm之间者被称为小胃癌;胃镜检查时疑癌变处黏膜钳取活检确诊为癌,但手术切除标本经节段性连续切片均未发现癌者,被称为一点癌。

镜下变化:早期胃癌以管状腺癌最常见,乳头状腺癌次之,未分化癌最少。

大约有12.4%的早期胃癌伴有淋巴结转移。经手术治疗,早期胃癌预后良好,5年存活率达85%以上。早期胃癌中直径小于1.0cm的被称为微小胃癌,手术后10年存活率可达100%。

（二）进展期胃癌

进展期胃癌是指癌组织浸润深度超过黏膜下层的胃癌。

大体上可分为以下三型:

（1）息肉型或蕈伞型:癌块向胃腔内突起,呈息肉状或蕈伞状（彩页图8-9）。

（2）溃疡型:癌组织坏死脱落形成皿状或火山口状溃疡,一般较大、较深,直径多超过2cm,底部污秽、凹凸不平。应注意此型胃癌与胃溃疡的区别（表8-1）。

（3）浸润型:癌组织在胃壁内呈局限性或弥漫性浸润生长,与周围正常组织分界不清。如为弥漫性浸润伴纤维组织大量增生,胃壁增厚、变硬,黏膜皱襞消失,胃腔缩小,状似皮革制成的囊袋,因而有"革囊胃"之称（彩页图8-10）。

上述任何一种类型的癌细胞如产生大量黏液,使癌组织肉眼呈半透明的胶冻状,则被称为胶样癌。

表8-1　胃溃疡与溃疡型胃癌的肉眼形态区别

	胃溃疡	溃疡型胃癌
外形	圆形或椭圆形	不规整形、皿状或火山口状
大小	直径通常小于2cm	直径通常大于2cm
边缘	整齐,状如刀切,不隆起	不整齐、隆起
底部	较平坦、洁净	凹凸不平、污秽
深度	较深	较浅
周围黏膜	皱襞呈放射状向溃疡集中	黏膜皱襞中断,呈结节状肥厚

镜下变化:主要为腺癌(彩页图8-11),可分为乳头状腺癌、管状腺癌、黏液腺癌、印戒细胞癌(彩页图8-12)和未分化癌等。

▶▶ 三、扩散

(一) 直接蔓延

癌组织浸润胃壁穿透浆膜后可侵犯邻近器官或组织,如肝脏、胰腺、大网膜等。

(二) 淋巴道转移

淋巴道转移是胃癌的主要转移途径。一般首先转移到幽门下和胃小弯局部淋巴结,进而转移至腹主动脉旁淋巴结、肝门或肠系膜根部淋巴结。晚期可经胸导管转移到左锁骨上淋巴结。

(三) 血道转移

血道转移多发生在晚期,常经门静脉转移至肝,也可转移至肺、骨、脑等远处器官。

(四) 种植性转移

种植性转移以胃黏液癌多见。癌组织浸润至胃浆膜时,癌细胞可脱落种植于腹腔及盆腔器官的浆膜上。

▶▶ 四、临床表现

早期胃癌患者多无明显临床表现。随着病程的进展,患者可出现上腹部不适、疼痛、呕血、便血、消瘦、贫血及上腹部肿块等症状和体征。此外,癌细胞种植于腹膜可出现血性腹水,癌肿侵蚀破坏大血管可引起上消化道大出血,癌肿造成贲门、幽门等部位狭窄可引起梗阻症状,晚期可出现恶病质。

早期胃癌多由纤维胃镜活检发现;中晚期胃癌在 X 线钡餐检查时可呈现不同的征象,如息肉型表现为充盈缺损,溃疡型表现为龛影。

第六节 原发性肝癌

原发性肝癌(primary carcinoma of liver)是指由肝细胞或肝内胆管上皮细胞发生的恶性肿瘤,简称肝癌。肝癌是我国常见的恶性肿瘤之一。发病者多在中年以上,男性多于女性。我国东南沿海一带为高发区。

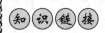

2006 年《中国慢性病报告》显示,2000 年,我国有 28 万人死于肝癌,仅次于肺癌,居恶性肿瘤死亡率的第二位,而且呈逐年上升的趋势。

▶▶ 一、病因

原发性肝癌的病因尚不十分清楚。研究认为,其发生主要与下列因素有关:

（一）病毒性肝炎

研究资料表明,肝癌与乙型肝炎有密切关系,其次与丙型肝炎也有关。如肝癌患者 HB-sAg 阳性率可高达 81.82% ;HBV 阳性的肝癌患者,可见 HBV 基因整合到肝癌细胞 DNA 中;在日本已发现有 70% 的肝癌患者 HCV 抗体呈阳性。

（二）肝硬化

据统计,约 84.6% 的肝癌患者合并有肝硬化,肝硬化发展为肝癌一般需经 7 年左右的时间。其中以坏死后性肝硬化最为常见。

（三）真菌及其毒素

黄曲霉毒素与肝细胞肝癌关系密切。在我国肝癌高发区,食物被黄曲霉菌污染的情况较为严重。

（四）亚硝胺类化合物

动物实验证实,二甲基亚硝胺和二乙基亚硝胺可诱发肝细胞肝癌。在我国肝癌高发区的土壤中,硝酸盐和亚硝酸盐含量显著高于低发区。现已从肝癌高发区南非居民的食物中分离出二甲基亚硝胺。

（五）寄生虫感染

寄生在肝内胆管的华支睾吸虫可刺激胆管上皮增生,进而发展为胆管细胞癌。

▶▶ 二、病理变化

（一）大体变化

肝癌依肉眼形态可分为以下两类:

1. 早期肝癌（小肝癌）

早期肝癌是指单个癌结节最大直径小于 3cm 或两个癌结节合计最大直径小于 3cm 的原发性肝癌。癌结节多呈球形,边界清楚,切面均匀一致,无出血和坏死。

2. 晚期肝癌

晚期肝癌肝脏体积明显增大,重量显著增加,可因瘀胆而呈黄绿色或棕褐色。大体可分以下三型:①巨块型:癌块巨大,直径可超过 10cm,圆形,多位于肝右叶。切面见癌肿中心常有出血、坏死,周围常有数量不等的卫星状癌结节(彩页图8-13)。此型不合并或仅合并轻度肝硬化。②结节型:最多见,常合并有肝硬化。多个圆形或椭圆形癌结节呈散在分布,大小不等,直径多不超过5cm,有的相互融合形成较大的结节。③弥漫型:少见。癌组织弥散于肝内,无明显结节或结节极小。常发生在肝硬化的基础上,形态上易与肝硬化混淆。

(二)镜下变化

按组织起源不同,肝癌有以下三种组织学类型:

1. 肝细胞癌

肝细胞癌最多见,由肝细胞起源,分化程度差异较大。分化较好者癌细胞类似于肝细胞,呈巢状、梁索状或腺管状排列,可分泌胆汁。癌组织血管多,间质少。分化差者异型性明显,癌细胞大小不一,形态各异,可见瘤巨细胞(彩页图8-14)。

2. 胆管上皮癌

胆管上皮癌较少见,起源于肝内胆管上皮细胞。癌细胞与胆管上皮细胞相似,常呈腺管样排列,可分泌黏液。癌组织间质较多,一般不合并肝硬化。

3. 混合细胞型肝癌

混合细胞型肝癌最少见,具有肝细胞癌及胆管上皮癌两种成分。

▶▶ 三、扩散

(一)肝内蔓延或转移

癌组织在肝内直接蔓延可使癌肿范围不断扩大。癌细胞沿门静脉分支播散,可在肝内形成多处转移性癌结节;癌细胞还可逆行至肝外门静脉主干,形成癌栓,引起门静脉高压。

(二)肝外转移

1. 血道转移

癌组织通过肝静脉转移到肺、脑、骨及肾上腺等处,其中以肺转移最为多见。

2. 淋巴道转移

癌组织通过淋巴道主要转移至肝门淋巴结、上腹部淋巴结和腹膜后淋巴结。

3. 种植性转移

癌组织侵入肝表面的癌细胞可脱落直接种植到腹膜和腹部器官表面,形成转移癌。

▶▶ 四、临床表现

肝癌早期临床表现多不明显。随着病变的发展,患者可出现肝区疼痛、肝区肿块、食欲减退、消瘦、乏力、黄疸、腹水等表现。血清甲胎蛋白(AFP)含量增高是临床诊断肝癌的重要依据之一。晚期肝癌的临床经过较为迅速,预后通常较差,病死率极高。主要死因有全身广泛转移、肝功能衰竭及癌结节破裂引起大出血、感染等。

第七节　大肠癌

大肠癌(carcinoma of large intestine)是指由大肠黏膜上皮或腺体发生的恶性肿瘤,为消化道常见恶性肿瘤之一。在消化道肿瘤中,其发生率仅次于胃癌和食管癌,居第三位。患者多为老年人,但青年患者有逐渐增多的趋势。

▶▶ 一、病因

大肠癌的病因尚未完全明了。目前认为与饮食因素和遗传因素关系密切。

（一）饮食因素

高营养、少纤维饮食的人群大肠癌发生率较高,可能与此种饮食结构不利于有规律地排便,延长了食物中可能含有的致癌物与肠黏膜接触的时间有关。此外,肠道内较易生长的厌氧菌分解胆汁酸、中性类固醇代谢产物等可形成致癌物质。

（二）遗传因素

已报告的大肠癌家族性高发现象及遗传性家族性多发性大肠息肉病患者大肠癌的发生率极高,均提示大肠癌的发生与遗传有关。

（三）癌前病变

某些慢性肠疾病如大肠腺瘤或息肉、慢性血吸虫病、慢性溃疡型结肠炎等,因肠黏膜上皮过度增生可能发展成为癌。

▶▶ 二、病理变化

大肠癌的发生部位以直肠最多见(50%),其余依次为乙状结肠、盲肠和升结肠、横结肠、降结肠。

（一）大体变化

大肠癌按大体形态分为以下四种类型:

1. 隆起型

隆起型多发生在右侧大肠。癌块向肠腔内突起,呈息肉状或菜花状(彩页图 8-15),常继发坏死、出血及感染。

2. 溃疡型

本型较多见。癌块表面形成火山口状较深溃疡,底部凹凸不平(彩页图 8-16)。

3. 浸润型

浸润型多发生在左侧大肠。癌组织向肠壁深层弥漫性浸润生长,常累及肠管全周,使局部肠壁增厚、变硬。如伴有纤维组织明显增生,局部肠管可形成环状狭窄。

4. 胶样型

此型少见。患者多为青年人,预后较差。癌块表面及切面均呈半透明胶冻状。

(二) 镜下变化

以高分化和中分化腺癌多见(彩页图 8-17),其次为低分化腺癌、黏液腺癌和印戒细胞癌,未分化癌、类癌和鳞状细胞癌少见。

▶▶ 三、扩散

(一) 直接蔓延

癌组织可穿透大肠管壁直接侵犯邻近组织或器官,如前列腺、膀胱、子宫、腹膜及腹后壁等。

(二) 淋巴道转移

转移率与癌组织浸润肠壁的深度呈正相关。一般先转移至癌所在部位的局部淋巴结,如结肠癌先转移到结肠上、旁、中间或末端淋巴结,直肠癌先转移到直肠旁淋巴结,再沿淋巴引流方向到达远隔淋巴结。偶可侵入胸导管转移到左锁骨上淋巴结。

(三) 血道转移

血道转移多发生在晚期。癌细胞可沿血道转移至全身,以肝转移最常见,还可转移至更远的器官,如肺、骨、脑、肾等。

(四) 种植性转移

癌组织浸润突破肠壁浆膜时,癌细胞可脱落、播散到腹腔内,形成种植性转移。

▶▶ 四、临床表现

大肠癌的临床表现与其发生部位、累及范围密切相关。

(一) 右侧大肠癌

右侧大肠肠腔较宽,癌肿很少引起肠梗阻;肿块体积一般较大,右下腹常可触及包块。癌组织易继发坏死、出血及感染,患者常有贫血及因毒素吸收引起的中毒表现。

(二) 左侧大肠癌

左侧大肠肠腔较小,且癌肿多为环状浸润生长,肠管易发生狭窄而引起肠梗阻,可出现腹痛、腹胀、便秘和肠蠕动增强等表现。

大肠癌癌细胞可产生癌胚抗原(CEA),临床上检测患者血清 CEA 水平的动态变化可以作为大肠癌手术后提示肿瘤复发或转移的指标之一。

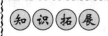

大肠癌的分期与预后

目前大肠癌的分期广泛应用的是改良 Dukes 分期法,其依据是癌组织浸润的深度和淋巴结转移情况,对预后的判断有一定意义。

A 期:癌组织局限于黏膜层,未累及淋巴结,经手术可治愈。

B_1 期:癌组织侵及肌层,但未穿透,无淋巴结转移,五年存活率为 67%。

B_2 期:癌组织穿透肌层,无淋巴结转移,五年存活率为 54%。

C_1:癌组织未穿透肌层,但有淋巴结转移,五年存活率为 43%。

C_2:癌组织穿透肠壁,有淋巴结转移,五年存活率为 22%。

D 期:癌组织发生远隔器官转移,五年存活率很低。

本章小结

本章主要内容如下:

1. 胃溃疡病好发生于胃窦部小弯侧,十二指肠溃疡好发生于球部。消化性溃疡的临床表现主要是上腹部节律性疼痛和饱胀感,反酸、嗳气、呕吐等,还可发生出血、穿孔、幽门梗阻、癌变等并发症。

2. 病毒性肝炎按肝炎病毒类型分为六型,其中甲肝和戊肝经肠道传播,其他类型主要经输血、注射传播。病毒性肝炎的发病机制与病毒在肝细胞内复制时的直接损伤或免疫损伤有关。

各型病毒性肝炎均是以肝细胞变性、坏死为主的变质性炎。按其病程经过及病变的不同又分为急性普通型、慢性普通型和重型。急性普通型肝炎的病变特点是肝细胞广泛变性、坏死轻微;慢性普通型肝炎按其程度又分为轻度、中度和重度。重型肝炎的肝组织发生大面积坏死,按病程经过又分为急性和亚急性两型。

3. 在我国,肝硬化以门脉性肝硬化常见。肝硬化最常见的原因是病毒性肝炎,其发生与肝细胞变性坏死、肝细胞结节状再生和纤维组织增生三种改变反复出现有关。

肝硬化的镜下病变特点是形成假小叶。临床上主要有脾大、脾功能亢进、胃肠道症状、腹水、侧支循环形成等门脉高压的症状和血浆蛋白变化、黄疸、激素灭活减少、出血倾向、肝性脑病等肝功能障碍的表现。

坏死后性肝硬化多由亚急性重型肝炎引起,肝功能障碍严重,较易发生癌变。

4. 食管癌的发生部位最多见于食管中段。早期食管癌癌组织无淋巴结转移。食管癌的组织学类型以鳞状细胞癌最多见。临床上,食管癌主要表现为进行性吞咽困难。

5. 胃癌好发于胃窦部。早期胃癌癌组织局限于黏膜或黏膜下层,未累及肌层,但部分患者可有淋巴结转移。早期胃癌中直径小于 1.0cm 的被称为微小胃癌。组织学上,胃癌大多为腺癌。临床上,胃癌可有上腹部疼痛、肿块及呕血、便血、贫血、消瘦等表现。胃癌的扩散方式包括直接蔓延、淋巴道转移、血道转移及种植性转移。

6. 原发性肝癌分为早期肝癌和晚期肝癌。早期肝癌又称小肝癌,是指单个癌结节最大直径小于 3cm 或两个癌结节合计最大直径小于 3cm 的原发性肝癌。晚期肝癌有巨块型、多结节型和弥漫型三种类型。大多数肝癌的组织学类型为肝细胞癌。肝癌的临床表现包括肝区疼痛和肿块,消瘦、乏力、黄疸,血清 AFP 升高等。其扩散方式包括肝内蔓延或转移、淋巴道和血道转移、种植性转移。

7. 大肠癌以直肠癌最多见,其次为乙状结肠癌。早期大肠癌的癌组织局限在黏膜或黏膜下层,未达肌层。其组织学类型多为腺癌。临床上,右侧结肠癌常表现为腹部包块,左侧结肠癌易出现肠梗阻症状。另外,患者血 CEA 常升高,CEA 的动态监测可用于判断病情的变化。

第 九 章

泌尿系统疾病

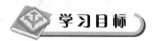

- 掌握各型肾小球肾炎、肾盂肾炎和膀胱癌主要的病变特点和临床表现。
- 熟悉肾盂肾炎的病因和感染途径。
- 了解肾小球肾炎的病因和发病机制,膀胱癌的病因。

泌尿系统包括肾、输尿管、膀胱和尿道。肾是其中最重要的器官,它不仅可将体内的代谢废物和毒物排出体外,而且对调节体内水、电解质和酸碱平衡都有很重要的作用。此外,肾还具有内分泌作用,可分泌重要的激素,如前列腺素、肾素、促红细胞生成素等。

肾单位是肾的基本结构和功能单位,由肾小球和肾小管组成。其中肾小球的主要功能是滤过功能,肾小管的主要功能是重吸收和浓缩功能。每个肾约有 130 万个肾单位。在正常情况下,肾单位交替进行活动,因此肾具有很大的储备代偿能力。

肾小球由毛细血管丛和肾球囊构成(彩页图 9-1)。肾小球滤过膜分三层,外层为脏层上皮细胞,中间为基底膜,内层为内皮细胞。

在泌尿系统疾病中,肾的疾病比较常见且对机体危害较大。本章重点介绍肾小球肾炎和肾盂肾炎,还将介绍泌尿系统最常见的恶性肿瘤——膀胱癌。

第一节 肾小球肾炎

肾小球肾炎(glomerulonephritis)简称肾炎,是一种以肾小球损害为主要病变的变态反应性炎症,是比较常见的疾病。肾炎的早期症状常不明显,易被忽略,往往有明显症状时已是晚期,因此它是引起肾衰竭最常见的原因。肾小球肾炎分为原发性和继发性两大类,原发性肾小球肾炎是指原发于肾的独立性疾病,病变主要累及肾。继发性肾小球肾炎是由其他疾病引起的或只是全身性疾病的一部分,如红斑狼疮性肾炎、过敏性紫癜性肾炎、血管病变(如高血压)、代谢疾病(如糖尿病)等都可引起肾小球病变。本节仅介绍原发性肾小球肾炎。

▶▶ 一、病因及发病机制

肾小球肾炎的病因和发病机制尚未完全明了。但大量实验和临床研究证明，大多数肾小球肾炎是由抗原抗体复合物沉积于肾小球而引起的变态反应性疾病，而且，不同抗原物质形成的免疫复合物沉积的方式和部位不同，引起的肾小球肾炎的病变也有所不同。细胞免疫可能对某些肾炎的发病也有一定的作用。

（一）肾小球原位免疫复合物形成

肾小球固有的抗原或随血液运行植入肾小球内的抗原，刺激机体产生相应抗体，抗原抗体在肾小球原位直接反应，形成免疫复合物，引起肾小球损伤（图9-1）。

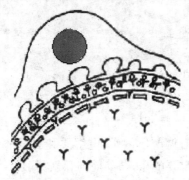

图9-1 肾小球原位免疫复合物形成示意图

形成肾小球原位免疫复合物的抗原包括下列两种抗原：

（1）肾小球基底膜抗原。在受到感染或某些因素的作用下，肾小球基底膜的结构发生改变而具有抗原性；某些细菌、病毒或其他物质与肾小球基底膜有共同抗原性，这些抗原刺激机体产生的抗体可与肾小球基底膜起交叉反应。用免疫荧光法检查可见，免疫复合物沿肾小球毛细血管基底膜沉积呈连续的线形荧光。由抗肾小球基底膜抗体引起的肾炎被称为抗肾小球基底膜性肾炎，它是一种自身免疫性疾病。这类肾炎较少见，约占5%。

（2）植入性抗原。免疫球蛋白、DNA、细菌产物、病毒蛋白以及聚合的大分子蛋白等，都可能与肾小球内的成分结合形成植入性抗原。用免疫荧光法检查可见，免疫复合物在肾小球内呈不连续的颗粒状荧光。此种肾炎较常见。

（二）循环免疫复合物沉积

引起循环免疫复合物的抗原包括：①外源性抗原，如细菌、病毒、寄生虫、异种蛋白、药物等。②内源性抗原，如DNA、甲状腺球蛋白及肿瘤抗原等。抗原抗体在血液循环内结合，形成抗原抗体复合物。这些抗原抗体复合物随血液流经肾时，在肾小球内沉积引起肾小球损伤（图9-2）。

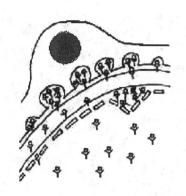

图 9-2　循环免疫复合物沉积于肾小球示意图

▶▶ 二、肾小球肾炎的常见类型

肾小球肾炎的类型比较复杂。近些年来,通过开展肾穿刺活检术,对肾炎的病理变化和病变发展过程的认识有了很大提高。肾小球肾炎主要有以下六种类型:

(一) 急性弥漫性增生性肾小球肾炎

急性弥漫性增生性肾小球肾炎(acute diffuse proliferative glomerulonephritis)的病变特点是肾小球毛细血管的内皮细胞和系膜细胞明显增生,又称毛细血管内增生性肾炎,病变为弥漫性,两侧肾几乎全部肾小球皆受累。大多发生在咽部或皮肤链球菌感染后 1～4 周,是链球菌感染引起的变态反应性疾病,故又被称为链球菌感染后肾炎。除链球菌外,流行性腮腺炎病毒、麻疹病毒、水痘病毒、乙型肝炎病毒、葡萄球菌、肺炎球菌及寄生虫等感染后也可引起急性增生性肾炎。此型肾炎多见于儿童,成人也可发生,但病变往往比儿童严重。

1. 病理变化

(1) 大体变化:早期变化不明显。随病程的发展,双侧肾脏出现轻度或中度肿大、包膜紧张、表面光滑、色较红,称大红肾。当肾小球毛细血管发生破裂出血,肾脏表面及切面可见散在的粟粒大小的出血点,称蚤咬肾。切面可见皮质由于炎性水肿而增宽,纹理模糊,与髓质分界明显。

(2) 镜下变化:双侧肾绝大多数肾小球受累。肾小球体积增大,细胞数目明显增多(彩页图 9-2)。增生的细胞主要为系膜细胞和内皮细胞,还可见中性粒细胞和单核细胞浸润。肾小球毛细血管管腔狭窄甚至闭塞,引起肾小球缺血。严重时,毛细血管管腔内有血栓形成,毛细血管壁发生纤维素样坏死。肾球囊及肾小管管腔内可见红细胞、纤维蛋白等渗出。肾间质充血、水肿,有中性粒细胞、淋巴细胞及单核细胞浸润。

电子显微镜下显示,基底膜和脏层上皮细胞间有散在电子密度高的沉积物呈驼峰状沉积(图 9-3)。免疫荧光检查显示,沿基底膜和系膜区有散在的 IgG 和 C3 沉积,呈颗粒状荧光。

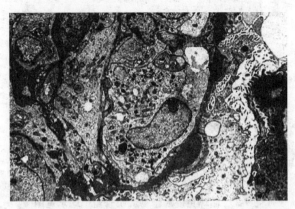

图9-3　急性弥漫性增生性肾小球肾炎(电镜下)

2. 临床表现

急性弥漫性增生性肾小球肾炎表现为急性肾炎综合征:血尿、蛋白尿、管型尿、水肿、高血压,严重者可有氮质血症。血尿、蛋白尿、管型尿是由于肾小球毛细血管损伤引起血管通透性增加所致。血尿常是患者最早出现的症状。蛋白尿程度一般不很严重。由于肾小球毛细血管管腔狭窄,血流减少,肾小球滤过率降低,而肾小管重吸收功能无明显障碍,导致水、钠在体内潴留而引起水肿。严重时可引起氮质血症。水肿常以眼睑、面部等皮下组织疏松的部位较为明显。高血压可能与水、钠潴留引起的血量增加有关。

(二) 快速进行性肾小球肾炎

快速进行性肾小球肾炎(rapidly progressive glomerulonephritis,RPGN)多见于青年人和中年人,儿童与老年人也可发生,但较少见。此型肾炎病情发展迅速,如未及时治疗,常在数周至数月内发生肾衰竭,死于尿毒症。其病变特点为多数肾球囊壁层上皮细胞增生形成新月体,故又称新月体性肾小球肾炎或毛细血管外增生性肾小球肾炎。

1. 病理变化

(1) 大体变化:双侧肾体积增大,颜色苍白。切面皮质增厚,纹理模糊,皮质与髓质分界清楚;肾皮质内可见散在点状出血。

(2) 光镜下变化:大部分肾小球内有具特征性的新月体或环状体形成。早期,新月体主要由增生的肾球囊壁层上皮细胞和单核细胞组成,称为细胞性新月体(彩页图9-3)。随后,新月体内逐渐出现纤维组织增生。最终,新月体内的细胞和渗出物完全由纤维组织替代,成为纤维性新月体。新月体形成后,一方面压迫毛细血管丛,另一方面肾球囊增厚与球丛粘连,使肾球囊腔闭塞,肾小球的结构和功能遭到严重破坏,最后,整个肾小球纤维化和玻璃样变性。肾小球纤维化后,相应的肾小管也萎缩、消失,肾间质水肿,炎细胞浸润,后期见纤维组织增生。

(3) 电镜下变化:可见新月体形成以及肾小球毛细血管基底膜缺损或断裂。部分病例在基底膜上、膜内或膜下可见电子密度高的沉积物。

免疫荧光检查发现,部分患者呈现连续的线形荧光,部分患者为颗粒状荧光,还有部分患者为阴性。

2. 临床表现

临床上表现为快速进行性肾炎综合征,初期与急性肾炎综合征相似,但发展迅速,很快表现为少尿、无尿,伴氮质血症,数周至数月发展为肾衰竭,预后极差。尿量减少和氮质血症与大量新月体形成后阻塞肾小球囊腔,导致肾小球滤过停止有关。大量肾单位纤维化、玻璃样变,肾组织缺血,通过肾素-血管紧张素系统的作用,可发生高血压。由于病变广泛,大量代谢产物在体内堆积,水、电解质和酸碱平衡调节紊乱,最后可导致肾衰竭。

（三）膜性肾小球肾炎

膜性肾小球肾炎(membranous glomerulonephritis)是引起成人肾病综合征最常见的原因。起病缓慢,病程长,多见于中老年人,40 岁左右为高发年龄,男性多于女性。主要病变为弥漫性肾小球毛细血管基底膜增厚。因其炎性反应不明显,又被称为膜性肾病。

1. 病理变化

（1）大体变化:早期可见肾肿胀,体积增大,颜色苍白,呈现"大白肾"外观。切面皮质明显增厚,髓质无特殊变化。晚期,肾脏体积缩小,表面呈细颗粒状。

（2）光镜下变化:早期病变不明显,易与轻微病变性肾小球肾炎混淆。随着病变的加重,肾小球毛细血管壁逐渐均匀增厚并不断加重(彩页图9-4)。

（3）电镜下变化:可见上皮细胞下有多数细小的小丘状沉积物。基底膜表面形成许多钉状突起插入小丘状沉积物之间,钉状突起与基底膜垂直相连,形如梳齿样。病变早期沉积物和基底膜钉状突起少而细小,以后逐渐增多、增大,基底膜增厚,钉状突起伸向沉积物表面将沉积物包围,最后大量沉积物被埋藏在增厚的基底膜内,基底膜高度增厚。沉积物在增厚的基底膜内逐渐溶解,使基底膜呈虫蚀状。以后这些空隙由基底膜物质填充(图9-4)。由于基底膜高度增厚,故毛细血管管腔狭小甚至闭塞。最终整个肾小球纤维化和玻璃样变性。

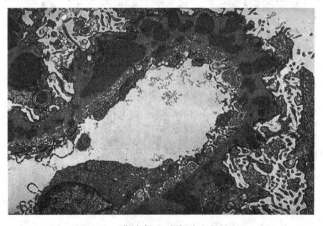

图9-4　膜性肾小球肾炎(电镜下)

免疫荧光检测显示病变各期沉积物内均含有 IgG 和 C3 ,沿肾小球基底膜外侧沉积,呈不连续的颗粒状荧光。

2. 临床表现

临床上出现肾病综合征的表现:高度蛋白尿、高度水肿、高脂血症和低蛋白血症,即"三高一低"。由于肾小球基底膜严重损伤,通透性显著增加,导致大量蛋白由尿中排出,血浆蛋白减少,引起低蛋白血症;而血浆胶体渗透压降低又可使血管内液体进入组织间隙,组织发生水肿。同时,由于肾小球血流量和肾小球滤过减少,醛固酮和抗利尿激素分泌增加,引起水、钠潴留,可进一步加重水肿。因此水肿很严重,往往为全身性,以眼睑和身体下垂部位最明显,严重者还可有胸水和腹水。高脂血症的原因还不很清楚,可能与低蛋白血症刺激肝脏合成各种血浆蛋白包括脂蛋白增多有关。晚期,可因肾小球硬化而引起高血压和氮质血症。

（四）轻微病变性肾小球肾炎

轻微病变性肾小球肾炎(minimal change glomerulonephritis)在光学显微镜下肾小球无明显变化或病变轻微。因为肾小管上皮细胞内常有大量脂质沉积,故又称之为脂性肾病。

此型肾小球肾炎是儿童肾病综合征最常见的原因。此病变可完全恢复,采用皮质激素治疗效果很好。其病因和发病机制尚不清楚。

1. 病理变化

（1）大体变化:双侧肾肿胀,体积较大,颜色苍白。由于大量脂类沉着于肾小管上皮细胞,切面可见黄色条纹。

（2）光镜下变化:肾小球无明显变化,肾小管上皮细胞内有大量玻璃样小体和脂质空泡,主要是由于大量的脂蛋白从肾小球滤出被肾小管重吸收所致。肾小管腔内有蛋白管型形成。

（3）电镜下变化:多数肾小球足细胞足突消失,胞体扁平,胞质空泡变性,故该病又被称为足突病(图9-5)。细胞表面常有多数微绒毛形成。

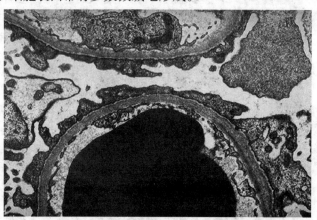

图9-5　轻微病变性肾小球肾炎(电镜下)

2. 临床表现

大多数为肾病综合征的表现,有大量高度选择性的蛋白尿,尿中主要是含小分子的白蛋白。由于肾小球的病变轻微,故一般无血尿和高血压,肾功能也不受影响。

（五）IgA 肾病

IgA 肾病(IgA nephropathy)是一种由 Berger 于 1968 年首先报告的肾小球肾炎,故又称 Berger 病。这种疾病多发生于儿童和青年人,男性多于女性,有些患者在发病前有上呼吸道感染史。IgA 肾病是引起反复性肉眼和镜下血尿最常见的原因。

IgA 肾病的组织学差异很大。早期病变轻微,呈局灶性,仅少数肾小球有轻度系膜增宽和节段性增生。有些病变明显,出现大量系膜增生(彩页图 9-5),偶有少数可发展为新月体性肾小球肾炎。免疫荧光检测显示系膜区内有 IgA 沉积是诊断本病的重要依据。电镜观察大多数病变系膜中有电子致密物沉积。

患者的主要症状为复发性血尿,可同时伴有轻度蛋白尿,少数患者可出现肾病综合征。过去认为 IgA 肾病预后很好,但经过长期随访观察发现,IgA 肾病多呈慢性进行性过程。约半数患者病变逐渐发展,最终出现慢性肾衰竭。

（六）慢性硬化性肾小球肾炎

慢性硬化性肾小球肾炎(chronic sclerosing glomerulonephritis)是各种类型肾小球肾炎发展到晚期的结果。多数患者过去有肾炎的病史。约 25% 的患者起病缓慢,无自觉症状,无肾炎病史,发现时已是晚期。其病变特点是出现大量肾小球纤维化及玻璃样变性。

1. 病理变化

（1）大体变化:两侧肾对称性萎缩、变小,颜色苍白,重量减轻,质地变硬,表面呈弥漫性细颗粒状,称颗粒性固缩肾。切面见肾皮质变薄,纹理模糊不清,皮髓质分界不明显(彩页图 9-6)。肾盂周围脂肪组织增多。小动脉壁增厚、变硬,呈哆开状。

（2）镜下变化:早期可见原发肾炎的病变特点。晚期大量肾小球纤维化及玻璃样变,有的形成无结构的玻璃样小团。其所属的肾小管发生萎缩、纤维化、消失。纤维组织收缩,使纤维化、玻璃样变的肾小球相互靠近、集中。有些纤维化的肾小球消失于增生的纤维结缔组织中。存留的肾小球代偿性肥大、肾小管扩张,肾小管上皮细胞呈立方或高柱状,有些肾小管明显扩大呈小囊状,上皮细胞扁平。扩张的肾小管管腔内常有各种管型。间质纤维组织增生明显,并有大量淋巴细胞和浆细胞浸润。肾内的细动脉和小动脉发生硬化,管腔变窄。

2. 临床表现

有慢性肾炎综合征的表现:多尿、夜尿、尿相对密度降低、高血压、贫血、氮质血症和尿毒症。由于大量肾单位被破坏,功能丧失,残存肾单位血流量增多,形成的尿液增多,通过肾小管的速度随之加快而来不及被重吸收,从而出现多尿、夜尿、尿相对密度降低。由于大量肾单位纤维化,肾组织严重缺血,肾素分泌增加,导致血压升高。长期高血压可加重左心室负荷,引起左心室代偿性肥大,严重时导致心力衰竭。贫血与肾组织被大量破坏引起促红细胞生成素生成减少以及毒素抑制骨髓造血功能有关。由于肾单位进行性破坏,残留的肾单位逐渐减少,造成体内代谢废物不能排出,水、电解质代谢和酸碱平衡发生紊乱,最后可导致氮质血症和肾衰竭。

第二节　肾盂肾炎

肾盂肾炎(pyelonephritis)是一种由各种病原微生物感染引起的累及肾盂、肾间质和肾小管的化脓性炎症。它在临床上可发生于任何年龄,女性多见。

▶▶ 一、病因及发病机制

引起肾盂肾炎的病原微生物很多,主要由细菌感染引起。最常见的致病菌为大肠杆菌,占所有病例的 60% ~ 80% ,其他为变形杆菌、副大肠杆菌、葡萄球菌等,偶见真菌、原虫、衣原体或病毒感染。急性肾盂肾炎多为单一细菌感染,慢性肾盂肾炎多为两种或多种细菌混合感染。

肾盂肾炎的感染途径通常有以下两种:

(一) 上行性感染

上行性感染又称逆行性感染,是肾盂肾炎的主要感染途径。正常情况下尿道口及其周围有不同数量的病原体,但不致病。在某些诱因(如机体抵抗力降低、尿流不畅等)作用下,病原体可侵入并沿尿道,经膀胱、输尿管或沿输尿管周围的淋巴管上行至肾盂和肾间质引起一侧或双侧肾组织病变。尤其当膀胱输尿管尿液反流时,更容易引发。此种感染的病原菌多数为大肠杆菌。

(二) 血源性感染

血源性感染又称下行性感染,细菌从身体某处感染灶侵入血液,随血流到达肾引起病变。通常双侧肾同时受累,致病菌以金黄色葡萄球菌为主。

肾盂肾炎的发生常有一定的诱因。正常时,尿液的不断流动或排空、膀胱黏膜分泌的有机酸和分泌型 IgA、膀胱黏膜内的白细胞均具有防止感染的作用。尿路结石、前列腺肥大、肿瘤、妊娠、尿道炎症及损伤后致瘢痕增生、肾盂输尿管畸形或发育不全以及膀胱功能障碍等各种因素造成尿液排出受阻,残存的尿液增加,使入侵的细菌易于繁殖并向上蔓延,从而促发肾盂肾炎。先天性输尿管开口异常引起膀胱输尿管尿液反流也可诱发肾盂肾炎。此外,膀胱镜检查、导尿以及尿道手术时如将细菌带入或损伤膀胱、尿道黏膜,也易引起感染并诱发肾盂肾炎。女性由于尿道较短及激素变化等原因,尿路感染的机会明显多于男性。

▶▶ 二、病理变化及临床表现

肾盂肾炎按其病程经过分为急性和慢性两种。

（一）急性肾盂肾炎

1. 病理变化

（1）大体变化：病变累及单侧或双侧肾，病变肾脏体积增大，表面充血，散在分布着大小不一、稍隆起的黄白色脓肿。切面见肾盂黏膜充血、水肿，有脓性渗出物覆盖，髓质内有黄白色条纹状病灶向皮质延伸，并可见脓肿灶。

（2）镜下变化：上行性感染引起的病变首先累及肾盂，表现为肾盂黏膜充血、水肿，大量中性粒细胞浸润，炎症沿肾小管及周围组织播散，导致肾间质化脓性病变（彩页图9-7），肾小管管腔内充满脓细胞。肾小球病变一般不明显。血源性感染引起的化脓性病变则先累及肾皮质的肾小球及其周围的间质，以后逐渐蔓延到肾盂。

2. 临床表现

急性肾盂肾炎起病急，出现寒战、发热、血中白细胞增多、头痛、乏力、食欲减退等全身症状和体征，可有腰部酸痛和肾区叩击痛。尿的改变主要表现为脓尿和菌尿，也可有蛋白尿、管型尿和血尿。因炎症刺激膀胱三角区，患者可有尿频、尿急、尿痛等膀胱刺激征。

3. 结局

急性肾盂肾炎如得到及时彻底的治疗，绝大多数患者可痊愈；少数患者由于治疗不彻底或诱因未消除，可反复发作而转为慢性。个别病变严重尤其是伴有糖尿病的患者，可出现肾乳头坏死、肾盂积脓或肾周围脓肿等并发症。

（二）慢性肾盂肾炎

1. 病理变化

（1）大体变化：病变肾体积缩小、质地变硬、表面凹凸不平，一侧或双侧肾出现不规则凹陷性瘢痕。由于病变分布不均，故两侧肾大小不等，病变不对称。切面见皮质与髓质的分界不清，肾乳头萎缩，肾盂、肾盏因瘢痕收缩而变形。

（2）镜下变化：病变在肾内呈片状分布于相对正常的肾组织间，病变区多数肾小管萎缩，间质纤维化，肾球囊周围纤维化，囊壁呈同心层样纤维化，以后肾小球纤维化和玻璃样变。残余的肾小管呈代偿性扩张，腔内充以红染的蛋白管型，上皮细胞受压呈扁平状，形似甲状腺滤泡。部分肾小球呈代偿性肥大。肾盂黏膜增厚，上皮发生坏死、脱落、增生或鳞状上皮化生等改变。肾间质内有较多的淋巴细胞、浆细胞及单核细胞浸润，纤维组织增生（彩页图9-8）。有时，在慢性炎症的基础上可出现急性炎症改变，有大量中性粒细胞浸润，甚至形成小脓肿。

2. 临床表现

慢性肾盂肾炎病程长，可反复急性发作，临床表现为腰部酸痛、发热、脓尿、菌尿等。由于肾小管病变出现早且重，故患者较早即可出现因肾小管浓缩功能降低而导致的多尿和夜尿，而蛋白尿较轻。以后因肾组织纤维化及血管硬化，肾组织缺血使肾素分泌增加，从而导致血压升高。晚期因大量肾组织被破坏，患者出现慢性肾衰竭和尿毒症。

3. 结局

经及时治疗和消除各种诱因可控制病变发展。如病变广泛且累及双肾，患者可出现慢性肾衰竭和尿毒症,还可因高血压而发生心力衰竭。

第三节 膀胱癌

膀胱癌(carcinoma of the bladder)是泌尿系统最常见的恶性肿瘤,多发生于 40 ~ 60 岁,男性多见。

▶▶ 一、病因

膀胱癌的发病因素不是很清楚。长期从事苯胺染料生产及接触此类物质较多的纺织、印染、橡胶、电缆、制革等行业的作业人员发病率较高。另外,长期吸烟、某些病毒感染、膀胱慢性炎症及结石的长期刺激也可诱发膀胱癌。

▶▶ 二、病理变化

(一) 大体变化

肿瘤好发于膀胱侧壁和膀胱三角区近输尿管开口处,单发或多发,直径多在数毫米至数厘米。切面灰白,有时可见坏死等改变。分化较好的肿瘤多呈乳头状或息肉状(彩页图9-9);分化较差的肿瘤常呈扁平状突起,无蒂,基底部较宽,底部向深层组织浸润,并且多伴发出血和感染。

(二) 镜下变化

膀胱癌 90% 为移行细胞癌,少数为鳞状细胞癌、腺癌及未分化癌。移行细胞癌按癌组织的分化程度分为三级。

Ⅰ级:肿瘤形成典型的乳头状结构,但形状不规则,常彼此粘连。癌细胞异型性较小,核分裂象少见。移行上皮的特征明显,细胞层次增多,常达 5 层以上,但极性无明显紊乱(彩页图9-10)。多数病例不侵犯周围黏膜。

Ⅱ级:肿瘤除形成乳头状结构外,还形成或多或少的实性癌巢,并侵入邻近的固有膜和肌层。癌细胞异型性较明显,表现为大小不等、形态不一,核深染、分裂象多见,可见瘤巨细胞。细胞层次明显增多且极性消失。

Ⅲ级:癌细胞呈高度异型性,核分裂象多且有病理性核分裂象,有较多瘤巨细胞。细胞排列分散,极性消失,移行上皮结构特征完全消失。癌组织常浸润至膀胱壁深层肌组织,甚至可侵及邻近的器官。

▶▶ 三、扩散

膀胱癌主要经淋巴道转移到局部淋巴结,进而可累及子宫旁、髂动脉旁和主动脉旁淋巴结。晚期可发生血道转移,常转移至肝、肺、骨髓、肾和肾上腺等处。

▶▶ 四、临床表现

膀胱癌最常见和突出的临床表现是无痛性血尿,其发生与肿瘤的乳头断裂、癌组织坏死、溃疡形成或并发膀胱炎有关。当癌组织侵犯膀胱壁,刺激膀胱黏膜或并发感染时,患者可有膀胱刺激症状。肿瘤如堵塞输尿管开口可引起肾盂积水、肾盂肾炎或肾盂积脓。膀胱癌术后容易复发,其预后与组织学分级及浸润深度密切相关,Ⅰ级患者 10 年生存率可达98%,而Ⅲ级患者 10 年生存率仅 40%。

本章小结

本章主要内容如下:

1. 肾小球肾炎是因原位免疫复合物或循环免疫复合物沉积在肾小球而引起的炎症性疾病。由于免疫复合物种类不同以及沉积的位置不同,肾小球肾炎有多种类型。

急性弥漫性毛细血管内增生性肾小球肾炎的病变特点是系膜细胞和内皮细胞明显增生,临床表现为急性肾炎综合征(血尿、蛋白尿、管型尿、水肿、高血压)。

新月体性肾小球肾炎以新月体形成为病变特征,表现为快速进行性肾炎综合征(初期与急性肾炎综合征相似,但发展迅速,很快表现为少尿、无尿,伴氮质血症,数周至数月发展为肾衰竭)。

膜性肾小球肾炎又被称为膜性肾病,其病变特点是肾小球基膜显著增厚,临床表现为肾病综合征(高度蛋白尿、高度水肿、高脂血症和低蛋白血症,即"三高一低"),是成人肾病综合征最常见的原因。

轻微病变性肾小球肾炎的病变特点是弥漫性上皮细胞足突消失,因肾小管上皮细胞内有脂质沉积,故又被称为脂性肾病。它是儿童肾病综合征最常见的原因。

IgA 肾病的组织学改变差异大,免疫荧光检查显示系膜区有 IgA 沉积是诊断本病的重要依据。主要症状为复发性血尿,是引起反复发作的镜下或肉眼血尿最常见的原因。

慢性硬化性肾小球肾炎是不同类型肾小球肾炎发展到晚期阶段的肾炎类型,其病变特点是大量肾小球纤维化和玻璃样变性、肾间质纤维化。表现为慢性肾炎综合征(多尿、夜尿、尿相对密度降低、高血压、贫血、氮质血症和尿毒症)。

2. 肾盂肾炎大多是因细菌感染引起的肾盂、肾间质的化脓性炎症。其感染途径大多为上行性感染。

急性肾盂肾炎是肾盂、肾间质的急性化脓性炎症,除有全身症状外,还可有菌尿、脓尿、管型尿和膀胱刺激征。

慢性肾盂肾炎的主要病变是肾盂、肾盏和肾间质纤维化,后期出现肾小球纤维化和玻璃样变性。其临床表现为间歇性无症状性菌尿或急性肾盂肾炎发作,晚期出现由高血压引起的心力衰竭和慢性肾衰竭。

3. 膀胱癌是泌尿系统最常见的恶性肿瘤,好发于膀胱侧壁和膀胱三角区,呈乳头状或息肉状,大多为移行细胞癌;最突出的症状是无痛性血尿;主要经淋巴道转移,晚期可发生血道转移。

第 十 章

内分泌系统疾病

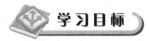 学习目标

- 掌握弥漫性非毒性甲状腺肿、弥漫性毒性甲状腺肿、甲状腺腺瘤、甲状腺癌以及糖尿病的病理变化及临床表现。
- 熟悉糖尿病的分类。
- 了解甲状腺疾病与糖尿病的病因和发病机制。

内分泌系统与神经系统共同调节机体的生长发育和代谢,维持机体内环境的稳定。内分泌系统包括内分泌腺、内分泌组织(如胰岛)和散在于各系统或组织内的内分泌细胞。内分泌系统的组织细胞增生、肿瘤、炎症、血液循环障碍、遗传性及其他病变均可引起激素分泌增多或减少,导致功能的亢进或减退,使相应靶组织或器官增生、肥大或萎缩,组织细胞的代谢发生障碍。内分泌系统疾病种类繁多,本章主要介绍甲状腺疾病和糖尿病。

第一节 甲状腺疾病

▶▶ 一、弥漫性非毒性甲状腺肿

弥漫性非毒性甲状腺肿(diffuse nontoxic goiter)又称单纯性甲状腺肿(simple goiter),是指由于缺碘导致甲状腺素分泌不足,促甲状腺素(TSH)分泌增多,甲状腺滤泡上皮增生,胶质堆积所引起的甲状腺肿大。一般不伴甲状腺功能亢进。本病常常呈地方性分布,故又称地方性甲状腺肿(endemic goiter),也可为散发性。我国各地均有散发。

(一) 病因和发病机制

1. 缺碘

地方性水、土、食物中缺碘或机体(青春期、妊娠期、哺乳期)对碘的需求量增加造成相对缺碘时,甲状腺素合成减少,通过反馈刺激垂体 TSH 分泌增多,甲状腺滤泡上皮细胞摄碘功

能增强且增生,甲状腺素合成有所增加。但如果持续长期缺碘,一方面滤泡上皮增生,另一方面所合成的甲状腺球蛋白不能碘化而被上皮细胞吸收、利用,滤泡腔内充满胶质,使甲状腺肿大。用碘化食盐和其他含碘丰富的食物可预防或治疗本病。

2. 致甲状腺肿因子的作用

(1)水中钙和氟可引起甲状腺肿。因其影响肠道碘的吸收,且使滤泡上皮细胞膜的钙离子增多,从而抑制甲状腺素的分泌。

(2)某些食物(如卷心菜、木薯、菜花、大头菜等)可致甲状腺肿。如木薯内含氰化物,抑制碘化物在甲状腺内的运送。

(3)硫氰酸盐可妨碍碘向甲状腺聚集。

(4)某些药物如硫脲类药、磺胺药、锂、钴及高氯酸盐等,可抑制碘离子的浓集或碘离子的有机化。

3. 高碘

常年饮用含碘高的水,因碘摄入过多,过氧化物酶的功能基团过多地被占用,影响了酪氨酸氧化,因而碘的有机化过程受阻,甲状腺发生代偿性肿大。

4. 遗传与免疫

家族性甲状腺肿的原因是激素合成中有关酶的遗传性缺乏,如过氧化物酶、去卤化酶的缺陷及碘酪氨酸偶联缺陷等。有人认为,甲状腺肿的发生有自身免疫机制的参与。

（二）病理变化

根据非毒性甲状腺肿的发生、发展过程和病变特点,可分为三个时期。

1. 增生期

增生期又称弥漫性增生性甲状腺肿。大体上甲状腺弥漫性对称性中度增大,一般不超过150g(正常20~40g),表面光滑(彩页图10-1)。镜下可见滤泡上皮增生呈立方或低柱状,伴小滤泡和小假乳头形成,胶质较少,间质充血。甲状腺功能无明显改变。

2. 胶质贮积期

胶质贮积期又称弥漫性胶样甲状腺肿。因长期持续缺碘,胶质大量贮积。大体上甲状腺弥漫性对称性显著增大,质量为200~300g,有的可达500g以上,表面光滑,切面呈淡或棕褐色,半透明胶冻状。镜下可见部分上皮增生,可有小滤泡或假乳头形成,大部分滤泡上皮复旧变扁平,滤泡腔高度扩大,大量胶质贮积(彩页图10-2)。

3. 结节期

结节期又称结节性甲状腺肿。本病后期滤泡上皮增生与复旧或萎缩不一致,分布不均。大体上甲状腺呈不对称结节状增大,结节大小不一,有的结节境界清楚(但无完整包膜),切面可有出血、坏死、囊性变、钙化和疤痕形成。镜下可见部分滤泡上皮呈柱状或乳头状增生,小滤泡形成;部分上皮复旧或萎缩,胶质贮积。间质纤维组织增生、间隔包绕形成大小不一的结节状病灶。

（三）临床表现

本病的主要表现是甲状腺肿大,大多无其他症状,部分患者后期可引起压迫、窒息、吞咽和呼吸困难。少数患者可伴甲状腺功能亢进或低下,极少数可癌变。

▶▶ 二、弥漫性毒性甲状腺肿

弥漫性毒性甲状腺肿(diffuse toxic goiter)是指血中甲状腺素过多作用于全身各组织所引起的临床综合征,临床上统称为甲状腺功能亢进症(hyperthyroidism),简称甲亢。由于约有 1/3 的患者有眼球突出,故又被称为突眼性甲状腺肿,也有人将毒性甲状腺肿称为 Graves 或 Basedow 病。本病多见于女性,男女之比为 1:4 ~ 1:6,以 20 ~ 40 岁最多见。

（一）病因和发病机制

目前一般认为本病是一种自身免疫性疾病,其根据是:①血中球蛋白增高,并有多种抗甲状腺的自身抗体,且常与一些自身免疫性疾病并存。②血中存在与 TSH 受体结合的抗体,具有类似 TSH 的作用,如甲状腺刺激免疫球蛋白(TSI)和甲状腺生长免疫球蛋白(TGI)。TSI 通过激活腺苷环化酶和磷脂酰肌醇通路引起甲状腺素过多分泌,TGI 则刺激甲状腺滤泡上皮增生,两者共同作用引起毒性甲状腺肿。③可能与遗传有关。发现某些患者亲属中也患有此病或其他自身免疫性疾病。④有的患者有精神创伤史。精神创伤可能通过干扰免疫系统来促进自身免疫性疾病的发生。

（二）病理变化

（1）大体变化:甲状腺呈弥漫性对称性增大,为正常的 2 ~ 4 倍,表面光滑,较软,切面灰红呈分叶状,胶质少。甲亢手术前往往须经碘治疗,治疗后甲状腺病变有所减轻,甲状腺体积缩小、质变实,似牛肉样外观。

（2）镜下变化:①滤泡上皮增生呈高柱状,有的呈乳头状增生,并有小滤泡形成。②滤泡腔内胶质稀薄,滤泡周边胶质出现许多大小不一的上皮细胞吸收空泡(彩页图 10-3)。③间质血管丰富、充血,淋巴组织增生。经碘治疗后,上皮细胞变矮、增生减轻,胶质增多变浓,吸收空泡减少。间质血管减少、充血减轻,淋巴细胞也减少。

除甲状腺病变外,全身淋巴组织增生,胸腺和脾增大,心脏肥大、扩大,心肌和肝细胞可有变性、坏死及纤维化。眼球突出的原因是眼球外肌水肿、球后纤维脂肪组织增生、淋巴细胞浸润和黏液水肿。

（三）临床表现

甲亢患者临床上主要表现为甲状腺肿大,基础代谢率和神经兴奋性升高,如心悸、多汗、烦热、潮汗、脉搏快、手震颤、多食、消瘦、乏力和突眼等。

▶▶ 三、甲状腺肿瘤

（一）甲状腺腺瘤

甲状腺腺瘤(thyroid adenoma)是由甲状腺滤泡上皮发生的一种常见的良性肿瘤。该病往往在无意中被发现,中青年女性多见。肿瘤生长缓慢,随吞咽活动而上下移动。

（1）大体变化：多为单发，瘤块呈圆形或类圆形，直径3~5cm；切面多为实性，色灰白或棕黄；可并发出血、囊性变、钙化和纤维化；有完整的包膜，可压迫周围组织。

（2）镜下变化：甲状腺腺瘤根据组织形态学特点分为胚胎性腺瘤、胎儿型腺瘤、单纯性腺瘤、胶样腺瘤、嗜酸性细胞腺瘤、非典型腺瘤等类型。

结节性甲状腺肿和甲状腺腺瘤的诊断及鉴别要点：①前者常为多发结节，无完整包膜；后者一般为单发，有完整包膜。②前者滤泡大小不一致，一般比正常的大；后者则相反。③前者周围甲状腺组织无压迫现象，邻近甲状腺内与结节内有相似病变；后者周围甲状腺有压迫现象，周围和远处甲状腺组织均正常。

（二）甲状腺癌

甲状腺癌是一种比较常见的恶性肿瘤，大约占甲状腺原发性上皮性肿瘤的1/3，任何年龄均可发生，以40~50岁多见。不同类型甲状腺癌生长规律有很大差异，有的生长缓慢似腺瘤；有的原发灶很小而转移灶较大，首先表现为颈部淋巴结肿大而就诊。大多数甲状腺癌患者的甲状腺功能正常，少数可出现甲状腺功能亢进或低下。根据组织学特点的不同，甲状腺癌有以下类型：

1. 乳头状腺癌

乳头状腺癌（papillary adenocarcinoma）是甲状腺癌中最常见的类型，约占60%，青少年、女性多见，肿瘤生长慢，恶性程度较低，预后较好。局部淋巴结转移较早。

大体上，肿瘤一般呈圆形，直径2~3 cm，无明显包膜，质较硬。切面灰白，部分病例有囊形成，囊内可见乳头，故又被称为乳头状囊腺癌（彩页图10-4）。肿瘤常伴有出血、坏死、纤维化和钙化。

镜下可见乳头分支多，乳头中心有纤维血管间质，间质内常见呈同心圆状的钙化小体，即砂粒体，有助于诊断。乳头上皮可单层或多层，癌细胞分化程度不一，核常呈透明或毛玻璃状，无核仁（彩页图10-5）。

2. 滤泡性腺癌

滤泡性腺癌（follicular adenocarcinoma）比乳头状腺癌恶性程度高、预后差而少见，多发于40岁以上女性。早期易发生血道转移，癌组织侵犯周围组织或器官时可引起相应的症状。

大体上，滤泡性腺癌呈结节状，包膜不完整，境界较清楚，切面灰白、质软。

镜下可见不同分化程度的滤泡。分化好的与腺瘤难以区别，须多处取材、切片，注意观察是否有包膜和血管侵犯来加以鉴别；分化差的呈实性巢片状，瘤细胞异型性明显，滤泡少而不完整。少数病例由嗜酸性癌细胞构成，称为嗜酸性细胞癌。

3. 髓样癌

髓样癌（medullary carcinoma）是由滤泡旁细胞（即C细胞）发生的恶性肿瘤，属于APUD（amine precursor uptake and decarboxylation）瘤，占甲状腺癌的5%~10%，40~60岁为高发期，部分呈家族性常染色体显性遗传。90%的肿瘤分泌降钙素，产生严重腹泻和低钙血症，有的还同时分泌其他多种激素和物质。

大体上,髓样癌呈单发或多发,可有假包膜,直径 1~11 cm,切面灰白或黄褐色,质实而软。

镜下可见瘤细胞呈圆形或多角形、梭形,核呈圆形或卵圆形,核仁不明显。瘤细胞呈实体片巢状或乳头状、滤泡状排列,间质内常有淀粉样物质沉着(可能与降钙素分泌有关)。

免疫组化标记检测结果显示:降钙素(calcitonin)阳性,甲状腺球蛋白(thyroglobulin)阴性。这与滤泡腺癌、乳头状腺癌和未分化癌的检测结果完全相反,有助于鉴别诊断。

4. 未分化癌

未分化癌(undifferentiated carcinoma)较少见,生长快,早期即有浸润和转移,恶性程度高,预后差。

大体上,病变不规则,无包膜,切面灰白,常有出血、坏死。

镜下可见癌细胞大小、形态、染色深浅不一,核分裂象多。组织学上可分为小细胞型、梭形细胞型、巨细胞型和混合型。可用 keratin、CEA 及 thyroglobulin 等证实来自腺上皮。

第二节　糖尿病

糖尿病(diabetes mellitus)是一种由于体内胰岛素相对或绝对不足及靶细胞对胰岛素敏感性降低,或因胰岛素本身存在结构上的缺陷而引起的碳水化合物、脂肪和蛋白质代谢发生紊乱的慢性疾病。其主要特点是高血糖、糖尿。本病发病率日益增高,已成为世界性的常见病、多发病。

▶▶ 一、分类、病因及发病机制

糖尿病一般分为原发性糖尿病和继发性糖尿病,原发性糖尿病(即俗称的糖尿病)又分为胰岛素依赖型糖尿病(insulin-dependent diabetes mellitus,IDDM)和非胰岛素依赖型糖尿病(non-insulin-dependent diabetes mellitus,NIDDM)两种。

(一)原发性糖尿病

1. 胰岛素依赖型

胰岛素依赖型又称 1 型或幼年型,占糖尿病的 10% 左右。其主要特点是青少年发病,起病急,病情重,发展快,胰岛 B 细胞明显减少,血中胰岛素降低,易出现酮症,其治疗依赖于胰岛素。目前认为本型是在遗传易感性的基础上由病毒感染等诱发的针对 B 细胞的一种自身免疫性疾病。其发病是由于 B 细胞严重受损导致胰岛素分泌绝对不足而引起。其根据是:①从患者体内可测到胰岛细胞抗体和细胞表面抗体,本病常与其他自身免疫性疾病并存;②与 HLA(组织相容性抗原)的关系受到重视,患者血中 HLA-DR3 和 HLA-DR4 的检出率超过平均值,说明与遗传有关;③血清中抗病毒抗体滴度显著增高,提示与病毒感染有关。

2. 非胰岛素依赖型

非胰岛素依赖型又称 2 型或成年型,约占糖尿病的 90%。其主要特点是成年发病,起病缓慢,病情较轻,发展较慢,胰岛数目正常或轻度减少,血中胰岛素正常、增多或降低,肥胖者多见,不易出现酮症,一般可以不依赖胰岛素进行治疗。本型病因、发病机制尚不清楚,可能是由于与肥胖有关的胰岛素相对不足及组织对胰岛素不敏感所致。

(二)继发性糖尿病

继发性糖尿病是指已知某种原因造成胰岛内分泌功能不足所致的糖尿病,如炎症、肿瘤、手术或其他损伤、血色病和某些内分泌疾病(如肢端肥大症、Cushing 综合征、甲亢、嗜铬细胞瘤和类癌综合征)等。

▶▶ 二、病理变化

(一)胰岛病变

不同类型、不同时期的患者病变不同。1 型糖尿病早期为非特异性胰岛炎,继而胰岛 B 细胞颗粒脱失、空泡变性、坏死、消失,胰岛变小、数目减少,纤维组织增生、玻璃样变;2 型糖尿病早期病变不明显,后期 B 细胞减少,常见胰岛淀粉样变性。

(二)动脉病变

细动脉玻璃样变,高血压患者更明显;动脉粥样硬化较非糖尿病患者出现较早、较严重。动脉硬化可引起相应组织结构的病变和功能障碍。

(三)肾脏病变

糖尿病患者肾的病变比较复杂,主要有以下几种变化:

1. 肾脏体积增大

糖尿病早期由于肾血流量增加,肾小球滤过率增高,导致肾脏体积增大,此时通过治疗可恢复正常。

2. 结节性肾小球硬化

结节性肾小球硬化表现为肾小球系膜轴内有结节状玻璃样物质沉积,结节增大,可使外周毛细血管阻塞。

3. 弥漫性肾小球硬化

弥漫性肾小球硬化见于约 75% 的患者,同样在肾小球内有玻璃样物质沉积,分布弥漫,主要损害肾小球毛细血管壁和系膜,肾小球基底膜普遍增厚,毛细血管腔变窄或完全闭塞,最终导致肾小球缺血和玻璃样变性。

4. 肾小管-间质损害

肾小管上皮细胞出现颗粒样和空泡样变性,晚期肾小管萎缩。肾间质损害包括纤维化、水肿以及淋巴细胞、浆细胞以及多形核白细胞浸润。

5. 血管损害

糖尿病可累及所有的肾血管,血管损害大多是动脉硬化,特别是入球和出球动脉硬化。

至于肾动脉及其主要分支的动脉粥样硬化,在糖尿病患者要比同龄的非糖尿病患者出现得更早、更常见。

6. 肾乳头坏死

肾乳头坏死常见于糖尿病患者合并急性肾盂肾炎时,是由于缺血和感染所致。

（四）视网膜病变

早期可表现为微小动脉瘤(microaneurysms)和视网膜小静脉扩张,继而出现渗出、水肿、微血栓形成、出血等非增生性视网膜病变;还可因血管病变引起缺氧,刺激纤维组织增生、新生血管形成等增生性视网膜病变。视网膜病变易引起失明。此外,糖尿病易并发白内障。

（五）神经系统病变

周围神经可因血管病变引起缺血性损伤或出现症状,如肢体疼痛、麻木、感觉丧失、肌肉麻痹等。脑细胞也可发生广泛变性。

（六）其他组织或器官病变

糖尿病患者可出现皮肤黄色瘤、肝脂肪变和糖原沉积、骨质疏松、糖尿病性外阴炎及化脓性和真菌性感染等病变。

▶▶ 三、临床表现

由于血糖升高,尿糖增多,可引起渗透性利尿,从而出现多尿的症状;由于水分大量丢失,血浆渗透压升高,刺激下丘脑的口渴中枢,从而引起口渴、多饮的症状;由于体内葡萄糖不能被利用,蛋白质和脂肪消耗增多,从而引起乏力、体重减轻;为了补偿损失的糖分,维持机体活动,需要多进食。这就是典型糖尿病患者的"三多一少"症状。由于动脉硬化,一些组织或器官发生形态、结构改变和功能障碍,出现肢体坏疽、多发性神经炎、失明和肾衰竭等。由于脂肪分解增强,酮体生成增多,患者还可并发酮症酸中毒,表现为食欲减退、恶心、呕吐、腹痛、深大呼吸、呼气有烂苹果味,严重者出现明显失水、血压下降、意识模糊、嗜睡甚至昏迷。

本章小结

本章主要内容如下:

1. 弥漫性非毒性甲状腺肿的发生主要与缺碘引起的甲状腺滤泡上皮增生、甲状腺球蛋白不能碘化而被上皮细胞吸收和利用,使胶质在滤泡腔内积聚有关,也与致甲状腺肿因子的作用、高碘、遗传以及免疫等机制有关。

2. 弥漫性非毒性甲状腺肿可分为增生期、胶质贮积期和结节期三个时期。临床上主要表现为甲状腺肿大,大多无其他症状,极少数可癌变。

3. 弥漫性毒性甲状腺肿临床上统称为甲状腺功能亢进症,简称"甲亢",又称突眼性甲状腺肿、Graves 或 Basedow 病。本病多见于女性,以 20～40 岁最多见。

4. 一般认为甲亢的发生与自身免疫有关。

5. 甲亢的镜下病变特点主要是:①滤泡上皮增生呈高柱状,有的呈乳头状增生,并有小滤泡形成。②滤泡腔内胶质稀薄,滤泡周边胶质出现许多大小不一的上皮细胞吸收空泡。③间质血管丰富、充血,淋巴组织增生。

6. 甲亢的临床表现主要是甲状腺肿大及基础代谢率和神经兴奋性升高,如出现心悸、多汗、烦热、潮汗、脉搏快、手震颤、多食、消瘦、乏力和突眼等症状和体征。

7. 甲状腺腺瘤是由甲状腺滤泡上皮发生的一种常见的良性肿瘤。其组织学类型有胚胎性腺瘤、胎儿型腺瘤、单纯性腺瘤、胶样腺瘤、嗜酸性细胞腺瘤、非典型腺瘤等。它与结节性甲状腺肿的主要区别是:①后者常为多发结节、无完整包膜;前者一般为单发,有完整包膜。②后者滤泡大小不一致,一般比正常的大;前者则相反。③后者周围甲状腺组织无压迫现象,邻近甲状腺内与结节内有相似病变;前者周围甲状腺有压迫现象,周围和远处甲状腺组织均正常。

8. 甲状腺癌是甲状腺最常见的恶性肿瘤,以 40～50 岁多见。甲状腺癌有乳头状腺癌、滤泡性腺癌、髓样癌、未分化癌等类型。临床上有的甲状腺癌生长缓慢;有的原发灶很小而转移灶较大,首先表现为颈部淋巴结肿大而就诊。大多数甲状腺癌患者甲状腺功能正常。

9. 糖尿病大多为原发性糖尿病,分为胰岛素依赖型(1 型)糖尿病和非胰岛素依赖型(2 型)糖尿病两种。1 型又称幼年型,多发于青少年,其发生是在遗传易感性的基础上由病毒感染等诱发的针对 B 细胞的一种自身免疫性疾病,胰岛素分泌绝对不足。2 型又称成年型,约占糖尿病的 90%,其主要特点是成年发病,血中胰岛素正常、增多或降低,肥胖者多见,不易出现酮症,其发病可能与肥胖时胰岛素相对不足及组织对胰岛素不敏感有关。

10. 糖尿病的病变除发生在胰岛外,还可累及动脉、肾脏、视网膜、神经系统等部位。临床上糖尿病主要表现为多饮、多食、多尿和体重减轻(即"三多一少"),一些组织或器官发生形态、结构改变和功能障碍,出现肢体坏疽、多发性神经炎、失明和肾衰竭等,还可并发酮症酸中毒。

第 十一 章

女性生殖系统及乳腺疾病

学习目标

- 掌握早期子宫颈癌、子宫颈上皮异型增生的概念,乳腺癌的病变特点及扩散方式。
- 熟悉慢性子宫颈炎的病理临床类型。
- 了解慢性子宫颈炎、子宫颈癌和乳腺癌的发病原因。

女性生殖系统疾病种类繁多,包括多种炎症性疾病、肿瘤及由内分泌紊乱所引起的疾病等,是严重危害女性健康的一大类常见病、多发病。本章主要介绍子宫疾病和乳腺疾病。

第一节　慢性子宫颈炎

▶▶ 一、病因

慢性子宫颈炎(chronic cervicitis)与感染有关,常见的病原体大多是链球菌、葡萄球菌、肠球菌,少数为病毒、衣原体、支原体等。另外,分娩、流产时的子宫颈机械性损伤也可以促进本病的发生。

▶▶ 二、病理变化及类型

慢性子宫颈炎按照病变特点可分为以下类型:

(一)子宫颈糜烂

患慢性子宫颈炎时,子宫颈阴道部表面的复层鳞状上皮因炎症或损伤而坏死、脱落后,形成表浅的缺损,称为子宫颈真性糜烂。

临床上常见的子宫颈糜烂实际上为假性糜烂,即子宫颈阴道部的上皮受损伤后,子宫颈管黏膜的单层柱状上皮增生,并向子宫颈阴道部延伸,覆盖了子宫颈阴道部的鳞状上皮缺损区域。由于单层柱状上皮较薄,上皮下血管容易显露而呈红色,看上去好像无上皮覆盖的糜烂。肉眼观:宫颈外口病变黏膜充血、肿胀,呈边界清楚的鲜红色、糜烂状,或因腺体和上皮增生而呈颗粒状。镜下观:糜烂面被覆单层柱状上皮,其下血管扩张、充血,间质有单核细胞、淋巴细胞及浆细胞浸润,单层柱状上皮向表面呈乳头状增生,并伴有腺体增生(彩页图11-1)。

(二) 子宫颈腺体囊肿

在慢性炎症发展过程中,如果增生的鳞状上皮覆盖和阻塞子宫颈管腺体的开口,使黏液分泌物潴留,腺体逐渐扩大呈囊状,则形成子宫颈腺囊肿,又称纳博特囊肿。囊肿常为多发,一般较小,直径在1cm以内,囊内含清澈的黏液。

(三) 子宫颈息肉

发生慢性子宫颈炎时,子宫颈黏膜上皮、腺体及间质结缔组织呈局限性增生,形成向黏膜表面突起的带蒂息肉状肿物,称为子宫颈息肉。息肉可单发或多发,大小不一,红色,质软,易出血。

上述病变可单独或同时出现,病变中常以子宫颈糜烂最为常见。如果病因持续存在,病变区上皮可发生异型增生甚至癌变。

▶▶ 三、临床表现

临床上主要出现白带增多、下腹坠胀、腰骶部酸痛等症状。

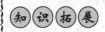

子宫颈上皮异型增生和上皮内瘤变

子宫颈上皮异型增生属癌前病变,是指子宫颈鳞状上皮细胞异常增生,出现不同程度的异型性,有恶变的可能。

按照异型细胞的分布范围,异型增生分为轻度、中度和重度。轻度:异型细胞局限于上皮层的下1/3;中度:异型细胞占上皮层的下1/2~2/3;重度:异型细胞超过上皮层的下2/3,仅表层可见成熟扁平细胞。原位癌是指异型细胞占子宫颈上皮全层,但尚未突破基底膜。

由于重度异型增生和原位癌的鉴别诊断有一定困难,而且二者的生物学行为也没有明显差别,因此,新近有人将子宫颈上皮异型增生和原位癌称为子宫颈上皮内瘤变(CIN,彩页图11-2)。CIN Ⅰ 级和 Ⅱ 级分别相当于轻度和中度异型增生,CIN Ⅲ级包括重度异型增生和原位癌。

异型增生经及时正确的治疗,绝大多数可治愈,部分患者可持续多年无明显变化,少数发展为原位癌或浸润癌。异型增生级别越高,发展为浸润癌的可能性就越大。异型增生发展为原位癌的时间平均大约为10年。另外,不是所有的子宫颈浸润癌都会经历异型增生的阶段。

第二节　子宫内膜异位症

　　子宫内膜异位症(endometriosis)是指子宫内膜腺体和间质出现于正常子宫内膜以外的部位。

　　子宫内膜异位症的病因和发病机制不是很清楚,可能是由于月经期子宫内膜脱落后经输卵管逆流种植到盆腔器官所致,也可能是由于分娩或手术引起子宫创伤导致子宫内膜组织直接向子宫肌层扩散所致,还有人认为异位的子宫内膜来自于体腔上皮的化生。

　　按照异位的子宫内膜所在位置的不同,子宫内膜异位症分为子宫内子宫内膜异位症和子宫外子宫内膜异位症。

▶▶ 一、子宫内子宫内膜异位症

　　子宫内子宫内膜异位症是指子宫内膜腺体及间质出现于子宫肌壁内,异位的腺体及间质周围有增生肥大的平滑肌纤维。多见于育龄妇女,月经初潮前的少女不会发生,绝经后病变可停止或退化。临床上可见子宫增大、痛经、月经过多等症状。

　　子宫内子宫内膜异位症有局灶型和弥漫型两种。局灶型多见于子宫后壁,病变处子宫肌层增厚,呈界限较清楚的结节状,无包膜,子宫不规则增大,又称腺肌瘤。弥漫型又称为腺肌病,表现为子宫肌层弥漫性增厚,子宫均匀增大,质地变硬。因异位的子宫内膜也有周期性变化,在切面上常可见增厚的子宫壁中散在大小不等的腔隙,腔隙中含血性浆液或巧克力样液体,有时可见棕色含铁血黄素沉着。腔隙周围可见平滑肌纤维增粗,呈漩涡状排列。

▶▶ 二、子宫外子宫内膜异位症

　　子宫外子宫内膜异位症最常见于卵巢,其次是子宫阔韧带、子宫直肠陷窝、盆腔腹膜等处。好发于青年妇女及不孕症妇女。临床表现主要为痛经、月经不调等,检查显示子宫不大,但在卵巢、盆腔或腹壁等处可扪到固定的包块,月经来潮时包块增大并伴有疼痛。

　　卵巢子宫内膜异位症常见于卵巢的表面,多为双侧性。异位的子宫内膜在卵巢激素的作用下,也可发生周期性变化,随月经反复出血,形成暗红色或紫红色结节状肿物,有时在局部形成含血的囊肿,称为子宫内膜异位囊肿(也称巧克力囊肿)。囊肿不断增大,当囊肿破裂时,可引起腹腔出血并与周围组织粘连。

第三节 滋养层细胞疾病

滋养层细胞疾病（gestational trophoblastic diseases，GTD）包括葡萄胎、侵蚀性葡萄胎和绒毛膜癌、胎盘部位的滋养细胞肿瘤，其中前三种比较常见。

▶▶ 一、葡萄胎

葡萄胎又称水泡状胎块（hydatidiform mole），是胎盘绒毛的一种良性病变，可发生于育龄期任何年龄，以 20 岁以下和 40 岁以上女性多见。本病在我国比较常见，23 个省市和自治区统计资料显示发病率为 1/150 次妊娠。

（一）病因和发病机制

本病病因未明。近年来对葡萄胎染色体的研究表明，葡萄胎的发生与受精时精子与卵子的异常结合有关。

（二）病理变化

1. 大体变化

病变局限于子宫腔内，不侵及肌层。胎盘绒毛高度水肿，形成透明或半透明的葡萄状组织（彩页图 11-3）。葡萄胎有完全性和不完全性（部分为正常绒毛）两种。

2. 镜下变化

组织学上，葡萄胎有以下三大特点：①绒毛高度水肿。②绒毛间质的血管消失或见少量无功能的毛细血管，内无红细胞。③滋养层细胞不同程度地增生，且有轻度异型性（彩页图 11-4）。

（三）临床表现

由于胎盘绒毛肿胀，子宫明显增大，超出正常妊娠月的子宫大小。胚胎常早期死亡，故子宫虽可大如 5 个月妊娠，但听不到胎心音。由于滋养层细胞显著增生，胎盘激素分泌显著增多，其中以绒毛膜促性腺激素（HCG）增多意义最大，能反映肿瘤的生长状态。葡萄胎一经确诊，应立即予以清除。大多数患者经彻底清宫后即可痊愈。约 15% 可恶变为侵蚀性葡萄胎，3% 恶变为绒毛膜癌。部分葡萄胎的恶变率很低。

▶▶ 二、侵蚀性葡萄胎

侵蚀性葡萄胎（invasive mole）也称恶性葡萄胎（malignant mole），多数继发于葡萄胎之后。侵蚀性葡萄胎与良性葡萄胎的不同之处是前者水泡状绒毛侵入子宫肌层，且往往侵入肌层深层，引起组织破坏，甚至穿破肌壁引起大出血，并可转移至邻近或远处器官。此外，滋养层细胞增生及异型程度也往往较良性葡萄胎显著。

临床表现：在葡萄胎排出后，血或尿妊娠试验持续不正常；阴道持续或间继不规则流血；胸片示肺内往往有转移灶；有时阴道可出现紫蓝色结节，破溃时可发生反复大出血。

近年来由于化学疗法的进展，治疗侵蚀性葡萄胎有很好的疗效。还有部分未采用化疗的患者转移灶内的瘤组织会自行消退。

▶▶ 三、绒毛膜癌

绒毛膜癌(choriocarcinoma)简称绒癌，是发生于滋养层细胞的高度恶性肿瘤。约50%继发于葡萄胎，25%继发于自然流产，20%以上发生于正常妊娠，5%以下发生于早产或异位妊娠等。其主要临床表现是在葡萄胎、流产或足月产后出现阴道持续不规则流血，血及尿中HCG浓度显著升高。

（一）病理变化

1. 大体变化

子宫不规则增大，子宫不同部位可见一个或多个暗红色或紫蓝色结节，大者可突入宫腔，结节常浸润子宫肌层，甚至穿透宫壁至浆膜外。

2. 镜下变化

成片增生及分化不良的滋养层细胞侵入肌层和血管。癌组织由分化不良的两种滋养层细胞组成，即细胞滋养细胞和合体滋养细胞。细胞滋养细胞胞质丰富、淡染，细胞境界清楚，核呈空泡状；合体滋养细胞体积大、胞质红染并互相融合，核呈椭圆形。这两种细胞排列紊乱。不同肿瘤中这两种细胞所占比例不同，有的以细胞滋养细胞为主，有的以合体滋养细胞为主。核分裂象常见。绒癌组织无间质，常呈广泛出血、坏死，不形成绒毛结构。如发现有绒毛，即使是退化的绒毛，也应诊断为侵蚀性葡萄胎。

（二）扩散

绒癌易侵入血管，故主要经血道转移，最多见转移至肺，其次为阴道、脑、肝、脾、肾、肠等。少数病例在原发灶被切除后，转移灶可自行消退。

（三）临床表现

绒癌的主要临床表现为葡萄胎流产或妊娠数月至数年后，阴道出现持续性不规则流血，子宫增大，血或尿中HCG持续升高。如有转移，则出现相应的症状。如肺转移患者可有咯血、胸痛，脑转移患者可出现头痛、呕吐、瘫痪及昏迷等。

绒癌是高度恶性肿瘤，但自应用化疗以来，绒癌的病死率已显著下降。

第四节 子宫颈癌

子宫颈癌(cervical carcinoma)是女性生殖系统中常见的恶性肿瘤,发病年龄以40~60岁为多,发病高峰为45岁左右。

▶▶ 一、病因

子宫颈癌的病因尚不明确,一般认为与早婚、早育、多产、性生活紊乱、子宫颈撕裂伤、子宫颈糜烂、包皮垢对局部黏膜的长期刺激等因素有关。另外,人类乳头状瘤病毒(HPV)的感染可能与子宫颈癌的发病有密切关系。有资料表明,85%~90%的子宫颈癌患者可检出高危型的16、18、31、33型HPV。

▶▶ 二、病理变化

（一）大体类型

1. 糜烂型

该型与慢性子宫颈炎、子宫颈糜烂相似,病变黏膜潮红、粗糙或呈颗粒状,质脆,触之易出血。

2. 浸润型

癌组织主要向子宫颈管壁浸润生长,使子宫颈一侧增厚、变硬,之后子宫颈不均匀增大或结节状突起,晚期癌组织坏死、脱落,可形成较深的溃疡,预后较差。

3. 菜花型

癌组织主要向子宫颈表面生长,在子宫颈管外口形成乳头状或菜花状突起,常伴有感染、组织坏死、溃疡形成(彩页图11-5)。

（二）组织学类型

子宫颈癌中鳞状细胞癌占80%~95%,其次为腺癌,其他类型很少。几乎所有的子宫颈鳞癌都来源于子宫颈上皮内瘤变(CIN)。

子宫颈早期浸润癌是指原位癌的癌组织突破基底膜,并向间质浸润,浸润深度不超过基底膜下5mm。子宫颈早期浸润癌只有通过显微镜检查才能诊断。多数患者无明显症状,常于阴道涂片中检见异型细胞而被发现。子宫颈浸润癌是指癌组织突破基底膜,间质明显浸润,浸润深度超过基底膜下5mm。

▶▶ 三、扩散

（一）直接蔓延

直接蔓延是子宫颈癌的主要扩散途径,癌组织可通过直接蔓延侵犯邻近组织。向下可侵犯阴道,向上可侵犯子宫体,向两侧可侵犯宫颈旁及盆壁组织。肿瘤压迫输尿管可引起尿路感染、肾盂积水。晚期可向前侵犯膀胱,向后侵犯直肠。

（二）淋巴道转移

淋巴道转移是子宫颈癌重要而多见的转移途径。一般通过子宫颈旁淋巴管先转移至子宫颈旁淋巴结,继而转移至闭孔、髂内、髂外、髂总等盆腔淋巴结,之后可累及腹股沟、骶前等淋巴结。

（三）血道转移

血道转移较少见,多发生于晚期,最常见的转移部位是肺、骨、肝、脑等处。

▶▶ 四、临床表现

早期可无明显症状,随病变的进展,主要有白带增多、疼痛和阴道不规则流血及接触性出血等表现。子宫颈细胞学检查和活检可确定诊断。

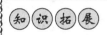

子宫颈癌的分期及预后

0 期:原位癌。Ⅰ期:癌组织局限于子宫颈内。Ⅱ期:癌组织侵犯盆腔但尚未累及盆腔壁,或癌组织侵犯阴道但未累及阴道的下 1/3。Ⅲ期:癌肿累及阴道下端 1/3 或子宫颈旁组织,且已达盆腔壁。Ⅳ期:癌组织侵犯骨盆外组织,或累及膀胱、直肠黏膜等。

子宫颈癌患者的预后与分期密切相关。5 年生存率 0 期为 100%,Ⅰ期为 80% ~ 90%,Ⅱ期为 75%,Ⅲ期为 35%,Ⅳ期仅为 10% ~ 15%。因此,对子宫颈癌的早期诊断意义重大。

第五节　子宫内膜癌

子宫内膜癌(endomertrial carcinoma)是指由子宫内膜上皮发生的恶性肿瘤,多发生于 55 ~ 65 岁的老年妇女。近些年来,其发病率呈上升趋势。

▶▶ 一、病因

子宫内膜癌的病因尚不完全清楚。子宫内膜癌常与子宫内膜腺增生症等合并存在,说明子宫内膜癌的发生可能与雌激素对子宫内膜腺的过度刺激有关。

▶▶ 二、病理变化

(一) 大体类型

1. 局限型

肿瘤局限于子宫内膜的某一部位,多见于子宫底、子宫角、后壁等,常呈息肉状、菜花状等(彩页图 11-6),主要向子宫腔内生长,也可侵及子宫肌层。

2. 弥漫型

肿瘤可累及大部分或整个子宫腔,表现为子宫内膜明显增厚,瘤块呈灰白色、质脆,表面可有坏死、出血、溃疡等。癌组织可向子宫肌层浸润,使子宫体积不同程度地增大。有时可无肌层浸润。

(二) 组织学类型

主要为子宫内膜腺癌(彩页图 11-7);少数伴有鳞癌成分,称为腺鳞癌。

▶▶ 三、扩散

子宫内膜癌一般生长较缓慢,转移较晚。

(一) 直接蔓延

癌组织可侵犯输卵管、卵巢、子宫颈、阴道等。

(二) 淋巴道转移

淋巴道转移较多见,可转移至腹主动脉旁淋巴结及盆腔淋巴结等。

(三) 血道转移

血道转移较少见,晚期可转移至肺、肝、骨等处。

(四) 种植性转移

癌细胞可广泛种植于腹膜、子宫直肠陷窝、大网膜等处。

▶▶ 四、临床表现

临床上最常见的症状是不规则阴道流血,还可出现白带增多。如合并感染,可出现脓性白带,有恶臭味。晚期癌组织如侵犯盆腔神经,可出现下腹部及腰骶部疼痛。

第六节　乳腺癌

乳腺癌(carcinoma of the breast)是起源于乳腺终末导管小叶单位上皮的恶性肿瘤,是我国女性生殖系统最常见的恶性肿瘤。常发生于40~60岁的妇女,近年来有年轻化的趋势。

▶▶ 一、病因

病因尚未阐明,可能与雌激素水平过高、遗传因素、环境因素、长时间大量接触放射线、病毒感染等有关。

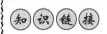

男性乳腺发育及乳腺癌

男性可因肝硬化、睾丸疾病、服用含雌激素的药物等导致内源性或外源性雌激素增加和(或)雄激素减少,轻则引起乳腺增生,重则可能引起乳腺癌。男性乳腺发育是指在男性乳腺中出现腺上皮及间质成分增生导致乳腺增大。男性乳腺癌是一种少见的疾病,大约占所有乳腺癌的1%。与女性乳腺癌相比,男性乳腺癌发病年龄较大。由于一般男性对于乳腺癌缺乏警觉,发现时往往已是晚期,常伴有转移,故预后较差。

▶▶ 二、病理变化

乳腺癌多见于单侧,大约一半发生于乳腺外上象限,其次为乳腺中央区,约占20%,其他三个象限约各占10%。乳腺癌组织结构复杂,类型较多。按照肿瘤组织是否穿透基膜分为非浸润性癌及浸润性癌两大类。

(一)非浸润性癌

非浸润性癌是指癌组织未穿透基膜,且没有侵犯淋巴管的早期乳腺癌。主要包括以下两种原位癌:

1. 导管内原位癌

导管内原位癌又称导管内癌,多见,占所有乳腺癌的20%~25%。发生于乳腺小叶的终末导管,癌细胞局限于导管内,导管基膜完整。可分为粉刺癌及非粉刺型导管内原位癌。

粉刺癌大多位于乳腺中央部,因间质纤维化和坏死区钙化而质地较硬、肿块明显,故较易触诊。肿瘤切面可见扩张的导管,内含坏死物质,挤压时可挤出粉刺样坏死物。镜下可见癌细胞在导管内排列成实心细胞团,导管腔内或癌巢中央常发生坏死,这是其特征性改变。坏死区常可见粗大钙化灶,这是乳腺癌普查重要的形态学基础,可大大提高导管内原位癌的检出率,改善患者的预后。导管周围可见间质纤维化及慢性炎细胞浸润。

2. 小叶原位癌

小叶原位癌发生于乳腺小叶的终末导管及腺泡,癌细胞局限于小叶的终末导管及腺泡内,未穿破基膜。

一般无明显肿块,常在因其他乳腺疾病而切除的标本中被发现。镜下可见扩张的乳腺小叶末梢导管及腺泡内充满呈实体排列的癌细胞,癌细胞较小,大小、形态较一致,胞质淡染,核圆形或椭圆形,细胞异型性不明显,核分裂象少见。一般无坏死、钙化与间质的纤维组织增生和炎症反应。

值得注意的是,小叶原位癌大约有 30% 为双侧性,且常为多中心性。

(二) 浸润性癌

浸润性癌是指癌组织穿破乳腺导管或腺泡的基膜而侵入间质的乳腺癌。浸润性癌主要包括下列类型:

1. 浸润性导管癌

导管内癌的癌细胞突破导管基膜,向间质呈浸润性生长,即为浸润性导管癌,是乳腺癌中最常见的类型,约占乳腺癌的 70%。

大体上,肿块大小不等,呈灰黄色,质硬,切面有硬粒感。癌组织呈蟹足状侵入周围组织,与周围组织分界不清(彩页图 11-8)。

镜下可根据实质与间质的不同比例及腺管的形成情况分为以下三种:①单纯癌:癌实质与间质大致相等,癌组织呈实性条索或小梁状,可有少量腺样结构(彩页图 11-9)。②硬癌:癌实质少而间质多,癌组织致密而质硬,很少形成腺样结构。③不典型髓样癌:癌实质多而间质少,癌组织呈片状或巢状,中央可有坏死。癌细胞较大,异型性明显,核分裂象多见。间质一般无淋巴细胞浸润,预后较差。

2. 浸润性小叶癌

小叶原位癌的癌细胞突破了基膜,向间质呈浸润性生长,即为浸润性小叶癌。浸润性小叶癌多见于老年妇女,预后较差,占乳腺浸润性癌的 5% ~10%,其中不少与浸润性导管癌并存。浸润性小叶癌可累及双侧乳房,应注意检查和随访。

大体上,肿块往往边界不清,呈灰白色,质硬。

典型的浸润性小叶癌在显微镜下的特征是单行癌细胞呈单行、线状或条索状浸润于纤维间质中。有时沿腺管周围的结缔组织呈同心圆排列,有时癌细胞分散于结缔组织内。周围常见到小叶原位癌。

▶▶ 三、扩散

(一) 直接蔓延

癌组织可蔓延浸润乳腺实质、乳头、皮肤、筋膜、胸肌、胸壁等。

(二) 淋巴道转移

淋巴道转移是乳腺癌的常见转移途径,发生较早。位于外上、外下象限及中心区的乳腺癌,早期先转移至同侧腋窝淋巴结。晚期可相继转移至锁骨上、下淋巴结和乳内淋巴结及纵隔淋巴结等,偶尔可通过胸壁深筋膜淋巴管转移至对侧腋窝淋巴结。

（三）血道转移

晚期可发生血道转移,常先转移至肺,进而转移至骨、肝、脑、肾上腺等远处器官。

乳腺肿瘤早发现——乳腺自我检查法

为了早期发现乳腺疾病尤其是乳腺癌,乳腺自我检查是简便而易行的方法。检查的最佳时间是在月经结束1周后,或在每月的同一时间进行。如发现异常,应立即就医。乳腺自我检查的步骤和方法如下:

一、视诊

在明亮的光线下,裸露上身,身体正面和侧面对着镜子,两手上举过头或自由垂下,观察两侧乳房是否对称,外形有无改变,有无乳头溢液、乳头回缩、皮肤皱缩、酒窝征等。

二、触诊

仰卧于床上,垫起肩背部,使乳房平展于胸壁;也可直立检查。举起左侧上肢,用右手中间三指并拢,轻柔平贴在乳房上,用指腹缓慢、仔细地触摸左侧乳房,从乳房中央逐渐画圆圈直至腋下,检查有无肿块及压痛。轻柔挤压乳头及周边,观察乳头有无排液。同时检查腋下淋巴结有无肿大。以同样的方法用左手检查右侧乳房。

▶▶ 四、临床表现

乳房无痛性肿块是大多数乳腺癌的首发症状。肿块常为单个,形态不规则,质地较硬,不易活动,与月经周期无关。早期症状不明显,除乳房肿块外,无其他不适,往往是无意中或体检时被发现。癌组织如累及乳头下大导管,并伴有大量纤维组织增生,可由于纤维组织的收缩而使乳头下陷。癌组织如在真皮淋巴管内扩散,则可阻塞淋巴管而引起皮肤水肿,毛囊汗腺处的皮肤因受牵拉而下陷,导致皮肤呈橘皮样外观。还有少数乳腺癌因累及乳头和乳晕,乳头和乳晕可见渗出、浅表溃疡等湿疹样改变,称为湿疹样癌,又称 Paget 病。

本章小结

本章主要内容如下:

1. 慢性子宫颈炎有子宫颈糜烂、子宫颈息肉、子宫颈腺体囊肿等病理临床类型。

2. 子宫内膜异位症分为子宫内子宫内膜异位症和子宫外子宫内膜异位症。前者中的局灶型又称腺肌瘤,弥漫型又称腺肌病;后者以卵巢最为常见,可形成巧克力囊肿。

3. 滋养层细胞疾病主要有葡萄胎、侵蚀性葡萄胎和绒毛膜癌。

葡萄胎又称水泡状胎块，是胎盘绒毛的一种良性病变。组织学上，葡萄胎有以下三大特点：①绒毛高度水肿。②绒毛间质的血管消失或见少量无功能的毛细血管，内无红细胞。③滋养层细胞不同程度地增生，且有轻度异型性。

侵蚀性葡萄胎与良性葡萄胎的不同之处是，前者水泡状绒毛侵入子宫肌层，并可转移至邻近或远处器官。

绒癌与侵蚀性葡萄胎的主要区别是，绒癌组织无间质，且不形成绒毛结构。

三种疾病均可有阴道出血、子宫增大、血和尿中 HCG 升高的表现。

4. 子宫颈癌可能与早婚、多育、机械损伤、HPV 感染等有关。大体分为糜烂型、浸润型和菜花型，组织学上以鳞癌最多。其扩散方式有直接蔓延、淋巴道转移和血道转移三种。

5. 子宫内膜癌部分病例可能与雌激素的过度刺激有关。大体分为局灶型和弥漫型，组织学上以腺癌最多。其扩散方式有直接蔓延、淋巴道和血道转移、种植性转移。

6. 乳腺癌的发生与年龄、遗传因素、雌激素过多等有关。好发于外上象限。非浸润性乳腺癌包括导管内原位癌和小叶原位癌。临床上以浸润性导管癌最常见。乳腺癌淋巴道转移较早，常首先转移至同侧腋窝淋巴结。临床上主要表现为无痛性肿块，还可有乳头下陷、乳房皮肤呈橘皮样外观等表现。

第 十 二 章

传染病和寄生虫病

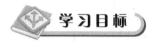 学习目标

● 掌握结核结节、伤寒肉芽肿、急性和慢性虫卵结节的概念,各型继发性肺结核和常见性病的病变特点。

● 熟悉各种传染病和寄生虫病的病因和传播途径、结核病的基本病变、原发性肺结核及肺外器官结核病的病变特点、细菌性痢疾的病变特点、流行性脑脊髓膜炎与流行性乙型脑炎的异同、常见性病的临床表现。

● 了解伤寒与狂犬病的病变特点。

　　传染病是一类由生物病原体经一定感染途径侵入易感机体所引起的能在人群中传播的疾病。因其在一定条件下可发生广泛流行,因而社会危害性大。传染病的流行必须具备传染源、传播途径和易感人群三个基本条件。据此,可采取相应措施来预防和控制传染病的流行。从病理学上来看,传染病都属于炎症性疾病。

知识链接

　　2014 年 3 月,全国(不含港澳台,下同)共报告法定传染病559816 例,死亡 1366 人。其中,甲类传染病无发病、死亡报告;乙类传染病中,传染性非典型肺炎、脊髓灰质炎、人感染高致病性禽流感和白喉无发病、死亡报告,其余 22 种传染病共报告发病 317042 例,死亡 1323 人。死亡病例中,艾滋病 1011 人,肺结核 153 人,狂犬病 57 人,病毒性肝炎 54 人,人感染 H7N9 禽流感 24 人,其他 24 人。报告发病数居前 5 位的病种依次为病毒性肝炎、肺结核、梅毒、细菌性和阿米巴性痢疾、麻疹,占乙类传染病报告发病总数的 93% 。

　　同期,全国共报告丙类传染病发病 242774 例,死亡 43 人。报告发病数居前 3 位的病种依次为手足口病、其他感染性腹泻病和流行性感冒,占丙类传染病报告病例总数的92% 。

第一节 结核病

结核病（tuberculosis）是由结核杆菌引起的一种慢性传染病。全身各器官均可发生，以肺结核病最为多见。

▶▶ 一、病因及发病机制

结核病的病原菌是结核杆菌，分为人型、牛型、鼠型和鸟型。人类结核病的主要致病菌是人型，少数为牛型（儿童肠结核）或鸟型（艾滋病患者）。

结核病主要经呼吸道传染，少数人可因食入带菌的食物经消化道感染，偶可经皮肤伤口感染。

结核杆菌的致病主要与细菌所含的糖脂成分所引起的免疫反应和变态反应有关。机体在初次感染结核杆菌后，T 细胞被致敏，当致敏的 T 细胞再次接触结核杆菌后被激活，进行分裂、增殖，并释放一系列细胞因子，如巨噬细胞趋化因子、巨噬细胞激活因子等。这些因子可使巨噬细胞移向结核杆菌，并聚集在该处不移动，从而把结核杆菌限制在局部不致扩散，同时激活巨噬细胞，使其在局部吞噬及水解、消化和杀灭结核杆菌的能力增强。在感染局部由巨噬细胞聚集而形成的肉芽肿被称为结核结节，是机体杀灭结核杆菌的主要形式。结核病发生的变态反应属于迟发性变态反应（Ⅳ型变态反应），本质上为细胞免疫反应，结核菌素试验正是这种反应的表现。当机体感染结核杆菌的数量较多、毒力较强时，由于强烈的变态反应，局部组织发生干酪样坏死。可见，机体感染结核杆菌后，变态反应和免疫反应相伴出现，随机体状态的变化而改变，从而决定结核病的转归。

▶▶ 二、基本病理变化

（一）渗出性病变

渗出性病变出现在结核病早期或机体抵抗力低下、菌量多、毒力强或变态反应较强时，表现为浆液或浆液纤维蛋白性炎。早期有中性粒细胞浸润，很快被巨噬细胞取代。

（二）增生性病变

当菌量较少、毒力较弱或人体免疫力较强而变态反应较弱时，则发生以增生为主的变化，形成具有病理诊断价值的结核结节。单个结核结节不易被看到，三四个结节融合起来才能被看到。其境界分明，约粟粒大小，呈灰白色或浅黄色。镜下常见典型结核结节病灶中央出现干酪样坏死，周围绕以呈放射状排列的类上皮细胞和一些朗格汉斯巨细胞（Langhans giant cell）、成纤维细胞、淋巴细胞（彩页图 12-1、12-2）。

（三）变质性病变

在结核菌数量大、毒力强、机体抵抗力低或变态反应强烈的情况下，病变组织发生干酪样坏死。干酪样坏死物呈浅黄色，均匀细腻，质地松脆似奶酪样。镜下可见细胞坏死、崩解，呈一片红染、无结构的颗粒状物质。

上述三种病变往往同时存在，而以其中一种病变为主，并在一定条件下相互转化。

►► 三、基本病变的转归

（一）愈合

1. 吸收消散

吸收消散是较小的渗出性病变愈合的主要方式，渗出物经淋巴管、血管吸收，从而使病灶消失。

2. 纤维化、纤维包裹及钙化

小的干酪样坏死灶及未被吸收的渗出性病变可以通过纤维化形成瘢痕而愈合；较大的干酪样坏死灶则发生纤维包裹，中心坏死部分发生钙化，钙化灶内仍残存结核杆菌，日后可能复发为活动性病变。

（二）恶化

1. 病灶扩大

病灶恶化进展时，周围出现渗出性病变，进而形成干酪样坏死，病灶逐渐扩大。

2. 溶解、播散

干酪样坏死物受蛋白酶的作用发生溶解、液化。液化物中的结核杆菌可经支气管、淋巴道及血道播散。

►► 四、肺结核病

结核杆菌大多通过呼吸道感染，所以肺结核病是临床最常见的结核病。由于初次感染和再次感染结核菌时机体的反应性不同，导致肺部不同的病变特点，据此肺结核病可分为原发性和继发性两大类。

（一）原发性肺结核病

原发性肺结核病是指机体初次感染结核杆菌所引起的肺结核病，多见于儿童。严重免疫功能受抑制的成年人因丧失对病菌的免疫力，可多次发生原发性肺结核。

1. 病变特点

结核杆菌被吸入肺后，最先引起的病变称为原发灶。原发灶通常只有一个，偶见两个甚至两个以上者。原发灶通常位于通气较好的上叶下部或下叶上部靠近肺膜处，以右肺多见。病变开始时是渗出性变化，继而发生干酪样坏死，坏死灶周围有结核性肉芽组织形成。结核杆菌很快侵入淋巴管，随淋巴液流到所属肺门淋巴结，引起结核性淋巴管炎和淋巴结炎，表现为淋巴结肿大和干酪样坏死。肺部原发灶、淋巴管炎和肺门淋巴结结核三者合称为原发综合征,是原发性肺结核特有的病理变化。

2. 临床表现

原发性肺结核病的症状轻微而短暂,常无明显的体征,很多患儿均在不知不觉中度过,仅表现为结核菌素试验阳性。少数病变较重者可出现倦怠、食欲减退、潮热和盗汗等中毒症状,但很少有咳嗽、咯血等呼吸道症状。X线检查可见哑铃状阴影。

3. 结局

绝大多数原发性肺结核病患者由于机体免疫力逐渐增强而自然痊愈。小的病灶可完全吸收或纤维化,较大的干酪样坏死灶则发生纤维包裹和钙化。少数患儿因营养不良或患其他传染病,机体抵抗力下降,病变因而恶化,肺内及肺门淋巴结病变继续扩大,并通过淋巴道、血道及支气管播散(图12-1),分别引起气管分叉处、气管旁、纵隔及锁骨上、下淋巴结结核,全身粟粒性结核病、肺粟粒性结核病(彩页图12-3)、肺外器官结核病,及干酪样肺炎(现已少见)。

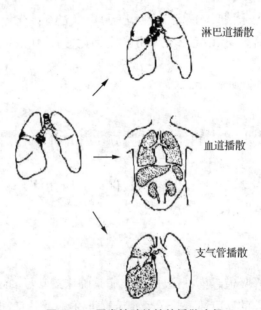

淋巴道播散

血道播散

支气管播散

图12-1 原发性肺结核的播散途径

(二)继发性肺结核病

继发性肺结核病是指再次感染结核菌所引起的肺结核病,多见于成年人,故又被称为成人型肺结核病。肺内的病变常开始于肺尖,被称为再感染灶。再感染灶的形成有以下两种可能:①外源性再感染:这种情况多见于结核病高发区。②内源性再感染:多见,由原发性结核病经血道播散在肺尖部形成的潜伏病灶在机体免疫力下降时重新活动,发展为继发性肺结核病。

继发性肺结核病患者对结核杆菌已有一定的免疫力或过敏性,所以继发性肺结核病与原发性肺结核病的病变有以下不同特点:①病变多从肺尖开始,这可能与人体直立位时该处动脉压低、血循环较差,以致局部组织抵抗力较低,细菌易在该处繁殖有关。②由于变态反应,病变发生迅速而且剧烈,易发生干酪样坏死。③由于免疫反应较强,在坏死灶周围有以增生为主的病变,形成结核结节。④免疫反应能使病变局限于肺内,很少发生淋巴道和血道播散。⑤病程较长,随着机体免疫反应和变态反应的消长,临床经过常呈波浪起伏状,时好时坏,病变有时以增生性变化为主,有时则以渗出、坏死性变化为主,常常新、旧病变混杂。

继发性肺结核病根据其病变特点和临床经过可分为以下几种主要类型:

1. 局灶型肺结核

病变多位于肺尖下 2～4cm 处,右肺较多。病灶可为一个或数个,一般直径为 0.5～1cm,多数以增生性病变为主,也可为渗出性病变,中央发生干酪样坏死。如果患者免疫力较强,病灶常发生纤维化、钙化而痊愈。

2. 浸润型肺结核

浸润型肺结核是临床上最常见的一种类型,属于活动性肺结核,大多是局灶型肺结核发展的结果。病变中央常有较小的干酪样坏死区,周围有广阔的病灶周围炎包绕。如能在早期就进行适当治疗,一般可经吸收或纤维化、包裹和钙化而痊愈。如果患者免疫力低或未及时得到适当治疗,病变可继续发展,干酪样坏死灶扩大。坏死物质液化经支气管排出后形成急性空洞,洞壁粗糙、不规整,内壁坏死层中有大量结核杆菌,容易造成传染(即开放性肺结核)。患者常有低热、盗汗、食欲缺乏、全身无力等中毒症状和咳嗽、咯血等。痰中常可查出结核杆菌。急性空洞一般经过适当治疗后,肉芽组织填满形成瘢痕可痊愈。若急性空洞经久不愈,则可发展成为慢性纤维空洞型肺结核。

3. 慢性纤维空洞型肺结核

慢性纤维空洞型肺结核为成人慢性肺结核的常见类型,多在浸润型肺结核形成急性空洞的基础上发展而来。其病变特点是在肺内有一个或多个厚壁空洞形成。空洞多位于肺上叶,大小不一,呈不规则形,洞壁厚(彩页图 12-4)。由于病情迁延,病变广泛,新旧不等,肺组织遭到严重破坏,可导致肺组织的广泛纤维化,最终演变为硬化型肺结核,使肺体积缩小、变形、变硬,胸膜广泛增厚并与胸壁粘连,严重影响肺功能。临床上,病程常历时多年,时好时坏。症状的有无与病变的好转或恶化相关。由于空洞与支气管相通,成为结核病的传染源。较小的结核空洞经过适当治疗可发生瘢痕愈合;较大的空洞经治疗后,洞壁坏死物质脱落净化,洞壁结核性肉芽组织逐渐转变为纤维瘢痕组织,与空洞邻接的支气管上皮增生并向空洞内延伸,覆盖于空洞内面。此时空洞虽仍存在,但已愈合,空洞的这种愈合方式被称为开发性愈合。

4. 干酪样肺炎

干酪样肺炎发生在机体免疫力极低、对结核菌的变态反应过强的患者,可由浸润型肺结核恶化进展而来,或由急、慢性空洞内的细菌经支气管播散所致。此型结核病情危重,目前已很少见。

5. 结核球

结核球又称结核瘤,是孤立的有纤维包裹、境界分明的球形干酪样坏死灶,直径 2～5cm。多为一个,有时多个,常位于肺上叶。由于抗结核药物的广泛应用,结核球有明显增多的趋势。临床上患者多无症状。但也可恶化进展,表现为干酪样坏死灶扩大、液化、包膜溃破、形成空洞和经支气管播散。

6. 结核性胸膜炎

原发性和继发性肺结核病均可发生结核性胸膜炎,按病变性质不同可分为渗出性和增生性两种。①渗出性结核性胸膜炎:较常见,大多发生于原发性肺结核病的病程中,患者多为较大的儿童或青年。病变主要表现为浆液纤维素性炎,也可为血性胸水。经积极治疗,一般可在 1~2 个月后完全吸收而痊愈。如渗出物中纤维素较多,则可因发生机化而使胸膜增厚和粘连。②增生性结核性胸膜炎:是由胸膜下结核病灶直接蔓延至胸膜所致,常使局部胸膜增厚、粘连。

▶▶ 五、肺外结核病

结核病以肺部发病最为常见,但也可见于全身多处组织或器官,如肠、脑膜、肾、附睾、输卵管、卵巢、骨与关节等,称为肺外结核病。肺外结核病大多由肺结核病经血道播散而来(肠结核主要是因反复咽下含结核杆菌的痰液而引起),除了有结核病的全身中毒症状外,肺外结核病还可因组织坏死等原因而对机体造成严重影响。如结核性脑膜炎患儿因蛛网膜粘连可发生脑积水,双侧肾结核可致肾衰竭,关节结核可引起关节强直,输卵管结核阻塞输卵管引起不孕等。

第二节 伤 寒

伤寒(typhoid fever)是由伤寒杆菌引起的以全身单核巨噬细胞系统增生为主的一种急性传染病。伤寒因回肠下段淋巴组织的病变最为明显,故又称肠伤寒。伤寒肉芽肿形成是本病的特征性病变。临床上主要表现为持续性高热、相对缓脉、脾肿大、玫瑰疹、中性粒细胞及嗜酸性粒细胞减少。本病多见于青壮年,夏秋季多发。

▶▶ 一、病因及发病机制

伤寒患者和带菌者是传染源。病菌随粪便和尿排出体外,污染水和食物,经口感染。伤寒杆菌进入消化道后,大多被胃酸杀灭,未被胃酸杀死的病菌进入小肠,穿过小肠黏膜,侵入肠壁淋巴组织,尤其是回肠下端的集合淋巴小结和孤立淋巴小结,并沿淋巴管扩散至肠系膜淋巴结。一部分伤寒杆菌被巨噬细胞吞噬并在其中生长繁殖,另一部分经胸导管入血,形成第一次菌血症。血中伤寒杆菌迅速被单核-巨噬细胞系统如肝、脾、骨髓、淋巴结中的巨噬细胞吞噬,在其中大量繁殖,此时无临床症状,持续 10d 左右,称为潜伏期。之后,在全身单核-巨噬细胞系统内繁殖的病菌及释放的内毒素再次大量入血,引起败血症和毒血症,表现为明显的全身中毒症状。

▶▶ **二、病理变化及临床表现**

全身单核-巨噬细胞系统急性增生,增生的巨噬细胞体积大,胞质中常有被吞噬的伤寒杆菌、红细胞、淋巴细胞和坏死细胞碎片,这种巨噬细胞被称为伤寒细胞。伤寒细胞聚集成团,呈结节状,称为伤寒肉芽肿或伤寒小结,是伤寒的特征性病变,具有病理诊断价值。

（一）肠道病变

病变部位以回肠末端集合淋巴小结和孤立淋巴小结最为显著,按其病理变化特点可分为以下四期(彩页图 12-5)：

1. 髓样肿胀期

起病第 1 周,回肠下段淋巴组织略肿胀,隆起于黏膜表面,色灰红,质软。隆起组织表面形似脑的沟回,以集合淋巴小结最为典型。此期患者表现为发热、体温呈阶梯状上升、相对缓脉、血中白细胞减少、全身不适、乏力、食欲减退、咽痛和咳嗽等。

2. 坏死期

起病第 2 周,病灶局部血液循环障碍和细菌毒素作用致肠黏膜坏死。此期患者持续高热,由于细菌栓塞了皮肤毛细血管以及毒素,引起毛细血管扩张,可出现皮肤玫瑰疹,表现为直径 2～4mm、压之褪色的淡红色小丘疹。在发病的第 1—2 周,血液和骨髓细菌培养阳性率较高。

3. 溃疡期

起病第 3 周,坏死肠黏膜脱落后形成溃疡。溃疡边缘隆起,底部不平。在集合淋巴小结发生的溃疡,其长轴与肠的长轴平行。孤立淋巴小结处的溃疡小而圆,溃疡一般深及黏膜下层,坏死严重者可深达肌层及浆膜层,甚至穿孔。如侵及小动脉,可引起严重出血。此期临床表现与坏死期大致相同,粪便细菌培养阳性率较高。

4. 愈合期

愈合期相当于发病第 4 周。溃疡处肉芽组织增生将其填平,溃疡边缘上皮再生覆盖而告愈合。此期各症状逐渐减轻直至消失。

（二）其他病变

肠系膜淋巴结、肝、脾及骨髓由于巨噬细胞增生而致相应组织、器官肿大。心肌纤维可有水肿,甚至坏死;膈肌、腹直肌和股内收肌常发生凝固性坏死(亦称蜡样变性),临床上出现肌痛和皮肤感觉过敏。

▶▶ **三、结局及并发症**

多数患者在治疗后 4～5 周痊愈,并获得持久免疫力,大约3%的患者伤寒杆菌可在胆汁中大量繁殖,并由肠道排出,成为慢性带菌者和本病重要的传染源。败血症、肠出血和肠穿孔为其主要死因。

第三节　细菌性痢疾

细菌性痢疾(bacillary dysentery)简称菌痢,是由痢疾杆菌引起的一种常见的肠道传染病,全年均可发病,但以夏秋季多见。好发于儿童,其次是青壮年,老年患者较少。临床上以腹痛、腹泻、里急后重和黏液脓血便为主要表现。

▶▶ 一、病因及发病机制

细菌性痢疾的病原体是痢疾杆菌,为革兰阴性杆菌,按其抗原结构和生化反应分为福氏、宋内氏、鲍氏和志贺氏四群。

患者和带菌者是本病的传染源。痢疾杆菌从粪便中排出后可直接或间接(苍蝇等为媒介)经口传染给健康人。食物和饮水的污染有时可引起菌痢的暴发流行。

经口入胃的痢疾杆菌大部分被胃酸杀死,仅少部分进入肠道。是否致病还决定于多种因素。细菌在结肠(也可能是小肠末端)内繁殖,从上皮细胞直接侵入肠黏膜,并在黏膜固有层内增殖。随之细菌释放具有破坏细胞作用的内毒素,使肠黏膜产生溃疡。内毒素被吸收入血,引起全身毒血症。由志贺氏杆菌释放的外毒素是导致水样腹泻的主要原因。

▶▶ 二、病理变化及临床表现

菌痢的病变主要位于大肠,尤以乙状结肠和直肠为重。

(一)急性细菌性痢疾

1. 病理变化

其典型病变过程为:初期表现为急性卡他性炎,随后为特征性的假膜性炎和溃疡形成,最后愈合。早期黏液分泌亢进,黏膜充血、水肿,中性粒细胞和巨噬细胞浸润,可见点状出血。病变进一步发展,黏膜浅表坏死,渗出物中有大量纤维素,后者与坏死组织、炎症细胞和红细胞及细菌一起形成特征性的假膜。假膜首先出现于黏膜皱襞的顶部,呈糠皮状,随着病变的扩大可融合成片。假膜一般呈灰白色,如出血明显则呈暗红色,如受胆色素浸染则呈灰绿色。大约1周后,假膜开始脱落,形成大小不等、形状不一的地图状溃疡。溃疡多较浅表。经适当治疗或病变趋向愈合时,肠黏膜渗出物和坏死组织逐渐被吸收、排出,经周围健康组织再生,缺损得以修复。

2. 临床表现

由于病变肠管蠕动亢进并伴有痉挛,故可引起阵发性腹痛、腹泻等症状。炎症刺激直肠壁内的神经末梢及肛门括约肌可导致里急后重和排便次数增多。与肠道的病变相对应,最初为稀便混有黏液,待肠内容物排尽后转为黏液脓血便,偶尔排出片状假膜。急性菌痢的病程一般为 1～2 周,经适当治疗后大多可痊愈。并发症如肠出血、肠穿孔少见,少数病例可转为慢性。

（二）慢性细菌性痢疾

菌痢病程超过 2 个月以上者被称为慢性菌痢,多由急性菌痢转变而来,以福氏菌感染者居多。有的病程可长达数月或数年。

1. 病理变化

在此期间肠道病变此起彼伏,原有溃疡尚未愈合,新的溃疡又形成,因此新、旧病灶同时存在。由于组织的损伤修复反复进行,慢性溃疡边缘不规则,黏膜常过度增生而形成息肉。肠壁各层有慢性炎症细胞浸润和纤维组织增生,乃至疤痕形成,从而使肠壁不规则增厚、变硬,严重的病例可致肠腔狭窄。

2. 临床表现

慢性菌痢的临床表现依肠道病变而定,可有腹痛、腹胀、腹泻等肠道症状。由于炎症的加剧,临床上可出现急性菌痢的症状,称慢性菌痢急性发作。少数慢性菌痢患者可无明显的症状和体征,但大便培养持续阳性,成为慢性带菌者和重要的传染源。

（三）中毒性细菌性痢疾

该型的特点是起病急骤、有严重的全身中毒症状,但肠道病变和症状轻微。多见于 2～7 岁的儿童,发病后数小时即可出现中毒性休克或呼吸衰竭而死亡。中毒性细菌性痢疾的发生与内毒素血症有关,急性微循环障碍是其病理基础。肠道病变一般为卡他性炎改变,有时肠壁集合和孤立淋巴小结滤泡增生、肿大而呈滤泡性肠炎改变。

第四节 流行性脑脊髓膜炎和流行性乙型脑炎

▶▶ 一、流行性脑脊髓膜炎

流行性脑脊髓膜炎（epidemic cerebrospinal meningitis）是由脑膜炎双球菌引起的脑脊髓膜的化脓性炎症,简称流脑。

（一）病因及发病机制

1. 病原体

流脑的病原体是脑膜炎双球菌,属奈瑟氏菌属,革兰染色阴性。根据其荚膜多糖抗原的不同,通过血凝试验将本菌分为 A、B、C 等血清群。我国的流行菌群主要是 A 群,B 群仅占少数。但带菌者以 B、C 群为主。

2. 传染源

流脑的传染源是带菌者和流脑患者。患者从潜伏期末开始至发病 10d 内具有传染性。

病原菌存在于患者或带菌者的鼻咽分泌物中。

3. 传播途径

病原菌借咳嗽、打喷嚏、说话等产生的飞沫直接在空气中传播,因其在体外生活力极弱,故通过日常用品间接传播的机会极少。密切接触(如同睡、怀抱、哺乳、接吻等)是对 2 岁以下婴儿传播本病的重要方式。

4. 易感人群

任何年龄均可发病,从 2~3 月龄开始,6 月龄至 2 岁发病率最高,以后随年龄的增长逐渐下降。新生儿体内有来自母体的杀菌抗体,故发病少见。通过隐性感染获得的群特异性抗体效价较低,只能保护机体免于发病,不能防止再感染。

5. 发病机制

脑膜炎双球菌自鼻咽部侵入人体后,其发展过程取决于人体病原菌之间的相互作用。如果人体健康且免疫力正常,则可迅速将病菌消灭或成为带菌者。如果机体缺乏特异性杀菌抗体或者细菌的毒力强,病菌可首先在鼻咽部引起炎症反应(上呼吸道感染期);有一部分患者,1~2d 后病菌即侵入血流引起菌血症或败血症(败血症期);其中,对于少数抵抗力低下的患者,病菌再侵入脑脊髓膜导致化脓性脑脊髓膜炎(脑膜炎症期)。

(二) 病理变化

上呼吸道感染期发生黏膜充血、水肿,有少量中性粒细胞浸润,分泌物增多。

败血症期,由于内毒素对血管壁的损害以及细菌栓塞,皮肤、黏膜和浆膜等出现局灶性出血。

脑膜炎症期的病变特点是脑脊髓膜的化脓性炎症。

大体变化:病变主要在大脑两半球表面和颅底(彩页图 12-6)。脑脊髓膜血管高度扩张、充血,病变严重的区域,蛛网膜下腔充满灰黄色脓性渗出物。

镜下变化:蛛网膜血管高度扩张、充血,蛛网膜下腔有大量中性粒细胞、纤维蛋白和少量淋巴细胞渗出(彩页图 12-7)。严重病例(脑膜脑炎)邻近脑膜的脑实质亦有明显充血、水肿,神经细胞变性。

(三) 临床表现

1. 上呼吸道感染期

大多数患者并不产生任何症状。部分患者有咽喉疼痛、鼻咽黏膜充血及分泌物增多等表现。鼻咽拭子培养常可发现病原菌,但很难确诊。

2. 败血症期

患者出现畏寒、高热、头痛、呕吐、全身乏力、肌肉酸痛、食欲缺乏及神志淡漠等毒血症症状。脾肿大常见。幼儿则有哭啼吵闹、烦躁不安、皮肤感觉过敏及惊厥等表现。少数患者有关节痛或关节炎,70% 左右的患者皮肤黏膜可见瘀点或瘀斑。病情严重者瘀点、瘀斑可迅速扩大,且因血栓形成而发生大片坏死。约 10% 的患者病初数日常在唇周及其他部位出现单纯疱疹。

3. 脑膜炎症期

除全身症状外,患者主要有以下表现:

(1)脑膜刺激症状:表现为颈项强直、角弓反张和克尼格征(Kernig sign)阳性。颈项强直是由于炎症累及脊神经根周围软脊膜和蛛网膜使脊神经根在通过椎间孔处受压所致。当颈背部肌肉活动时,牵拉受压的神经根而引起疼痛,颈部肌肉发生保护性痉挛而呈僵硬状态。在婴幼儿,如腰背部肌肉发生保护性痉挛,则出现角弓反张。克尼格征即屈髋伸膝征,是由于腰骶节段脊神经后根受到炎症波及而受压,当屈髋伸膝时,坐骨神经受到牵引而发生疼痛。

(2)颅内高压症状:由于蛛网膜下腔脓性渗出物积聚,蛛网膜颗粒发生脑脊液吸收障碍,患者出现颅内压升高。脑膜脑炎患者因有脑实质水肿而使颅内压更高,表现为剧烈的头痛、喷射性呕吐、小儿前囟饱满、视神经盘水肿等。

(3)脑脊液改变:表现为压力升高,外观混浊呈脓性,蛋白含量增高,糖含量降低,涂片及培养检查显示脑膜炎双球菌阳性。

(四)结局及并发症

由于磺胺类药物及抗生素的广泛使用,得到及时治疗的大多数患者都能痊愈。少数患者可发生以下后遗症:①脑积水:因脑膜粘连、脑脊液循环障碍所致。②颅神经受损麻痹:表现为耳聋、视力障碍、面神经麻痹等。③脑底部动脉炎引起血管阻塞和相应部位脑组织梗死。

极少数儿童病例起病急骤,病情危重,称为暴发性流脑。暴发性流脑可分为暴发型脑膜炎双球菌败血症和暴发性脑膜脑炎两型。前者主要表现为败血症休克,而脑膜的炎症程度较轻;后者主要表现为严重脑水肿和颅内高压。患儿除有高热、剧烈头痛、频繁呕吐等表现外,还常有惊厥、昏迷或脑疝形成。如抢救不及时,可危及生命。

▶▶ 二、流行性乙型脑炎

流行性乙型脑炎(epidemic encephalitis B)是由乙型脑炎病毒引起的脑实质的变质性炎症,简称乙脑。

(一)病因及发病机制

1. 病原体

乙脑的病原体是嗜神经性乙型脑炎病毒。

2. 传染源

本病的传染源为乙型脑炎患者和中间宿主家畜、家禽。

3. 传播途径

传播媒介为库蚊、伊蚊和按蚊。带病毒的蚊子叮人吸血时,病毒可侵入人体。

4. 易感人群

儿童多见,尤其以 10 岁以下儿童最多。

5. 发病机制

病毒侵入人体后,首先在血管内皮细胞和全身单核巨噬细胞系统中繁殖,然后入血引起短暂的病毒血症。当机体免疫力较强和血-脑屏障功能正常时,病毒不能进入脑组织而大多成为隐性感染者,这多见于成年人;当机体免疫力较弱、血-脑屏障不健全时,病毒侵入脑组织而致病,这多见于儿童。由于感染的神经细胞膜上有病毒的抗原,机体产生的相应抗体与之结合并激活补体,然后通过体液免疫或细胞免疫反应引起神经细胞病变。

(二)病理变化

乙脑的病变可广泛累及脑实质,以大脑皮质、基底核、视丘最为严重,其次是小脑皮质、丘脑及脑桥,脊髓病变较轻。

1. 大体变化

软脑膜充血、水肿,脑回变宽,脑沟变浅。严重者脑实质见散在出血点和粟粒或针尖大小的软化灶。

2. 镜下变化

(1)神经细胞变性、坏死,表现为神经细胞肿胀,尼氏小体消失,胞质内出现空泡等。重者神经细胞发生坏死,可见核固缩、核溶解。在变性、坏死的神经细胞周围可见增生的少突胶质细胞围绕,称为神经细胞卫星现象;如有小胶质细胞或中性粒细胞侵入变性、坏死的神经细胞内,称为嗜神经细胞现象。

(2)软化灶形成。严重病例神经组织出现灶性坏死、液化,形成淡染的筛网状软化灶。

(3)淋巴细胞围绕血管呈袖套状浸润(彩页图12-8)。

(4)胶质细胞增生,主要是小胶质细胞呈弥漫性或局灶性增生,可形成胶质细胞结节。

(三)临床表现

1. 全身症状

患者早期因病毒血症而出现高热、头痛、关节酸痛等全身不适症状。

2. 神经症状

由于脑实质损害,患者出现嗜睡甚至昏迷。脑内运动神经元受损严重时,患者可出现肌张力升高、腱反射亢进、抽搐等;脑桥和延髓的运动神经元受损严重时,患者可出现吞咽困难,甚至发生呼吸、循环衰竭。

3. 颅内高压症状

颅内高压症状因脑实质充血、脑水肿引起,严重时可致脑疝(以小脑扁桃体疝和海马沟回疝常见),并因此导致患者死亡。

4. 脑膜刺激症状

当炎症累及脑膜时,患者可出现脑膜刺激症状,一般比较轻微。

(四)结局和并发症

多数患者经治疗可以痊愈;少数可留有痴呆、语言障碍、肢体瘫痪等后遗症;极少数病变严重者可因呼吸、循环功能衰竭或并发小叶性肺炎而死亡。

由于流脑与乙脑的临床表现相似,且均好发于儿童,临床上常需要对二者进行鉴别诊断。二者的主要区别见表12-1。

表12-1 流脑和乙脑的主要区别

区别点	流 脑	乙 脑
病原体	脑膜炎双球菌	乙型脑炎病毒
传染源	患者、带菌者	患者、中间宿主家畜或家禽
传播途径	呼吸道飞沫传播	蚊子叮咬
流行季节	冬春季节	夏秋之交
病变性质	脑脊髓膜化脓性炎	脑实质变质性炎
具体病变	脑脊髓膜血管扩张、充血,蛛网膜下腔见脓性渗出物。严重病例累及脑实质(脑膜脑炎)	神经细胞变性、坏死,软化灶形成,淋巴细胞围绕血管呈袖套状浸润,胶质细胞增生
临床表现	①上呼吸道感染期:上感症状。②败血症期:高热、头痛、呕吐和皮肤黏膜瘀斑。③脑膜炎症期:脑膜刺激症状,颅内高压症状	病毒血症表现(高热、全身不适),脑实质损害表现(嗜睡、昏迷、腱反射亢进及神经元受损的定位症状),可有颅内高压表现及轻微的脑膜刺激症状
脑脊液特点	混浊,细胞数明显增多(以中性粒细胞为主),蛋白质增多,糖及氯化物减少,细菌(+)	较澄清,细胞轻度增多(以淋巴细胞为主),蛋白质轻度增多,糖及氯化物正常,细菌(−)
后遗症	脑积水、颅神经受损麻痹等	痴呆、语言障碍和肢体瘫痪

第五节 狂犬病

狂犬病(rabies)是由狂犬病病毒侵犯中枢神经系统所引起的急性人兽共患传染病。因其常有典型的恐水症状,故又称恐水症(hydrophobia)。近些年来,其致死人数一直占我国传染病致死人数的第一或第二位。

▶▶ 一、病因及发病机制

人体感染常因被带有病毒的动物(主要是犬)咬伤所致。病毒自咬伤部位侵入后,先在伤口附近肌细胞内缓慢繁殖,因其对神经组织有很强的亲和力,4~6d内侵入周围神经,此时患者无任何自觉症状。病毒沿周围传入神经上行到达背根神经节后大量繁殖,然后侵入脊髓和脑,主要侵犯脑干及小脑等处的神经元。但也可在扩散过程中终止于某部位,形成特殊的临床表现。最后,病毒自中枢神经系统再沿传出神经侵入各组织与器官,如眼、舌、唾液腺、心脏、肾上腺髓质、皮肤等。由于迷走神经核、舌咽神经核和舌下神经核受损,可以发生呼吸肌、吞咽肌痉挛,临床上出现恐水、呼吸困难、吞咽困难等症状。交感神经受刺激使唾液分泌和出汗增多。迷走神经节、交感神经节和心脏神经节受损时,可发生心血管系统功能紊乱甚至猝死。

▶▶ 二、病理变化及临床表现

本病的病理变化主要为急性弥漫性脑脊髓炎,以大脑基底节、海马回、脑干及小脑等处损害最为明显,脑膜多不受累。脑实质和脊髓充血、水肿及微小出血。在约80%患者的神经细胞胞质中可见到1个至数个呈圆形或卵圆形、直径 $3 \sim 10\mu m$ 的嗜酸性包涵体,即内基小体(彩页图12-9)。它是本病具有诊断价值的病变。

本病的潜伏期长短不一,大多在 $1 \sim 3$ 个月。典型的临床经过分为以下三期:

(一)前驱期

主要表现为局部感觉异常,在已愈合的伤口附近及其神经支配区有麻、痒或疼痛感,其远端可有间歇性放射性刺痛,四肢有蚁走感。同时常出现全身症状,如低热、头痛、乏力、烦躁、恐惧不安等,继而对声、光、风等刺激敏感而有咽喉紧缩感。该期持续 $1 \sim 4$ d。

(二)兴奋期

主要表现为怕水、怕风、怕声、怕光和兴奋不安,恐怖异常。最典型的症状为恐水,典型者饮水、闻流水声甚至提及饮水都可诱发严重的咽肌痉挛,因此常渴极而不敢饮,饮后亦无法下咽。微风、音响、触摸等亦可引起咽肌痉挛。痉挛严重者可伴呼吸肌痉挛而发生呼吸困难,甚至全身抽搐。自主神经系统功能也亢进,表现为大汗、心率增快、血压升高、唾液分泌增加。因不能饮水且多汗故常有脱水。体温常升高至38 ℃ ~40 ℃。神志大多清晰,偶可出现精神失常、谵妄、幻听等,但咬人者少见。此期持续 $1 \sim 3$ d。

(三)昏迷期

如果患者能够度过兴奋期就会进入昏迷期。本期患者深度昏迷,但狂犬病的各种症状均不再明显,大多数进入此期的患者最终因衰竭而死亡。此期持续仅 $6 \sim 18$ h。

狂犬病的防治措施

被狗、猫等动物咬伤后,要尽快进行以下处理,以预防狂犬病的发生:①尽快用肥皂水冲洗被咬的伤口,冲半小时,把含病毒的唾液、血水冲掉。②挤压伤处,要边冲水边挤压,不让病毒吸收到人体内。③冲完后,马上用75%的乙醇擦洗、消毒伤口内外,尽可能杀死狂犬病病毒。④注射抗体的剂量应控制在每千克体质量40个国际单位。如果是头、颈、手被咬,特别是伤口面积大而深时,要连续5d注射抗体。⑤被咬后,应尽快注射狂犬病疫苗。越早注射,效果越好。

第六节　常见性传播疾病

性传播疾病(sexually transmitted desease,STD)是指主要通过性接触传播的一组传染病,简称性病。STD 不仅可引起泌尿生殖器官病变,还可侵犯其所属的淋巴结,甚至可通过血行播散到全身各组织器官引起病变。STD 可严重危害患者的身心健康,已成为世界性的严重社会问题和公共卫生问题。

▶▶ 一、淋病

淋病(gonorrhea)是由淋病奈瑟菌(简称淋球菌)所引起的主要累及泌尿生殖系统的一种化脓性炎症。它还包括眼、咽、直肠等处感染和播散性淋球菌感染。

(一)病因和发病机制

1. 病原体

淋球菌为革兰阴性球菌,对理化因素的抵抗力很弱,但在脓液中可保持传染性 10 余小时甚至数天。

2. 传染源

人类是淋球菌唯一的天然宿主。淋病患者是本病的传染源。

3. 传播途径

淋病主要经性接触传播,少数可因接触含淋球菌的分泌物或被淋球菌污染的用具而感染。新生儿经过患病母亲的产道时,眼部可以发生感染;妊娠期患者可因感染累及羊膜腔而导致胎儿感染。

4. 易感人群

淋病可发生于任何年龄,以性活跃的中青年多见。

5. 发病机制

淋球菌侵入尿道、子宫颈等处后,通过菌毛等与黏膜上皮细胞结合并进行繁殖,沿泌尿生殖道蔓延上行,同时逐渐由黏膜细胞间隙进入黏膜下层引起炎症反应。如治疗不及时,病菌可进入尿道腺体和隐窝,并在其中形成慢性病灶。

(二)病理变化及临床表现

淋病的主要病理变化是泌尿生殖道黏膜及黏膜下层充血、水肿,大量中性粒细胞渗出,黏膜表面化脓等。

1. 淋球菌性尿道炎

早期有尿频、尿急和尿痛等尿道刺激症状,很快出现尿道口红肿,有稀薄黏液流出,24h后分泌物转为黄色脓性,量增多。部分患者可有腹股沟淋巴结炎和肿大,少数患者还可有发热、全身不适等全身症状。

2. 淋球菌性宫颈炎

大多数患者症状较轻。最常见的症状是阴道分泌物增多,初期分泌物为黏液,很快转为脓性。查体可见宫颈口红肿、触痛、有脓性分泌物覆盖。另外,患者还可有非经期子宫出血或经血过多。

3. 淋球菌性结膜炎

新生儿患者多经母亲产道感染,常发生于双侧眼;成人多因自我接种或因接触被病菌污染的物品而感染,常发生于单侧眼。临床上主要表现为眼结膜充血、水肿,脓性分泌物多。查体可见角膜呈云雾状,严重者角膜可形成溃疡和穿孔,甚至导致失明。

4. 播散性淋球菌感染

播散性淋球菌感染常见于月经期或妊娠期女性,占淋病患者的1%～3%,因病菌侵入血管、淋巴管而播散到全身所致。由于病情严重,如不及时治疗,可危及生命。

5. 淋病的并发症

如果治疗不及时、有效,女性患者可并发淋球菌性盆腔炎(包括输卵管炎、子宫内膜炎、盆腔脓肿、腹膜炎等),男性患者可并发淋球菌性前列腺炎、精囊炎和附睾炎,进而分别因输卵管或输精管阻塞而导致不孕不育。

▶▶ 二、尖锐湿疣

尖锐湿疣(condyloma acuminatum)是由人类乳头状瘤病毒(HPV)引起的性传播疾病。引起尖锐湿疣的HPV主要是6、11、16、18等型。人类是HPV的唯一宿主。

HPV主要侵犯上皮组织,最常见于外生殖器和肛周皮肤、黏膜湿润区。男性多见于冠状沟、包皮、龟头等处,同性恋者多见于肛管直肠内;女性多见于大小阴唇、阴道口等处。

皮损初起时为单个或多个散在的淡红色小丘疹,质地柔软,顶端尖锐。随后,疣体逐渐增大、增多,可呈乳头状、菜花状、鸡冠状或蕈伞状。疣体颜色多为白色、粉红色或乌灰色,表面还可发生糜烂、破溃、渗液等。

组织学上,表皮角质层轻度增厚,几乎全为角化不全细胞;棘层肥厚,呈乳头状瘤样增生。其特征性病变是颗粒层和棘层上部细胞有明显空泡形成。空泡化细胞比正常细胞大1～2倍,细胞核位于中央,核周有晕,称为凹空细胞。真皮浅层毛细血管扩张,大量慢性炎细胞浸润。

▶▶ 三、艾滋病

艾滋病即获得性免疫缺陷综合征(acquired immune deficiency syndrome,AIDS),是一种继发性免疫缺陷病,以全身性严重免疫缺陷为主要特征,其发病率与日俱增,病死率极高,国际医学界至今尚无有效的防治药物和疗法,因此,它也被称为"超级癌症"和"世纪杀手"。

（一）病因及发病机制

1. 病原体

AIDS 的病原体是人类免疫缺陷病毒（HIV），属于反转录病毒科慢病毒属中的人类慢病毒组，为单链 RNA 病毒（图 12-2）。

2. 传染源

AIDS 患者和无症状病毒携带者是本病的传染源。

3. 传播途径

主要传播途径包括：①性接触感染，最为常见。②用污染的针头进行静脉注射。③输血和血制品的应用。④母体内的病毒经胎盘感染胎儿或通过哺乳、黏膜接触等方式感染婴儿。

4. 易感人群

人群普遍易感，15 ~ 49 岁的发病者占 80%。

5. 发病机制

正常机体通过体液免疫和细胞免疫防御病原微生物的入侵，而辅助性 T 淋巴细胞在其中起着防御中枢的作用。HIV 由破损的皮肤或黏膜侵入机体后，借助易感细胞表面的受体进入细胞。在反转录酶作用下，HIV 的 RNA 反转录成负链 DNA，然后在核内复制成双链 DNA。后者部分留在细胞质，部分被称为前病毒。新形成的双链 DNA 整合于宿主染色体。前病毒激活后转录和翻译出新病毒的 RNA 和病毒蛋白质，在细胞膜装配成新的 HIV 后芽生释出（图 12-3）。HIV 主要攻击和破坏辅助性 T 淋巴细胞，机体的防御功能遭受严重破坏。随着人体免疫力的降低，患者会越来越频繁地感染上各种致病微生物，而且感染的程度也会变得越来越严重，最终会因各种复合感染而导致死亡。有部分患者因并发恶性肿瘤而死亡。

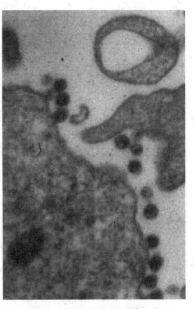

图 12-2　人类免疫缺陷病毒（电镜）

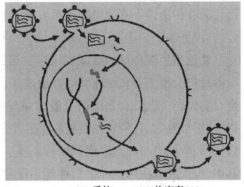

↘ CD4受体　🦠 HIV前病毒DNA

图 12-3　HIV 复制过程示意图

（二）病理变化

本病的病理变化主要表现在淋巴组织的变化、继发感染和恶性肿瘤三个方面。

1. 淋巴组织的变化

早中期患者淋巴结反应性增生，淋巴滤泡增生，髓质中出现较多浆细胞，随后滤泡外层淋巴细胞减少或消失，小血管增生，生发中心分割，伴浆细胞浸润。晚期患者淋巴结病变呈现一片荒芜，淋巴细胞消失殆尽，被浆细胞取代，胸腺、肠道等处的淋巴组织萎缩。

2. 继发感染

继发感染多为机会性感染。感染的范围广泛,可累及各个器官或系统,其中以中枢神经系统、肺、消化道最为常见。

3. 恶性肿瘤

30%的患者可发生卡波西(Kaposi)肉瘤。Kaposi 肉瘤是起源于血管内皮的恶性肿瘤,可累及全身各个部位,以下肢多见。大体上常呈暗蓝色或紫棕色多发性结节。镜下可见瘤细胞呈梭形,束状排列,其间有毛细血管样裂隙。少数患者可发生非霍奇金淋巴瘤等。

(三) 临床表现

AIDS 按病程经过可分为急性 HIV 感染、无症状 HIV 感染和艾滋病三个阶段。

1. 急性 HIV 感染

在接触 HIV 2～6 周后,50%～70%的感染者可出现病毒血症和免疫系统急性损伤,表现为发热、乏力、咽痛及全身不适,查体可见颈部、枕部、腋窝等处的淋巴结肿大及肝脾肿大。1～2 个月后上述症状消失。

2. 无症状 HIV 感染

此期短者仅数月,长者达 20 年。患者一般无特殊表现,但血清中能检出 HIV 有关抗体,而且具有传染性。部分患者也可有持续性淋巴结肿大。

3. 艾滋病

艾滋病患者常见的临床表现有发热、乏力、体重下降、腹泻、全身淋巴结肿大等,且常并发各种机会性感染和恶性肿瘤并出现相应临床表现。机会性感染多见于肺(卡氏肺囊虫肺炎、鸟分枝杆菌感染、念珠菌及隐球菌感染等)、中枢神经系统(隐球菌脑膜炎、结核性脑膜炎、弓形虫脑病、各种病毒性脑膜炎)、消化系统(白色念珠菌食管炎,巨细胞病毒、沙门菌、痢疾杆菌、空肠弯曲菌及隐孢子虫性肠炎)、口腔(鹅口疮、复发性溃疡等)及皮肤、眼等部位。其中,卡氏肺囊虫肺炎和中枢神经系统感染是导致大多数患者死亡的直接原因。艾滋病病情险恶,未经治疗的患者进入此期后的平均生存期只有 12～18 个月。

▶▶ **四、梅毒**

梅毒(syphilis)是由梅毒螺旋体引起的一种性传播疾病。近些年来,梅毒的发病率显著上升,成为我国最常见的传染病和性传播疾病之一。梅毒的特点是病程长、病情时显时隐,病原体可侵犯全身器官,临床表现多样。

(一) 病因及发病机制

梅毒螺旋体进入人体后,机体可产生抗体,引起体液免疫,形成免疫复合物;也可产生细胞免疫,在局部形成肉芽肿。

梅毒分为后天性和先天性。后天性梅毒主要通过密切性接触传染,少数可因输血、接吻、手术或间接通过被污染的衣物、浴具等传染;先天性梅毒又称胎传梅毒,是因为患梅毒的孕妇通过胎盘传染给胎儿所致。

（二）基本病变

1. 闭塞性动脉内膜炎和血管周围炎

小动脉内皮细胞肿胀增生，成纤维细胞呈同心圆样增生，有淋巴细胞浸润致血管壁增厚、管腔狭窄，甚至闭塞，成为闭塞性血管内膜炎。血管周围有淋巴细胞、单核-巨噬细胞和多量浆细胞浸润。

2. 树胶样肿

树胶样肿是梅毒的一种特殊性肉芽肿，又称梅毒瘤。树胶样肿块大小不一、质韧、有弹性，因似树胶而得名。镜下可见其中央为干酪样坏死，周围有类上皮细胞、朗格汉斯巨细胞增生和多量淋巴细胞、浆细胞浸润，外层由成纤维细胞包绕。坏死灶周围有小动脉内膜炎和血管周围炎，这是与结核结节不同之处。树胶样肿易发生纤维化及瘢痕形成，仅见于三期梅毒。

（三）后天性梅毒

后天性梅毒按病程分为一、二、三期。一、二期梅毒又称早期梅毒，具有传染性；三期梅毒即晚期梅毒，因病变常累及内脏，又称内脏梅毒。

1. 一期梅毒

梅毒螺旋体侵入人体后，经过 2～3 周，在入侵部位出现硬性下疳。下疳多呈圆形，边缘隆起，稍硬，有弹性，与周围组织分界清楚。下疳多为一个，常发生于阴茎头、阴唇和子宫颈。镜下可见溃疡底部有血管闭塞性内膜炎及血管周围炎，边缘为弥漫性淋巴细胞、浆细胞及少量单核细胞浸润，特殊染色可见螺旋体。下疳发生 1 周后，局部淋巴结肿大。一期梅毒的病程为 4～6 周。此期如得到及时治疗，可彻底痊愈。若不治疗，也可自行愈合，但梅毒螺旋体已侵入淋巴、血液，传播至全身组织器官，可引起二期梅毒。

2. 二期梅毒

一期硬下疳发生 3～4 周后，患者有低热、头痛、全身乏力、肌肉关节酸痛等症状。2～3d后，全身皮肤、黏膜出现梅毒疹，可呈丘疹、斑疹和脓疱疹等多种形式（彩页图 12-10）。梅毒疹呈对称分布，广泛而稠密，不痛不痒。在肛周、会阴、外阴等处的梅毒疹常融合成为暗红色、突起的平坦斑块，柔软湿润，称扁平湿疣。梅毒疹镜下表现为淋巴细胞、浆细胞浸润，小血管内膜炎和血管周围炎。病灶内有螺旋体，故此期患者的传染性极强。二期梅毒的另一特征是全身淋巴结肿大、硬韧、有弹性、无压痛，镜下为非特异性炎。二期梅毒也可不治"自愈"，但在 4 年内常可复发。

一、二期梅毒若给予足量药物抗梅毒治疗，可治愈。若未治疗，经若干年后可发展为三期梅毒。

3. 三期梅毒

三期梅毒多发生于感染后 4～5 年，形成特征性的树胶样肿，纤维化后引起严重的组织破坏、变形和功能障碍。病变可累及全身各处，以心血管和中枢神经系统最为重要。

（1）心血管系统梅毒：病变主要在主动脉，可引起梅毒性主动脉炎。患者多为 40～55 岁的中年人，男性多于女性。病变部位常在主动脉升部，从上到下逐渐减轻，横膈以下没有病变。早期为主动脉外膜滋养血管的闭塞性动脉内膜炎及血管周围炎,中膜逐渐萎缩、变性及坏死,由纤维化瘢痕取代。肉眼可见主动脉内膜有许多不整齐的下陷的皱纹,似老树皮状。梅毒性主动脉炎可引起主动脉瓣关闭不全、冠状动脉口狭窄和梅毒性主动脉瘤。主动脉瘤的破裂是患者发生猝死的主要原因。

（2）中枢神经系统梅毒:可引起梅毒性脑脊髓膜炎、麻痹性痴呆、脊髓痨等。麻痹性痴呆是指大脑皮质神经细胞变性、坏死及消失,胶质细胞增生,大脑萎缩,患者唇舌震颤,肌肉软弱,瞳孔对光反应失常和精神异常等。脊髓痨是指患者脊髓白质的后根后索萎缩(脊髓末段受累最早,也最严重),临床上出现腱反射消失、肌张力减弱、共济失调,痛觉、温度觉消失,大小便失禁,内脏阵发性剧痛等症状和体征。

（3）其他器官梅毒:肝、骨、睾丸等器官常发生树胶样肿。

（四）先天性梅毒

胎儿在体内经血源性感染而发生的梅毒被称为先天性梅毒。通常在妊娠4个月后开始发病。感染较重者可在子宫内死亡或出生不久即死亡;感染较轻者可于儿童期或青年期发病。

发生于胎儿及婴幼儿的先天性梅毒被称为早发性先天性梅毒。新生儿表现为皮肤和黏膜的广泛性大疱和剥脱性皮炎、内脏的淋巴细胞和浆细胞浸润、动脉内膜炎、弥漫性纤维化和发育不全等。患儿的肝大、质硬、色灰褐,称火石肝;肺呈灰白色,称白色肺炎;鼻骨被破坏形成马鞍鼻;胫骨前侧骨膜因炎性增生而使胫骨向前呈弧形弯曲,形成马刀胫。

发生于2岁以上幼儿的梅毒为晚发性先天性梅毒。患儿除有以上症状外,还可有下述表现:角膜各层有淋巴细胞浸润,似毛玻璃状,发生间质性角膜炎;牙齿发育障碍,尤其是门齿牙釉质发育不良,远端较近端狭窄,切缘凹陷呈楔形,称Hutchinson齿(彩页图12-11);脑膜血管梅毒常侵犯神经而发生神经性耳聋。间质性角膜炎、Hutchinson齿和神经性耳聋构成晚发性先天性梅毒的三联征。

第七节 血吸虫病

血吸虫病是由血吸虫寄生于门静脉系统而引起的一种寄生虫病。我国血吸虫病流行于长江中下游13个省市,对广大劳动人民的健康危害极大。新中国成立后,由于开展了积极的防治工作,基本控制了本病的流行。但近些年来,其发病率有所回升。

▶▶ 一、病因及发病机制

在我国,血吸虫病主要由日本血吸虫引起。血吸虫成虫寄生在人或宿主动物的血管内,所产虫卵由粪便排出。虫卵在水中孵化出毛蚴,感染中间宿主钉螺,并在钉螺体内发育成熟后大量逸放出尾蚴,尾蚴钻入人或动物宿主后逐渐变为童虫,童虫随静脉或淋巴管进入血液循环,分布到全身。只有进入肠系膜静脉的童虫,才能发育成成虫。血吸虫感染人体后在发育的各个阶段均可引起病变。尾蚴侵入皮肤时可引起尾蚴性皮炎;童虫在肺部移行时可引起肺的炎症性改变;虫卵沉积于组织内可引起病变;成虫的代谢产物、死亡虫体分解产物以及虫卵所引起的免疫性损害可使机体发生贫血、嗜酸性粒细胞增多、脾肿大、静脉内膜炎等。儿童期反复感染血吸虫可导致垂体萎缩及垂体功能低下。

▶▶ 二、基本病理变化

虫卵沉着所引起的病变是血吸虫病最主要的病变,也是本病的基本病变。虫卵主要沉着于乙状结肠和直肠壁以及肝脏,也常见于回肠末端、阑尾和升结肠等处。

(一)急性虫卵结节

急性虫卵结节由成熟虫卵引起,肉眼观为灰黄色、颗粒状、直径 0.5~4mm 的小结节。镜下可见结节中央有 1~2 个成熟虫卵,卵壳上附有放射状嗜酸性的棒状体。虫卵周围可见无结构的坏死组织和大量嗜酸性粒细胞聚集,形似脓肿而被称为嗜酸性脓肿。随后,脓肿周围出现肉芽组织增生。

(二)慢性虫卵结节

在急性虫卵结节形成后约10d,虫卵内毛蚴死亡,结节内的坏死物质被吸收,虫卵破裂或钙化,周围除有类上皮细胞增生外,还会出现多核异物巨细胞和淋巴细胞,形态上似结核结节,故称假结核结节。最后,结节内纤维组织增生并逐渐纤维化,部分虫卵发生钙化。

▶▶ 三、主要器官的病理变化及临床表现

(一)肠道病变

病变常累及全部结肠,以乙状结肠最为明显。急性虫卵结节形成期,肠黏膜红肿,呈急性卡他性炎,病灶中央可发生坏死、脱落,形成浅表溃疡,其边缘常充血。患者可出现腹痛、腹泻等痢疾样症状,粪便中可查见虫卵。晚期由于虫卵的反复沉着,引起肠黏膜反复发生溃疡和肠壁纤维化以及多发性小息肉形成,最终导致肠壁增厚变硬、肠腔狭窄甚至肠梗阻。晚期患者粪便中不易查见虫卵,一般须做直肠黏膜压片,通过活检来确诊。

(二)肝脏病变

早期由于肝内形成急性虫卵结节和肝组织充血而出现肝轻度肿大。长期重度感染患者的肝脏因严重纤维化而变硬、变小,导致血吸虫性肝硬化。由于门静脉分支虫卵栓塞,继发静脉内膜炎、血栓形成和机化,以及门静脉周围纤维组织增生使肝内门静脉分支阻塞和受压,从而造成门静脉高压,临床上患者常出现腹水、巨脾(图12-4)、脾功能亢进、食管静脉曲张等后果。

另外,虫卵沉积于脑、肺、胃、肾和皮肤等处可引起异位血吸虫病。

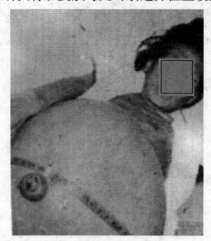

图 12-4　晚期血吸虫病患者

本章小结

本章主要内容如下:

1. 结核病是由结核杆菌所引起的传染病,多经呼吸道传染,故临床上以肺结核病最为多见。结核病的基本病理变化包括变质、渗出和增生性变化,以形成结核结节为特征性变化。基本病变可通过吸收、纤维化、包裹、钙化而转向愈合,也可发生病灶扩大、溶解播散而转向恶化。

机体初次感染结核杆菌可引起原发性肺结核,多发生于儿童,其病变特点是形成原发综合征(包括原发病灶、结核性淋巴管炎和肺门淋巴结结核);机体再次感染结核杆菌可发生继发性肺结核,多发生于成人,其病变复杂,类型繁多,包括局灶型肺结核、浸润型肺结核、慢性纤维空洞型肺结核、干酪样肺炎、结核球和结核性胸膜炎。

2. 伤寒是由伤寒杆菌所引起的肠道传染病。伤寒患者可出现败血症。其病理变化以肠道病变为主,分为髓样肿胀期、坏死期、溃疡期和愈合期;临床表现有高热、相对缓脉、脾大、玫瑰疹等,还可有肠出血、肠穿孔等并发症。

3. 细菌性痢疾是由痢疾杆菌所引起的肠道传染病。急性菌痢以假膜性炎为病变特征,形成地图状溃疡;慢性菌痢患者的肠壁可出现肉芽和疤痕增生,致肠腔狭窄;中毒性菌痢患者的肠道病变和症状轻,全身症状明显,可发生中毒性休克。

4. 流脑是由脑膜炎双球菌所引起的脑脊髓膜的化脓性炎,经呼吸道传播,主要表现为脑膜刺激症状和颅内高压症状;乙脑是由乙型脑炎病毒所引起的脑实质的变质性炎,因带病毒的蚊子叮咬而传播,主要表现为脑实质损害的症状。

5. 狂犬病是由狂犬病病毒所引起的中枢神经系统传染病,多因带病毒的动物咬伤而感染,因患者有明显的恐水症状又称恐水症。病变以大脑基底节、海马、脑干及小脑损害最显著,表现为急性弥漫性脑脊髓炎,镜下在神经细胞内可见嗜酸性包涵体,即内基小体。这一特征具有诊断价值。临床上分为前驱期、兴奋期和昏迷期。

6. 淋病是由淋球菌所引起的性传播疾病,主要累及泌尿生殖系统,病变性质为化脓性炎症。新生儿可经产道感染,引起淋球菌性结膜炎,患儿除有眼结膜充血水肿、大量脓性分泌物外,还可有角膜病变,甚至发生角膜溃疡、穿孔和失明。

7. 尖锐湿疣由 HPV 引起,疣体常见于男性阴茎冠状沟、龟头,女性阴唇、阴蒂、会阴部、肛周等处。镜下见增生的颗粒层和棘层上部出现凹空细胞为其特征性病变。

8. 艾滋病是由人类免疫缺陷病毒(HIV)所引起的致死性传染病,主要经性传播和血液传播。其发病机制是病毒感染后破坏辅助性 T 细胞,导致免疫功能缺陷。患者的主要临床表现为发热、乏力、体重下降、腹泻、全身淋巴结肿大、机会性感染和恶性肿瘤。卡氏肺囊虫肺炎和中枢神经系统感染是其常见的死因。恶性肿瘤以 Kaposi 肉瘤最为常见。

9. 梅毒是由梅毒螺旋体所引起的一种性传播疾病,分为后天性和先天性(胎传梅毒)。梅毒的基本病变包括闭塞性动脉内膜炎和血管周围炎以及树胶样肿形成。树胶样肿是梅毒的一种特殊性肉芽肿,又称梅毒瘤。梅毒瘤在镜下与结核结节相似,不同之处是坏死灶周围有小动脉内膜炎和血管周围炎。

后天性梅毒按病程分为一、二、三期。一、二期梅毒又称早期梅毒,具有传染性。一期梅毒的主要特点是在入侵部位出现硬性下疳;二期梅毒的主要特点是全身皮肤、黏膜出现梅毒疹以及全身淋巴结肿大;三期梅毒即晚期梅毒,又称内脏梅毒,因形成特征性的树胶样肿,纤维化后可引起严重的组织破坏、变形和功能障碍,病变可累及全身各处,以心血管和中枢神经系统最为重要。

先天性梅毒分为早发性先天性梅毒和晚发性先天性梅毒。前者发生于胎儿及婴幼儿,表现为新生儿皮肤和黏膜的广泛性大疱和剥脱性皮炎、火石肝、白色肺炎、马鞍鼻、马刀胫等;后者发生于 2 岁以上的幼儿,间质性角膜炎、Hutchinson 齿和神经性耳聋为其三联征。

10. 血吸虫病是由日本血吸虫所引起的寄生虫病。其基本病变由虫卵沉积引起,急性期形成急性虫卵结节(嗜酸性脓肿),慢性期形成慢性虫卵结节(假结核结节)。病变主要累及结肠和肝脏。肠道病变主要累及结肠和直肠,急性期形成溃疡,出现痢疾样表现;慢性期引起肉芽组织和黏膜增生。肝脏病变早期引起轻度肝大,慢性期导致血吸虫性肝硬化和突出的门脉高压症。

下篇　病理生理学

第十三章

水和电解质代谢紊乱

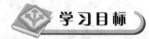 学习目标

- 掌握低钾血症、高钾血症等基本概念,高钾血症与低钾血症对神经肌肉和心脏的影响。
- 熟悉钾代谢紊乱的原因、水中毒的原因及机体变化。
- 比较三种类型脱水的区别。

体液是人体重要的组成部分。体液中水和电解质的平衡是维护人体生命活动正常进行的重要条件。许多疾病、外界环境剧烈变化、药物使用不当等因素都可能引起人体水和电解质的代谢紊乱。

第一节　水和电解质的正常代谢

▶▶ 一、体液的含量和分布

正常成人体液总量约占体重的 60%,其中细胞内液约占体重的 40%,细胞外液约占体重的 20%。细胞外液中血浆约占体重的 5%,组织液约占体重的 15%。存在于一些密闭体腔(如颅腔、胸膜腔、腹膜腔、关节腔等)中的组织液又被称为第三间隙液。

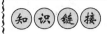

体液含量的个体差异

  人体体液含量因年龄、胖瘦的不同而有所差异。随年龄的增长,体液量占体重的比例逐渐下降。新生儿体液总量可达体重的 80%,婴儿占 70%,而老年人只占 55%。由于脂肪组织含水量较低,因此,肥胖的人比瘦人体液量占体重的比例少,对缺水的耐受性也比瘦人低。

▶▶ 二、体液的电解质组成

  细胞外液和细胞内液在电解质的组成上有很大的差异。细胞内液的阳离子主要是 K^+,其次是 Na^+、Ca^{2+}、Mg^{2+} 等;阴离子主要是 HPO_4^{2-}、SO_4^{2-} 和蛋白质,其次是 HCO_3^-、Cl^- 等。细胞外液的阳离子主要是 Na^+,其次是 K^+、Ca^{2+}、Mg^{2+} 等;阴离子主要是 Cl^-,其次是 HCO_3^-、HPO_4^{2-}、SO_4^{2-}、有机酸根离子和蛋白质等。血浆和组织间液的主要不同在于血浆含有较多的蛋白质,这对于维持血浆胶体渗透压和血容量具有重要意义。体液中所含的阴离子和阳离子的总和相等,保持着电中性。细胞内液和细胞外液的渗透压基本上也是相等的。

▶▶ 三、水和电解质的平衡及调节

  正常人体不断地从外环境中摄入水和各种电解质,同时,通过泌尿道、呼吸道、消化道和皮肤等途径不断地排出相当量的水和电解质,二者之间保持着动态平衡。

  人体水的来源一般有饮食摄入和体内代谢产生两种途径。正常成人每天摄入和体内代谢产生的水量为 2000～2500mL。水的排出途径有四个,即泌尿道、呼吸道、消化道和皮肤。

  正常成人钠的总量为 40～50mmol/kg 体质量,其中大约 40% 结合于骨的基质,60% 可以交换。总钠的 50% 存在于细胞外液,维持着血清 Na^+ 的浓度为 130～150mmol/L,而细胞内液 Na^+ 的浓度只有 10mmol/L 左右。成人每天摄取 100～200mmol 的钠。钠主要经尿排出,汗液中也含有少量的钠。

  正常人体含钾量为 50～55mmol/kg 体质量,其中 90% 存在于细胞内,骨钾约 7.6%,跨细胞液含钾约 1%,仅约 1.4% 存在于细胞外液中。细胞内液钾浓度为 140～160mmol/L,血清钾浓度为 3.5～5.5mmol/L。摄入的钾大部分经肾排出,少量经消化道、皮肤排出。

  体液的容量、渗透压和电解质浓度的平衡是通过神经内分泌系统对肾脏排出量的调节来实现的。在细胞外液渗透压升高、血容量减少等情况下,抗利尿激素释放增多,肾远曲小管和集合管重吸收水增多。当循环血量减少引起肾血流量减少时,通过激活肾素-血管紧张素系统使醛固酮分泌增加;血 Na^+ 浓度降低和血 K^+ 浓度升高可直接刺激肾上腺皮质球状带,使醛固酮分泌增加。醛固酮可以促进肾保 Na^+ 排 K^+。另外,当摄入钠过多和循环血量增多时,心房肌细胞释放的心房利钠肽增多,可通过直接作用或降低醛固酮的作用来促进钠的排出。

第二节 水、钠代谢紊乱

水、钠代谢紊乱往往同时或先后发生,并且二者相互影响、关系密切,因此通常将两者一起考虑。

▶▶ 一、脱水

脱水(dehydration)是指由多种原因引起的体液容量明显减少。根据脱水时细胞外液渗透压的不同,脱水可分为高渗性脱水、低渗性脱水、等渗性脱水三种类型。

(一) 高渗性脱水

高渗性脱水(hypertonic dehydration)的特点是失水多于失钠,血清钠浓度 >150mmol/L,血浆渗透压 >310mmol/L,细胞外液量和细胞内液量均减少,又称低容量性高钠血症。

1. 原因和机制

(1) 水摄入不足。例如,昏迷的患者不会饮水;下丘脑病变使口渴中枢受损的患者渴感障碍,严重疾病或年老体弱的患者无口渴感而摄水减少;水源断绝而无水可饮;吞咽困难者进食、饮水困难等。

(2) 水丢失过多。见于:①经呼吸道失水:任何原因引起的过度通气,如癔症、代谢性酸中毒等都会使呼吸道黏膜不感蒸发增强。②经皮肤失水:高热、大量出汗、甲状腺功能亢进时,都可经皮肤丢失大量低渗液体从而导致高渗性脱水的发生。如发热时体温每升高1.5℃,皮肤的不感蒸发每天增加约500mL。③经肾失水:中枢性尿崩症患者的抗利尿激素产生和释放不足,肾性尿崩症患者的肾远曲小管和集合管对抗利尿激素反应缺乏,均可引起肾浓缩功能不良,造成经肾排出大量低渗尿液。使用大量脱水剂如甘露醇、高渗葡萄糖等液体,昏迷患者鼻饲浓缩的高蛋白饮食,均可因渗透性利尿而导致失水过多。④经胃肠道失水:呕吐、腹泻、消化道引流等都可导致等渗或低渗消化液的丢失。

2. 对机体的影响

(1) 口渴。细胞外液高渗通过渗透压感受器刺激中枢,同时因循环血量减少及唾液分泌减少引起的口干舌燥,均可引起口渴感。这是机体重要的保护机制。感口渴之后如能及时饮水,可在一定程度上恢复血浆渗透压。

(2) 细胞内液向细胞外液转移。由于细胞外液高渗,使渗透压相对较低的等渗细胞内液向细胞外液转移,从而使细胞内液减少,细胞外液有所恢复。汗腺细胞脱水时,由于汗液分泌减少,使皮肤水分蒸发减少而影响散热,导致体温升高,称为脱水热。小儿由于体温调节中枢发育还不完善,更易发生脱水热。脑细胞严重脱水时,可引起一系列中枢神经系统功能障碍,出现幻觉、谵妄、肌肉抽搐、嗜睡、昏迷甚至死亡。大脑因脱水而体积显著缩小时,颅骨与脑皮质之间的血管张力增大,可导致静脉破裂而出现局部脑出血和蛛网膜下腔出血。

严重的高渗性脱水时,细胞外液明显减少,血容量明显不足,导致血压下降,甚至可能发生休克。

（3）尿的变化。细胞外液高渗可通过刺激渗透压感受器,引起抗利尿激素分泌增多,增加肾小管对水、钠的重吸收,从而使尿量减少。

（二）低渗性脱水

低渗性脱水(hypotonic dehydration)的特点是失钠多于失水,血清钠浓度 < 130mmol/L,血浆渗透压 < 280mmol/L,细胞外液量减少,细胞内液量增多,又称低容量性低钠血症。

1. 原因和机制

（1）经皮肤丢失体液。大量出汗、大面积烧伤引起的大量血浆渗出,都会导致大量水及钠的丢失。

（2）经消化道丢失体液。严重的呕吐、腹泻等可导致大量含钠的消化液丢失。

（3）经肾丢失体液。见于:①长期连续使用高效利尿药,如呋塞米(速尿)、依他尼酸(利尿酸)、噻嗪类等,可抑制肾小管对钠的重吸收,使钠从尿中大量丢失。②患肾上腺皮质功能不全时,因醛固酮分泌不足,肾小管对钠的重吸收减少。③肾实质疾病,如慢性间质性肾疾患可使髓质正常间质结构被破坏,影响肾小管对钠的重吸收。④急性肾衰竭的多尿期,原尿中尿素等溶质增多可引起渗透性利尿,以及肾小管功能未完全恢复而对水、钠的重吸收减少。

以上原因导致钠、水大量丢失后,如只补充水或葡萄糖而未补充钠,就可能引起失钠多于失水而发生低渗性脱水。

2. 对机体的影响

（1）细胞外液向细胞内液转移。细胞外液低渗时,水分可以从细胞外液向渗透压相对较高的细胞内液转移,从而使细胞外液进一步减少,细胞内液有所增加。细胞外液明显减少可导致血容量明显减少,血压明显下降,容易发生低血容量性休克。同时,组织间液明显减少可导致患者出现皮肤弹性减退、眼窝和婴幼儿囟门凹陷,称为组织脱水征。脑细胞水肿可出现中枢神经系统功能紊乱。

（2）尿的变化。早期由于细胞外液低渗,抗利尿激素分泌减少,肾小管对水的重吸收减少,尿量增多。晚期血容量不足可刺激容量感受器,使抗利尿激素分泌增多,肾小管对水的重吸收增加,从而使尿量减少。

（三）等渗性脱水

等渗性脱水(isotonic dehydration)的特点是失水与失钠按正常比例丢失,血清钠浓度为130～150mmol/L,血浆渗透压为280～310mmol/L,二者均在正常范围内。

1. 原因和机制

严重的呕吐、腹泻、肠梗阻、肠瘘等可导致大量等渗消化液的丢失;大量放胸水、腹水或大面积烧伤等可引起大量等渗性体液丢失。

2. 对机体的影响

（1）细胞外液减少。等渗性脱水主要丢失细胞外液,使细胞外液减少,血容量和组织间液均减少。患者较易出现休克和组织脱水征。

（2）尿的变化。血容量减少使醛固酮和抗利尿激素分泌增多，肾对水、钠的重吸收增强，尿量减少，尿钠减少，这可使细胞外液得到部分补充。

等渗性脱水如果未能及时补液，由于通过皮肤和呼吸道在不断丢失水分，细胞外液渗透压就会逐渐升高，从而转变为高渗性脱水；如果只注意补水，而忽视补盐，则可转变为低渗性脱水。因此，等渗性脱水在临床上比较少见。

（四）防治原则

（1）积极防治原发病，去除病因。

（2）适当补液。对高渗性脱水者，首先应补充缺失的水分，然后补充适当的 Na^+；对低渗性脱水者，可给予等渗溶液以恢复细胞外液容量，患者如有休克，则应按休克的处理原则进行抢救。

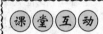

讨论：在地震等灾害或事故中，若有人被埋在废墟中数天，此时，他可能会发生何种类型的脱水？被救出后补液的原则是什么？

▶▶ 二、水中毒

水中毒（water intoxication）是指由于肾排水功能障碍所引起的水在细胞内、外大量潴留，细胞内外液容量均显著增多并呈低渗的状态，又称高容量性低钠血症。

（一）原因和机制

1. 抗利尿激素分泌过多

抗利尿激素（ADH）分泌增多主要见于：①应激反应：如创伤、大手术、强烈精神刺激等。②有效循环血量减少：如充血性心力衰竭等。③某些药物：如吗啡、巴比妥类等。④肾上腺皮质功能低下：激素分泌减少对下丘脑分泌 ADH 的抑制作用减弱，使 ADH 分泌增多。⑤ADH 分泌异常增多症：见于恶性肿瘤（如肺的燕麦细胞癌等），可异位分泌 ADH 或 ADH 样物质。

2. 肾泌尿功能障碍

急性肾衰竭少尿期、肝肾综合征、慢性肾衰竭少尿或无尿时肾排水量显著减少，这是临床上引起水中毒的常见原因。

（二）对机体的影响

水中毒时，细胞内、外液均明显增多，且均呈低渗状态。脑水肿引起颅内压增高，脑脊液压力也增加，患者出现各种中枢神经系统症状，如头痛、恶心、呕吐、神志淡漠、失语、嗜睡甚至昏迷等。严重时可发生脑疝，导致呼吸和心跳停止而危及生命。

（三）防治原则

（1）积极治疗原发病，预防水中毒的发生。

（2）严格限制水分的摄入,可给予高渗盐水,以快速纠正脑细胞水肿;或静脉给予甘露醇等渗透性利尿剂或速尿等强利尿剂,以促进体内水分的排出。

第三节　钾代谢紊乱

钾摄入不足或过多、排出过多或减少以及钾在体内分布异常都可引起钾代谢障碍,通常以血钾浓度的高低将钾代谢紊乱分为高钾血症和低钾血症。

▶▶ 一、低钾血症

低钾血症(hypokalemia)是指血清钾浓度低于 3.5mmol/L。多数情况下,低钾血症同时伴有体内钾总量减少,但钾跨细胞分布异常时,机体的含钾量不一定减少。

（一）原因和机制

1. 钾摄入不足

钾摄入不足主要见于不能进食的患者,如胃肠梗阻或胃肠手术后长时间禁食而未注意补钾或补钾不足、神经性厌食症等。偶见于刻意节食减肥的正常人。单纯因摄入不足引起的低钾血症和缺钾通常并不严重。

2. 钾丢失过多

钾丢失过多是发生低钾血症最主要的原因。

（1）经肾失钾是成人失钾的主要原因。见于:①长期大量使用利尿剂:由于临床上使用的利尿剂大多是排钾利尿剂,长期使用可因排钾过多而引起低钾血症。渗透性利尿剂如甘露醇则可因排尿过多而使排钾增多。②肾小管性酸中毒:K^+ 重吸收减少,导致酸潴留而钾丢失。近曲小管性酸中毒则是由于近曲小管对 HCO_3^- 和 K^+ 的重吸收减少所致。③盐皮质激素过多:见于原发性和继发性醛固酮增多症。④急性肾衰竭的多尿期:原尿中溶质增多所致的渗透性利尿作用以及新生肾小管上皮细胞的重吸收功能不足均可导致排钾增多。

（2）经胃肠道失钾是小儿失钾的主要原因。消化液含钾丰富,而且大量消化液丢失后,可引起血容量减少,醛固酮分泌增多,从而促进肾排钾,因此丢失大量消化液可导致低钾。见于腹泻、呕吐、胃肠减压、肠瘘等。

（3）经皮肤失钾。汗液的含钾量很低,只有 0.9mmol/L。但在炎热环境下的剧烈体力活动中,大量出汗可引起较多钾的丢失。此时如果只补充不含钾的溶液,就可能导致低钾血症。

3. 钾跨细胞分布异常

钾由细胞外液向细胞内液转移可引起低钾血症,但不引起缺钾,即机体含钾总量并没有减少。此类低钾血症主要见于:①碱中毒。碱中毒时 H^+ 从细胞内移至细胞外,而 K^+ 从细胞外进入细胞内,并且肾小管排 H^+ 减少、排 K^+ 增多,使血钾降低。②低钾性周期性麻痹。这是一种少见的常染色体显性遗传病,发作时出现低钾血症和骨骼肌瘫痪,不经治疗6~24h内可自行缓解,具体机制不明。③应用某些药物的情况下。例如,糖尿病患者应用大量胰岛素时,因血钾随葡萄糖进入细胞内合成糖原而使血钾下降。④某些毒物中毒。例如,钡中毒、粗制棉籽油(含有棉酚)中毒可引起细胞膜上的K^+通道阻滞,使细胞内K^+外流受阻而发生低钾血症。

（二）对机体的影响

1. 对神经肌肉的影响

通常血清钾浓度低于3mmol/L时即可出现明显的肌无力,低于2.65mmol/L时可发生弛缓性麻痹,四肢明显,严重时可因呼吸肌麻痹而导致死亡。这是由于细胞内外液钾浓度比值增大引起肌细胞膜静息电位负值增大,使肌细胞兴奋性降低所致。平滑肌兴奋性也下降,表现为胃肠道运动减弱,如出现恶心、呕吐、厌食等症状。血清钾浓度低于2.5mmol/L时甚至可出现麻痹性肠梗阻。

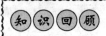

超极化阻滞

各种原因引起肌细胞膜静息电位负值增大时,细胞处于超极化状态,静息电位与阈电位间的距离加大,细胞的兴奋性下降,称为超极化阻滞。

2. 对心肌的影响

低钾血症对心肌的生理特性可产生影响,主要表现如下:

（1）兴奋性升高。发生低钾血症时,膜对钾的通透性降低,细胞内K^+外流减少,膜电位减小,接近阈电位,使心肌兴奋性升高。

（2）传导性下降。发生低钾血症时,静息膜电位降低,使动作电位0期去极化速度和幅度降低,兴奋扩布减慢,传导性下降,引起传导阻滞。

（3）自律性升高。发生低钾血症时,膜对钾的通透性下降,K^+外流减少而Na^+内流相对加快,自律细胞的自动去极化加速,自律性升高。

（4）收缩性先增强后减弱。发生低钾血症时,膜对Ca^{2+}的通透性升高,Ca^{2+}内流加速,使心肌细胞内Ca^{2+}增多,兴奋-收缩偶联增强,心肌收缩性增强。但持续低钾血症使心肌细胞缺钾时,会发生心肌细胞代谢障碍,引起心肌收缩性减弱。

由于心肌电生理特性的变化,临床上患者表现为各种心律失常,如窦性心动过速、期前收缩、阵发性心动过速、房室传导阻滞等。心电图变化主要表现为T波低平、U波增高、ST段下降、QRS波增宽、心率增快、异位心律等。

3. 对酸碱平衡的影响

发生低钾血症及缺钾时,细胞内K^+向细胞外转移,而细胞外H^+向细胞内转移,同时,肾脏排K^+减少而排H^+增多,可引起代谢性碱中毒。

（三）防治原则

1. 积极治疗原发病

积极治疗原发病，消除和预防引起低钾血症的原因。

2. 及时补钾

补钾的原则是能口服者尽量口服；不能口服而须静脉滴注补钾时，应严格遵循以下原则：①补钾不能过量、浓度要低、速度要慢、见尿补钾（每日尿量500mL以上）。②切忌静脉推注，以免引起高钾血症和心跳骤停。③严重缺钾时补钾须持续一段时间，以恢复细胞内外液钾的平衡。

▶▶ 二、高钾血症

高钾血症（hyperkalemia）是指血清钾浓度高于5.5mmol/L。

（一）原因和机制

1. 钾摄入过多

静脉输入钾盐速度过快或浓度过高以及大量输入库存血均可引起高钾血症。

2. 肾排钾减少

这是引起高钾血症的常见而重要的原因。

（1）肾衰竭。高钾血症常见于急性肾衰竭的早期。由于肾小球滤过率明显下降，钾排出减少，因而血钾浓度升高。

（2）醛固酮缺乏。远曲小管和集合小管泌钾功能主要受醛固酮的调节，醛固酮分泌不足可引起排钾减少，从而使血钾升高。常见于肾上腺皮质功能不全等。

（3）长期使用保钾利尿剂。螺内酯是醛固酮的拮抗剂，氨苯蝶定能抑制远端小管和集合管分泌钾，长期应用这些药物可导致钾在体内潴留。

3. 钾跨细胞分布异常

异型输血、严重创伤、挤压伤以及酸中毒时，细胞内大量K^+释出可使血钾升高。缺氧时细胞内ATP生成不足，细胞膜上$Na^+ - K^+$泵转运障碍，导致K^+不易进入细胞，使血钾升高。另外，高钾性周期性麻痹发作时可伴血钾升高，但二者的因果关系尚未确定。

（二）对机体的影响

1. 对神经肌肉的影响

发生轻度高钾血症时，由于细胞内外K^+浓度差减小，K^+外流减少，静息膜电位负值减小，与阈电位的差值变小，兴奋性增高，可出现手足感觉异常，轻度肌肉震颤、刺痛、腹泻等。发生严重高钾血症时，静息电位进一步升高，细胞处于去极化阻滞状态，兴奋性反而降低，可引起四肢软弱无力，腱反射消失，甚至弛缓性麻痹。

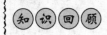

去极化阻滞

当肌细胞膜静息电位升高时,与阈电位的差距减小,肌细胞兴奋性升高。但静息电位进一步升高至 $-55 \sim -60\text{mV}$ 时,电压依赖性的快 Na^+ 通道失活,Na^+ 内流减少,肌细胞兴奋性反而下降,称为去极化阻滞。

2. 对心肌的影响

高钾血症对机体最严重的危害就是对心脏的毒性作用。其主要表现如下:

(1) 兴奋性先升高后下降。发生高钾血症时,细胞内外 K^+ 浓度差变小,静息膜电位下降,使心肌兴奋性升高。静息膜电位过小时,细胞膜上快钠通道失活,使心肌兴奋性下降。

(2) 传导性下降。发生高钾血症时,静息膜电位绝对值减小,动作电位 0 期去极化的速度和幅度降低,传导性下降,引起传导延缓或阻滞。发生高钾血症时,心肌细胞对钾的通透性增高,K^+ 外流加速,复极 3 期也加速,使动作电位和有效不应期缩短。

(3) 自律性降低。发生高钾血症时,膜对钾的通透性升高,细胞内的 K^+ 外流加快而细胞外 Na^+ 内流相对减慢,自动去极化缓慢,使心脏自律性降低。

(4) 收缩性减弱。高钾血症使 Ca^{2+} 内流减少,心肌细胞内 Ca^{2+} 减少,兴奋-收缩偶联减弱,心肌收缩性减弱。

高钾血症患者可出现 T 波高尖、P 波和 QRS 波振幅降低、间期延长、S 波增深以及窦性心动过缓、传导阻滞、室颤等多种心律失常的心电图表现,严重时可引起心脏停搏。高钾血症患者的突出心脏表现通常会掩盖骨骼肌的表现。

3. 对酸碱平衡的影响

发生高钾血症时,K^+ 向细胞内转移,细胞内 H^+ 向细胞外转移,同时,肾脏排 K^+ 增多而排 H^+ 减少,可引起代谢性酸中毒。

(三) 防治原则

1. 积极治疗原发病

积极治疗原发病,消除和控制引起高钾血症的原因,停用一切含钾的药物或溶液。

2. 对抗 K^+ 的心肌毒性

可注射含 Na^+、Ca^{2+} 的溶液来对抗高钾的心肌毒性。

3. 清除细胞外液中的 K^+

可使用葡萄糖加胰岛素、碳酸氢钠溶液促进钾移入细胞内;还可口服阳离子交换树脂以促使 K^+ 从肠道排出,或经腹膜透析、血液透析等加速 K^+ 排出。

本章小结

本章主要内容如下：

1. 脱水可分为高渗性脱水、低渗性脱水和等渗性脱水。发生高渗性脱水时，失水多于失钠，细胞内液减少明显，患者口渴和尿量减少明显；发生低渗性脱水时，失钠多于失水，其发生与脱水后不当补液有关，细胞外液减少明显，易出现休克和组织脱水征；发生等渗性脱水时，水、钠按正常比例丢失，细胞外液减少明显，常转化为高渗性脱水或低渗性脱水。

2. 水中毒常因肾排水障碍所致，对机体的影响主要是引起脑水肿和颅内高压。

3. 血清钾浓度低于 3.5mmol/L 被称为低钾血症。其发生原因是摄钾过少、失钾过多或细胞外钾内移；其对机体的影响主要是引起神经肌肉兴奋性下降和各种心律失常，临床上患者较早就可以出现四肢肌无力。

4. 血清钾浓度高于 5.5mmol/L 被称为高钾血症。其原因是摄钾过多、排钾过少或细胞内钾外移；其对机体的影响主要是引起各种心律失常，甚至心跳骤停。

第 十 四 章

水 肿

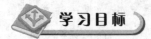 学习目标

- 掌握水肿的概念、病因和发生机制。
- 熟悉几种常见水肿的病理及临床特点。
- 了解水肿对机体的影响。

体液在组织间隙内过多聚积被称为水肿(edema),体腔内体液的过多聚积被称为积液或积水(hydrops),二者本质相同。

水肿液含血浆的全部晶体成分,根据蛋白质含量的不同一般分为渗出液和漏出液(二者的区别见第四章)。

第一节　水肿发生的基本机制

正常情况下,组织间液容量保持相对恒定,这依赖于血管内外液体交换和体内外液体交换的动态平衡。因此,这两个平衡被打破就可能引起组织水肿。

▶▶ 一、血管内外液体交换失衡

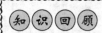 知识回顾

组织液的生成与回流

生理情况下,血管内外液体交换即组织液的生成与回流是保持动态平衡的。有效滤过压 =(毛细血管血压 + 组织液胶体渗透压)-(组织液静水压 + 血浆胶体渗透压),毛细血管动脉端的有效滤过压大约为 12mmHg,静脉端有效滤过压大约为 −8mmHg,毛细血管不断生成的组织液被毛细淋巴管重吸收后再回流到血液中。影响组织液生成与回流的因素见图 14-1。

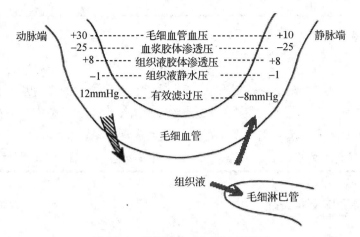

图 14-1 组织液生成与回流示意图

常见的引起组织液生成多于回流的原因如下：

（一）毛细血管血压升高

毛细血管血压升高使有效滤过压增高，从而导致组织液生成增多，当超过淋巴回流的代偿限度时，即可引起组织水肿。毛细血管血压升高主要见于各种原因引起的瘀血。

（二）血浆胶体渗透压降低

血浆胶体渗透压的高低主要取决于血浆白蛋白的含量。正常血浆白蛋白的含量为 40～50g/L，当血浆白蛋白含量降低到 20g/L 时，就可因血浆胶体渗透压下降而使有效滤过压增高，组织液产生增多进而引起组织水肿。引起血浆胶体渗透压降低的常见原因有：①蛋白质摄入不足：见于长期严重饥饿及严重胃肠道消化、吸收功能障碍。②蛋白质合成发生障碍：见于肝硬化等。③蛋白质丢失过多：见于肾病综合征患者大量蛋白随尿排出。④蛋白质分解代谢增强：见于慢性消耗性疾病，如恶性肿瘤等。

（三）组织液胶体渗透压增高

在生理情况下，毛细血管壁只允许水分、晶体物质和极少量小分子蛋白自由通过，所以血浆胶体渗透压要大于组织液胶体渗透压。当微血管壁通透性增高时，血浆清蛋白滤出增多，从而导致血浆胶体渗透压降低而组织液胶体渗透压增高，使组织液生成增多而发生水肿。引起组织液胶体渗透压增高的常见原因为各种炎症、毒素损害毛细血管壁、组织缺血缺氧等。

（四）淋巴液回流受阻

淋巴液回流是组织液回收入血的一条重要途径，而且它具有很强的代偿能力，在组织液生成增多时其回流量亦增大，从而防止液体在组织间隙内过多存在。所以当淋巴液回流受阻时，含有蛋白质的组织液就会聚集在组织间隙，从而导致淋巴水肿。这种水肿的特点是水肿液的蛋白质含量较高。

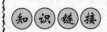

什么是象皮肿?

淋巴循环不仅能使组织液返回血液,还能重吸收组织液中的蛋白质。因此,在丝虫病阻塞淋巴管引起水肿时,蛋白质在局部组织中聚集,可引起结缔组织增生,脂肪组织被大量纤维组织替代。患者皮肤及皮下组织极度增厚,皮肤表面角化、粗糙、指压后不发生压痕,形似大象的皮肤,故称象皮肿。象皮肿多发生于下肢和阴囊等部位。

▶▶ 二、体内外液体交换失衡

正常人体体内外液体交换的平衡依赖于肾的泌尿功能。当肾小球滤过减少而肾小管重吸收功能增强时,就会导致钠、水在体内潴留而发生全身性水肿。

(一)肾小球滤过率下降

1. 有效循环血量减少

在充血性心力衰竭、肝硬化腹水等情况下,由于有效循环血量减少,交感-肾上腺髓质系统的兴奋引起肾血管收缩,肾血流量减少,肾小球滤过率下降,进而肾素-血管紧张素系统的活性增强,引起入球小动脉收缩,肾小球有效滤过压降低,导致肾小球滤过率进一步下降。

2. 肾小球病变

发生急性肾小球肾炎时,肾小球毛细血管内皮细胞增生、肿胀和系膜细胞增生压迫肾小球毛细血管,使肾小球滤过减少;发生慢性肾小球肾炎时,大量肾小球纤维化,使肾小球滤过面积显著减小,导致肾小球滤过率下降。

(二)肾小管对钠、水的重吸收功能增强

1. 肾血流重新分布

正常情况下肾血流的90%流经皮质肾单位。而皮质肾单位髓袢较短,不进入髓质高渗区,对钠、水的重吸收较弱;近髓肾单位髓袢较长,深入髓质高渗区,对钠、水的重吸收较强。在心力衰竭等引起有效循环血量减少时,交感神经兴奋可使肾血管收缩,肾血流量减少,而皮质血管对儿茶酚胺、肾素-血管紧张素敏感性较高而收缩明显,导致肾血流重分布,使皮质血流量降低、髓质血流量增高,肾对钠、水的重吸收功能增强。

2. 肾小球滤过分数升高

当发生充血性心力衰竭或肾病综合征时,肾血流量随着有效循环血量的减少而下降,由于出球小动脉收缩比入球小动脉明显,肾小球滤过率相对增高,即肾小球滤过分数(肾小球滤过率与肾血浆流量的比值)增高,血浆中非胶体成分滤过量增多,通过肾小球后流入肾小管周围毛细血管血液的血浆胶体渗透压增高而流体静压下降,引起近曲小管重吸收钠、水增加,导致钠、水潴留。

3. 利钠激素分泌减少

利钠激素又称心房利钠肽,是由心房肌细胞合成、贮存和分泌的一种低分子多肽。它具

有强大的利尿、利钠作用,其促进 Na^+ 排泄的机制是:①抑制近端小管重吸收钠,使尿钠及尿量增加。②循环性利钠激素作用于肾上腺皮质球状带,抑制醛固酮的分泌。因此,当循环血量明显减少时,利钠激素分泌减少,使近曲小管对钠、水的重吸收增加,从而引发水肿。

4. 醛固酮增多

在发生充血性心力衰竭或肝硬化腹水时,有效循环血量减少使肾血管灌注压和肾小球滤过率降低,流经致密斑的钠量减少,进而引起近球细胞分泌肾素增加并激活肾素-血管紧张素-醛固酮系统,导致肾远曲小管和集合管对钠、水的重吸收增多。

5. 抗利尿激素增多

抗利尿激素的作用是促进远曲小管和集合管对水的重吸收。其增多的机制是:①有效循环血量减少(如充血性心力衰竭时)使左心房壁和胸腔大血管的容量感受器所受的刺激减弱,反射性地引起抗利尿激素分泌增加。②肾素-血管紧张素-醛固酮系统被激活后,血管紧张素Ⅱ生成增多,致下丘脑-神经垂体分泌和释放抗利尿激素增加。③肝脏的灭活功能下降。

第二节 常见的水肿类型

▶▶ 一、心性水肿

一般地,心性水肿是指由右心衰竭所引起的全身性水肿。

(一)临床特点

右心衰竭早期水肿主要出现在身体的下垂部位,如起床活动时以下肢水肿最为严重,仰卧时则以背部和骶部水肿较为明显,严重者可波及全身,并可出现胸水和腹水。

(二)发生机制

1. 毛细血管血压增高

右心衰竭会导致上、下腔静脉血液回流受阻,从而使全身各处组织器官毛细血管流体静压增高,组织液生成过多;另一方面,心排血量下降使交感-肾上腺髓质系统兴奋,导致静脉壁的紧张度增加,进一步升高了毛细血管血压。

2. 钠、水潴留

(1)肾小球滤过率下降。心力衰竭时,心排出量减少导致经肾血流量减少,同时引起交感神经兴奋和肾素-血管紧张素系统激活,进一步加重肾血管收缩而使肾血流量减少更为严重,从而使肾小球滤过率下降,导致钠、水潴留。

(2)肾小管重吸收增多。右心衰竭时,肾小管重吸收功能增强的机制是:①肾血流量减少激活肾素-血管紧张素-醛固酮系统以及肝脏的灭活减少,使得醛固酮增多。②有效血液循环量减少兴奋容量感受器,促使抗利尿激素分泌以及肝脏的灭活减少,使得抗利尿激素增多。③由于出球小动脉收缩比入球小动脉更加显著,肾小球滤过率相对增加,滤过分数增大,肾小管周围毛细血管内血液胶体渗透压增大,从而导致近曲小管对钠、水的重吸收增多。

3. 血浆胶体渗透压下降

消化道和肝脏长期处于瘀血状态可导致蛋白质的吸收和合成功能降低;钠、水潴留使得血浆蛋白被稀释,导致血浆胶体渗透压下降,促进水肿形成。

4. 淋巴回流受阻

淋巴回流受阻可因体静脉瘀血所致。

▶▶ 二、肝性水肿

由各种严重的肝脏疾病所引起的全身性水肿被称为肝性水肿。引起肝性水肿的最常见原因是肝硬化,其次是重型肝炎、慢性肝炎等。

（一）临床特点

肝性水肿往往以腹水最为明显,水肿液为淡黄色、透明的澄清液体。

（二）发生机制

1. 肝静脉回流受阻

肝硬化时由于肝组织结构发生改变和纤维结缔组织增生,肝内血管尤其是肝静脉分支被挤压引起扭曲、闭塞或消失,肝静脉回流受阻,肝窦内压升高,液体漏出,过多液体从肝表面进入腹腔而形成腹水。

2. 钠、水潴留

肝硬化患者尤其在腹水形成后,有效循环血量明显下降,肾素-血管紧张素-醛固酮系统活性增强,抗利尿激素释放增多,加上肝灭活醛固酮和抗利尿激素的功能障碍,导致钠、水潴留。

3. 低蛋白血症

肝硬化所引起的门脉高压使胃肠道黏膜瘀血,蛋白质的消化与吸收减少;肝功能障碍又使白蛋白合成减少,引起血浆蛋白质浓度下降,从而使血浆胶体渗透压下降而促进腹水形成。

4. 门静脉高压

肝硬化引起门静脉高压时,门静脉所属器官、组织内毛细血管血压增高,血浆漏入腹腔,形成腹水。

▶▶ 三、肾性水肿

由肾原发性疾病所引起的水肿被称为肾性水肿。

（一）临床特点

病情轻者仅表现为面部、眼睑等组织疏松处水肿,严重时波及全身,并可出现胸、腹水。

（二）发生机制

肾性水肿主要包括肾病性水肿和肾炎性水肿。

1. 肾病性水肿

肾病性水肿即肾病综合征引起的水肿,其发生机制主要是血浆胶体渗透压下降。因为肾病综合征患者每天白蛋白丢失量可达 10~20g,超过了机体的代偿能力。另外,血浆胶体渗透压降低还会导致有效循环血量下降,醛固酮和抗利尿激素增多,进而发生钠、水潴留。

2. 肾炎性水肿

肾炎性水肿的主要发生机制是肾小球滤过率明显下降。例如,发生急性肾小球肾炎时,肾小球血管内皮细胞和系膜细胞肿胀增生、炎细胞渗出等引起肾小球毛细血管管腔狭窄甚至闭塞,肾小球血流量明显减少,肾小球滤过率下降,引起钠、水潴留。而慢性肾小球肾炎后期则是因为大量肾小球纤维化,致肾小球滤过极度减少而引起钠、水潴留。

▶▶ 四、肺水肿

肺组织间隙与肺泡内过多液体的聚集,称为肺水肿。

（一）临床特点

肺水肿表现为呼吸困难、咳嗽、咳粉红色泡沫痰、发绀等。

（二）发生机制

1. 肺毛细血管血压增高

肺毛细血管血压增高见于高血压、二尖瓣狭窄或关闭不全等引起的左心衰竭、严重休克、肺静脉受压迫或阻塞等情况。

2. 血容量增多

在短时间内输入过量液体可使肺微血管流体静压增高和血浆胶体渗透压下降而导致肺水肿。

3. 微血管通透性增高

炎症、休克、缺氧、吸入毒气等可引起肺部毛细血管通透性增高,导致血浆渗入肺间质和肺泡,引起肺水肿。

4. 肺淋巴液回流受阻

肺癌、矽肺等病变都可引起肺淋巴管受压,淋巴液回流受阻。

▶▶ 五、脑水肿

过多液体在脑组织中聚积,引起脑体积增大,称为脑水肿。

（一）临床特点

轻度脑水肿一般无明显临床表现,加重后患者可出现头晕、头痛、恶心、呕吐、耳鸣、意识障碍等。严重时可出现脑疝甚至导致死亡。

（二）发生机制

脑水肿按其发生的原因和机制的不同可分为以下三种类型：

1. 血管源性脑水肿

血管源性脑水肿常见于脑外伤、脑肿瘤、脑出血、脑膜炎等，炎性介质及氧自由基的作用可使脑内毛细血管通透性增高，含蛋白的液体进入细胞间隙增多而引发脑水肿。其液体聚积多在白质细胞间隙，灰质无变化（灰质表现为血管和神经元周围胶质成分肿胀）。此型脑水肿最常见。

2. 细胞中毒性脑水肿

细胞中毒性脑水肿大多由心跳骤停、窒息、严重休克等引起。其发生机制是脑组织缺血、缺氧引起脑细胞能量代谢障碍及细胞膜钠泵功能障碍，导致细胞内钠、水潴留。另外，水中毒时脑细胞内水分也增多。

3. 间质性脑水肿

间质性脑水肿是指因肿瘤或炎症等阻塞大脑导水管或脑室管而使脑脊液回流受阻，从而导致液体在脑室内聚集，相应脑室周围白质间质发生水肿。

第三节 水肿对机体的影响

水肿并不是一种独立的疾病，而是一种病理过程。若水肿的原因不明，常称之为特发性水肿。水肿既可以发生于局部，也可以发生于全身。发生严重的全身性水肿时，患者可表现出皮肤肿胀、弹性差、皱纹变浅。由于组织内的部分水肿液呈游离状态存在，用手指按压水肿部位然后抬起，按压点可出现凹陷压痕，称为凹陷性水肿，又称显性水肿。当水肿较轻时，由于组织间隙中的胶体网状物对液体有很强的吸附能力和膨胀性，在一定范围内增多的水分都能以凝胶态存在，因此在临床检查时，皮下水肿不明显，称为隐性水肿。但此时患者的体重增加可达 10% 甚至更多。因此，在临床上动态测量体重是判断有无水肿的依据之一。

水肿对机体都有不利影响。其影响大小取决于水肿的部位、程度、发生的速度及持续时间。组织发生长时间水肿时，由于细胞与毛细血管间的距离增大，营养物质向细胞弥散的距离增大，加上水肿时组织的血液循环受到一定影响，结果造成细胞营养障碍、组织的修复能力和抗病能力下降。重要器官或部位的水肿可引起非常严重的后果。如喉头水肿可造成窒息；严重脑水肿可导致脑疝，从而使呼吸、心跳骤停；严重的肺水肿可以导致呼吸衰竭。

炎性水肿的渗出液对机体有一定的防御作用（参见第四章）。

本章小结

　　本章主要内容如下：

　　1. 水肿发生的基本机制是血管内外液体交换失衡和体内外液体交换失衡。前者包括毛细血管血压升高、血浆胶体渗透压降低、组织液胶体渗透压升高和淋巴回流受阻；后者与肾血流量减少或肾本身疾病引起的肾小球滤过率下降，以及肾血流重新分布、滤过分数增大、利钠激素减少、醛固酮和抗利尿激素增多所引起的肾小管对钠、水的重吸收作用增强有关。

　　2. 常见的全身性水肿有心性水肿、肝性水肿和肾性水肿。心性水肿是指由右心衰引起的全身性水肿，身体下垂部位水肿明显；肝性水肿主要由肝硬化引起，主要表现为腹水；肾性水肿分为肾病性水肿和肾炎性水肿。肺水肿是因左心衰或肺部疾病引起的肺间质和肺泡水肿；脑水肿分为血管源性脑水肿、细胞中毒性脑水肿和间质性脑水肿三种类型。

　　3. 水肿对机体的影响既有不利的一面，也有有利的一面。

第 十 五 章

酸碱平衡紊乱

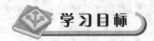 学习目标

- 掌握代谢性和呼吸性酸碱平衡紊乱的概念,代谢性酸中毒和呼吸性酸中毒的病因、机体的代偿调节及其对机体的影响。
- 熟悉代谢性碱中毒和呼吸性碱中毒的病因、机体代偿的调节及其对机体的影响。
- 了解混合型酸碱平衡紊乱的特点。

临床上,很多疾病可以导致酸碱平衡发生紊乱(acid-base disturbance),进而使患者的病情更加复杂、严重,甚至威胁患者的生命。因此,及时发现并正确处理酸碱平衡紊乱,具有重要的临床意义。

第一节 酸碱平衡

▶▶ 一、酸和碱的概念及其来源

(一) 酸和碱的概念

酸是指能释放出 H^+ 的化学物质,如 H_2SO_4、H_2CO_3、HCl、NH_4^+ 等;碱是指能接受 H^+ 的化学物质,如 OH^-、HCO_3^-、SO_4^{2-}、NH_3、CH_3COO^- 等。

(二) 酸和碱的来源

1. 酸的来源

人体内酸性物质有挥发酸和固定酸两类。

(1) 挥发酸(即 H_2CO_3)。组织细胞内的糖、蛋白质、脂肪等在分解过程中不断产生 CO_2,CO_2 进入体液后与水发生化学反应生成 H_2CO_3,这是一个可逆反应,即 H_2CO_3 也可以分解为水和 CO_2。由于 CO_2 随血液运到肺以后,可以经肺呼出体外,因此,血液中 H_2CO_3 的含量主要受肺呼吸功能的影响,而 H_2CO_3 又称呼吸酸。

（2）固定酸。固定酸是指不能变成气体由肺呼出、只能通过肾随尿排出体外的酸性物质。固定酸主要有蛋白质分解产物硫酸、磷酸、尿酸，脂肪分解产物乙酰乙酸、β-羟丁酸和糖酵解产物乳酸、丙酮酸、甘油酸等。另外，机体还可以摄入一些酸性物质，如服用酸性药物氯化铵、水杨酸等。在一般情况下，机体固定酸的主要来源是蛋白质的分解代谢，其生成量与蛋白质的摄入量成正比。

2. 碱的来源

碱性物质来自于食物，尤其是蔬菜、瓜果中的有机酸盐，如柠檬酸盐、苹果酸盐和草酸盐，这些有机酸盐中的酸根离子可以与 H^+ 结合，分别生成柠檬酸、苹果酸和草酸，因而属于碱性物质。另外，氨基酸脱氨基等生成的氨可以与 H^+ 结合生成 NH_4^+，因而也是碱性物质。一般情况下，人体内碱的生成量比酸的生成量少得多。

▶▶ 二、酸碱平衡的调节

正常情况下，虽然机体在不断地生成或摄入酸性或碱性物质，但体液的酸碱度却不会发生明显的变化，这是因为机体的调节系统在进行着有效的调节，从而保持了酸碱代谢的动态平衡。机体调节酸碱平衡主要有以下机制：

（一）血液缓冲系统的作用

缓冲系统的作用是指当体液中的酸（或碱）增多时，缓冲系统中的碱（或酸）与其发生反应，使强酸转变为弱酸（或强碱转变为弱碱），这样体液的酸碱度就不会发生太大的变化。血液缓冲系统主要有碳酸氢盐缓冲系统、磷酸氢盐缓冲系统、血浆蛋白缓冲系统、血红蛋白缓冲系统，包括 HCO_3^-/H_2CO_3、$HPO_4^{2-}/H_2PO_4^-$、Pr^-/HPr、Hb^-/HHb、$HbO_2^-/HHbO_2$ 等缓冲对。

血液缓冲系统以碳酸氢盐缓冲系统的缓冲能力最强。它可以缓冲所有的固定酸，但不能缓冲挥发酸。挥发酸的缓冲主要靠非碳酸氢盐缓冲系统，尤其是血红蛋白缓冲系统。

（二）肺的调节

肺在酸碱平衡调节中的作用是通过改变 CO_2 的排出量进而调节血液中 H_2CO_3 的量来实现的。动脉血 CO_2 分压（$PaCO_2$）和 H^+ 浓度升高以及动脉血氧分压（PaO_2）降低，可以直接或间接地兴奋呼吸中枢，使呼吸加深、加快，CO_2 排出增多，血液中 H_2CO_3 减少。肺的这种调节作用是通过神经反射完成的，因此非常迅速，通常在几分钟内就可以达到高峰。但是，当 $PaCO_2$ 过高（超过 80mmHg）时，呼吸中枢受到抑制，称为 CO_2 麻醉；PaO_2 过低也会明显抑制呼吸中枢。

（三）肾的调节

肾在酸碱平衡中的作用主要是调节固定酸，通过排酸保碱的量来调节血浆中 HCO_3^- 的量，进而维持 HCO_3^-/H_2CO_3 比值和血液的酸碱度在一定范围内波动。肾的排酸保碱作用是通过肾小管上皮细胞分泌 H^+、NH_3 和重吸收 $NaHCO_3$ 来实现的。当体内酸过多时，由于肾小管上皮细胞内碳酸酐酶和谷氨酰胺酶活性升高，肾小管上皮细胞分泌 H^+、NH_3 和重吸收 $NaHCO_3$ 增多，从而使酸和碱重新达到平衡。肾的调节一般在酸中毒数小时后发挥作用，3～

5d 作用达到高峰,持续时间可达数周至数月。

（四）细胞内外离子交换

红细胞、肌细胞和骨组织等可通过细胞内外 $H^+ - K^+$、$H^+ - Na^+$、$Cl^- - HCO_3^-$ 的交换在酸碱平衡中发挥作用。当细胞外 H^+ 增多时,H^+ 进入细胞内,而 K^+、Na^+ 移出细胞外,结果细胞外 H^+ 的浓度有所下降。当血液中 H_2CO_3 增多时,CO_2 进入红细胞增多,在碳酸酐酶的作用下,CO_2 与水结合生成 H_2CO_3 并电离为 HCO_3^- 和 H^+,H^+ 被血红蛋白缓冲,HCO_3^- 则移出细胞外,Cl^- 进入细胞,从而使得 $[HCO_3^-]/[H_2CO_3]$ 比值有所恢复。

第二节　酸碱平衡紊乱的类型及常用指标

▶▶ 一、酸碱平衡紊乱的类型

（一）酸中毒和碱中毒

体内酸性物质绝对或相对过多,称为酸中毒,常表现为血 pH 降低;体内碱性物质绝对或相对过多,称为碱中毒,常表现为血 pH 升高。

（二）代谢性和呼吸性酸（碱）中毒

血液中 HCO_3^- 的量主要受代谢性因素的影响,当病因引起其原发性增多或减少时,就会导致酸碱平衡紊乱,即发生代谢性酸碱平衡紊乱。如 HCO_3^- 原发性增多为代谢性碱中毒,原发性减少则为代谢性酸中毒。血液中 H_2CO_3 的量主要受肺呼吸功能的影响,因此,H_2CO_3 原发性增多或减少分别可引起呼吸性酸中毒或呼吸性碱中毒。

（三）代偿性和失代偿性酸（碱）中毒

在酸碱平衡紊乱发生的时候,如果由于机体的调节,维持了血液 $[HCO_3^-]/[H_2CO_3]$ 的比值及血 pH 在正常范围之内,则称为代偿性酸碱平衡紊乱。反之,血 pH 超出了正常范围,则称为失代偿性酸碱平衡紊乱。

（四）单纯型和混合型酸碱平衡紊乱

如果一个人只发生一种酸碱平衡紊乱,即为单纯型酸碱平衡紊乱;如果一个人身上存在两种甚至三种酸碱平衡紊乱,则为混合型酸碱平衡紊乱。

▶▶ 二、常用指标

（一）血 pH

血 pH 是血浆中 H^+ 浓度的负对数,是一个直接反映血液酸碱度的指标,其大小取决于

[HCO_3^-]/[H_2CO_3]的比值,比值越大,pH 也越大。正常人二者比值约为 20:1,此时血 pH 为 7.4(正常人动脉血 pH 范围为 7.35～7.45)。如 pH<7.35,表明有酸中毒;pH>7.45,表明有碱中毒;pH 正常,则可能酸碱代谢是平衡的,也可能为代偿性酸碱平衡紊乱,还可能为混合型酸碱平衡紊乱。

（二）动脉血 CO_2 分压

动脉血 CO_2 分压($PaCO_2$)是指由血浆中物理溶解的 CO_2 分子所产生的张力,其大小可反映血浆中 H_2CO_3 的量。正常值为 33～46mmHg(4.39～6.25kPa)。$PaCO_2$ 是反映呼吸性因素的重要指标。$PaCO_2$ 升高,说明肺泡通气不足、体内有 CO_2 潴留,见于呼吸性酸中毒以及肺发生了代偿的代谢性碱中毒;反之,$PaCO_2$ 降低见于呼吸性碱中毒和代偿后的代谢性酸中毒。

（三）标准碳酸氢盐(SB)和实际碳酸氢盐(AB)

标准碳酸氢盐(SB)是指全血标本在标准条件下(38℃、血氧饱和度为 100%、$PaCO_2$ 为 40mmHg)所测得的血浆 HCO_3^- 的含量。SB 正常值为 22～27mmol/L。因为排除了呼吸因素的影响,所以 SB 是反映代谢性酸碱平衡紊乱的重要指标。发生代谢性酸中毒时 SB 减小,代谢性碱中毒时 SB 增大。但是,由于肾脏的代偿,呼吸性酸、碱中毒时,SB 也可以增大或减小。实际碳酸氢盐(AB)是指隔绝空气的血液标本在实际的 $PaCO_2$ 和血氧饱和度条件下所测得的血浆 HCO_3^- 的含量。正常人 AB 与 SB 相等。由于 AB 受呼吸和代谢两个方面因素的影响,其差值反映了呼吸因素对酸碱平衡的影响。若 AB>SB,说明有 CO_2 潴留,见于呼吸性酸中毒或代偿后的代谢性碱中毒;若 AB<SB,说明通气过度,见于呼吸性碱中毒或代偿后的代谢性酸中毒。

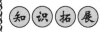

CO_2 结合力

CO_2 结合力(CO_2CP)是目前在临床上仍然应用的反应血浆中 HCO_3^- 量的指标,但它实际上包括了血浆中物理溶解的 CO_2 和 HCO_3^- 的量,因此,其数值比 AB 和 SB 稍大(正常值为 22～31mmol/L)。由于测定 CO_2CP 时血浆先用正常人的肺泡气平衡,物理溶解的 CO_2 量比较恒定,故它能反应血浆中 HCO_3^- 的量。

（四）缓冲碱

缓冲碱(BB)是指血液中所有的具有缓冲作用的负离子的总和,包括 HCO_3^-、Hb^-、HbO_2^-、Pr^- 和 HPO_4^{2-},通常以氧饱和的全血在标准条件下测定。正常值为 45～55mmol/L。BB 也是主要反映代谢性因素的指标,发生代谢性酸中毒时 BB 减小,而发生代谢性碱中毒时 BB 增大。

（五）碱剩余

碱剩余(BE)是指在标准条件下用酸或碱滴定 1L 全血标本至 pH7.40 时所用的酸或碱

的量。若需要用酸滴定,则说明被检血液中碱过多,BE用正值表示;反之,若需要用碱滴定,则表明被检血液碱缺失,BE用负值表示。BE正常值为 -3.0 ~ +3.0mmol/L。BE排除了呼吸因素的影响,因此它是反映代谢性因素的指标。发生代谢性酸中毒时,BE负值增大;而发生代谢性碱中毒时,BE正值增大。但是,发生呼吸性酸碱平衡紊乱时,如果肾脏发挥了代偿作用,BE也可以发生变化,呼吸性酸中毒时BE正值增大,而呼吸性碱中毒时BE负值增大。

（六）阴离子间隙

阴离子间隙（AG）是指血浆中未测定阴离子（UA）与未测定阳离子（UC）的差值。UA是指除了 HCO_3^- 和 Cl^- 以外的血浆中阴离子,UC是指除了 Na^+ 之外的阳离子。由于血浆中阳离子与阴离子的总量是相等的,即

$$Na^+ + UC = HCO_3^- + Cl^- + UA$$

则
$$AG = UA - UC = Na^+ - HCO_3^- - Cl^-$$
$$= 140mmol/L - 24mmol/L - 104mmol/L = 12mmol/L$$

AG正常波动范围为 $12mmol/L \pm 2mmol/L$。

AG增高意义较大,可帮助判断代谢性酸中毒和混合型酸碱平衡紊乱的类型。AG增大型代谢性酸中毒见于固定酸增多引起的有机酸和无机酸阴离子增多的情况,如磷酸盐和硫酸盐增多、乳酸过多、酮体过多等。AG减小在判断酸碱平衡状况上意义不大,主要见于UA减少和UC增多,如低蛋白血症等。

第三节　单纯型酸碱平衡紊乱

▶▶ 一、代谢性酸中毒

代谢性酸中毒（metabolic acidosis）是指由于某种原因引起血浆中 HCO_3^- 原发性减少而发生的酸碱平衡紊乱。它是临床上最常见的酸碱平衡紊乱类型。

（一）原因和发病机制

1. 固定酸产生或摄入过多,HCO_3^- 被大量消耗

主要见于糖尿病、严重饥饿等引起体内脂肪被大量分解,产生过多的酮体;休克、心跳骤停、严重贫血、一氧化碳中毒、心力衰竭等引起乳酸产生过多或严重肝脏疾病时乳酸分解减少致血中乳酸增多;摄入过多的阿司匹林、氯化铵等酸性药物。

2. HCO_3^- 直接大量丢失

见于大面积烧伤、严重腹泻和肠道引流、Ⅱ型肾小管性酸中毒以及使用大剂量的碳酸酐酶抑制剂（肾小管上皮细胞内碳酸酐酶的活性受抑制,肾小管上皮细胞分泌 H^+ 和重吸收 HCO_3^- 减少）。

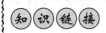

Ⅱ**型肾小管性酸中毒和Ⅰ型肾小管酸中毒**

Ⅱ型肾小管性酸中毒的发生是由于肾小管上皮细胞 Na^+-H^+ 转运体功能障碍,碳酸酐酶活性下降,HCO_3^- 在近曲小管重吸收减少而随尿液大量排出体外。Ⅰ型肾小管性酸中毒则是由远曲小管分泌 H^+ 功能障碍所引起的。

3. 肾脏排酸功能严重障碍

肾脏排酸功能严重障碍主要见于严重肾衰竭患者、Ⅰ型肾小管性酸中毒以及某些重金属(如汞、铅等)和药物(如磺胺类)导致的肾小管损伤和分泌 H^+ 功能障碍等。

4. 高钾血症

高钾血症引起代谢性酸中毒的机制是:①细胞外 K^+ 进入细胞内增多,引起细胞内 H^+ 转移到细胞外。②远曲小管分泌 K^+ 增多而分泌 H^+ 减少,使细胞外液中 H^+ 增多,消耗了大量的 HCO_3^- 而引起代谢性酸中毒。此时,患者的尿液却为碱性,称为反常性碱性尿。

(二)分类

根据 AG 大小的不同,代谢性酸中毒可以分为 AG 增高型和 AG 正常型两类。

1. AG 增高型代谢性酸中毒

AG 增高型代谢性酸中毒的特点是 AG 增大而血氯正常,因此又被称为正常血氯性代谢性酸中毒。此类代谢性酸中毒是由不含氯的固定酸增多引起的,如乳酸中毒、酮症酸中毒、水杨酸中毒等,这类酸的酸根属于 UA,故 AG 增高而血氯正常。

2. AG 正常型代谢性酸中毒

AG 正常型代谢性酸中毒的特点是 AG 正常而血氯升高,因此又被称为高血氯性代谢性酸中毒。此类代谢性酸中毒主要是由 HCO_3^- 丢失过多引起的,血氯因为代偿而增多。另外,含氯的成酸性药物(如氯化铵)摄入过多也可引起。因为氯化铵在肝内可以被分解为氨和盐酸,其中氨被合成为尿素,盐酸则被血浆中的 HCO_3^- 缓冲。

(三)机体的代偿调节

1. 血液的缓冲

代谢性酸中毒时,血液中 H^+ 增多,立即被血液中的 HCO_3^-、HPO_4^{2-}、Pr^- 等缓冲,结果血浆 HCO_3^- 减少。

2. 肺的调节

血液中 H^+ 增多,可兴奋颈动脉体和主动脉体化学感受器,反射性兴奋呼吸中枢,使得呼吸加深、加快,CO_2 排出增多,血液中 H_2CO_3 减少,$[HCO_3^-]/[H_2CO_3]$ 比值和血液 pH 趋向正常。

3. 肾的调节

除了因肾功能障碍引起的代谢性酸中毒外,对其他原因引起的代谢性酸中毒肾脏均能发挥重要的代偿作用。发生代谢性酸中毒时,肾小管上皮细胞内的碳酸酐酶和谷氨酰胺酶的活性升高,其分泌 H^+、NH_3 和重吸收 HCO_3^- 功能增强,使得血液中 HCO_3^- 有所增加,$[HCO_3^-]/[H_2CO_3]$ 比值和血液 pH 趋向正常。

4. 细胞内外离子交换

代谢性酸中毒发生后 2~4h,大量 H^+ 开始进入细胞内被细胞内的缓冲系统缓冲,同时,细胞内 K^+ 转移到细胞外,以维持细胞内外电荷的平衡。

经过机体代偿后,代谢性酸中毒血气分析指标情况为:AB、SB、BB 均减小,AB < SB,BE 负值增大,$PaCO_2$ 下降,pH 正常或降低。

(四)对机体的影响

1. 心血管系统的变化

代谢性酸中毒对心血管系统可以产生显著影响,主要表现如下:

(1)心律失常。代谢性酸中毒可引起心脏传导阻滞,甚至心室纤维颤动和心跳骤停,其机制主要与酸中毒引起的高钾血症有关。

(2)心肌收缩力减小。轻度的代谢性酸中毒可刺激肾上腺髓质释放肾上腺素,使心肌收缩力增强;严重时则引起心肌收缩力减小。其机制是过多的 H^+ 影响了心肌细胞的 Ca^{2+} 代谢,进而影响心肌的兴奋-收缩耦联,具体包括:①影响 Ca^{2+} 内流;②心肌细胞内 H^+ 增多影响肌浆网释放 Ca^{2+};③心肌细胞内增多的 H^+ 竞争性抑制 Ca^{2+} 与肌钙蛋白结合。

(3)血管系统对儿茶酚胺的反应性下降。酸中毒可使外周血管对儿茶酚胺的反应性下降,引起血管扩张,尤其是毛细血管前括约肌扩张最为明显。大量毛细血管开放,血管容量增大,回心血量减少,促使血压下降。因此,在治疗休克时,为了改善微循环,必须纠正酸中毒。

2. 中枢神经系统的变化

代谢性酸中毒对大脑可以产生抑制作用,患者表现为倦怠、乏力、反应迟钝、嗜睡甚至昏迷,严重者可因呼吸中枢和血管运动中枢麻痹而死亡。其发生机制是:①影响脑细胞能量代谢:酸中毒时,脑细胞内生物氧化酶的活性下降,氧化磷酸化过程减弱,ATP 生成减少,使脑组织功能发生抑制。②影响脑组织递质代谢:酸中毒时,脑细胞内谷氨酸脱羧酶的活性增高,氨酪酸生成增多。而氨酪酸是一种抑制性神经递质,对大脑的功能有抑制作用。

3. 骨骼的变化

慢性肾衰竭引起代谢性酸中毒时,钙盐不断地从骨骼释出,成人可发生骨软化症和骨骼畸形,容易发生骨折;小儿则因骨骼发育受到影响而生长迟缓,甚至发生纤维性骨炎和肾性佝偻病。

4. 高钾血症

高钾血症是因细胞内、外离子交换所致。

▶▶ 二、呼吸性酸中毒

呼吸性酸中毒是以血浆中 H_2CO_3 原发性增多为特征的一种酸碱平衡紊乱。

（一）病因和发病机制

呼吸性酸中毒的原因是 CO_2 排出减少或吸入过多,临床上以通气障碍引起 CO_2 排出减少最为多见。

1. CO_2 排出障碍

CO_2 排出障碍见于因呼吸中枢抑制、呼吸肌麻痹、胸廓病变、肺外气道阻塞、肺部疾病等引起的肺通气和肺换气功能障碍。

2. CO_2 吸入过多

处于通风不良而空气中 CO_2 浓度较高的矿井、坑道、防空洞等处时,人体可因吸入较多的 CO_2 而发生呼吸性酸中毒。

（二）机体的代偿调节

呼吸性酸中毒患者大多有外呼吸功能障碍,故肺不能发挥调节作用;同时,碳酸氢盐缓冲系统也不能发挥缓冲作用。机体主要通过细胞内外离子交换和细胞内缓冲以及肾脏进行调节。

1. 细胞内外离子交换和细胞内缓冲

这是急性呼吸性酸中毒的主要代偿方式。当血液中 CO_2 增多时,H_2CO_3 生成增多并解离为 H^+ 和 HCO_3^-,H^+ 与细胞内的 K^+ 交换,并被细胞内的 Pr^- 所缓冲。同时,CO_2 还可以进入红细胞,在碳酸酐酶的作用下生成 H_2CO_3,H_2CO_3 再解离为 H^+ 和 HCO_3^-,H^+ 被 Hb^- 和 HbO_2^- 缓冲,HCO_3^- 与细胞外的 Cl^- 交换（图 15-1）。最后血浆中 H_2CO_3 有所减少而 HCO_3^- 有所增加。

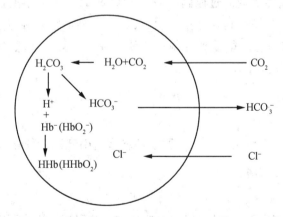

图 15-1　呼吸性酸中毒时红细胞内外离子交换及血红蛋白的缓冲作用

2. 肾脏的调节

这是慢性呼吸性酸中毒的主要调节方式。由于 $PaCO_2$ 和 H^+ 浓度升高,肾小管上皮细胞内碳酸酐酶和谷氨酰胺酶的活性增强,肾小管分泌 H^+、NH_3、重吸收 $NaHCO_3$ 增多。这种作用在 $3 \sim 5d$ 后达到高峰。由于肾的调节,多数慢性呼吸性酸中毒患者血浆 $[HCO_3^-]/[H_2CO_3]$ 比值和血液 pH 可以保持在正常范围内,成为代偿性呼吸性酸中毒。

经过机体的调节后,呼吸性酸中毒血气分析指标的变化为:$PaCO_2$ 原发性升高,AB、SB、

BB 继发性升高,AB > SB,BE 正值增大,血 pH 降低或正常。

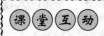

讨论:急性呼吸性酸中毒时,由于肾脏尚未发挥代偿作用,此时 AB、SB、BB、BE 会如何变化?

(三) 对机体的影响

呼吸性酸中毒对机体的影响主要表现在心血管系统和中枢神经系统的变化。

1. 心血管系统的变化

(1) CO_2 对血管的作用。轻度的 CO_2 潴留可刺激血管运动中枢,引起外周血管收缩;而高浓度的 CO_2 通过抑制血管运动中枢以及直接作用而扩张血管。脑血管壁上因为无 α 受体,故脑血管因 CO_2 的直接作用而扩张。

(2) CO_2 对心脏的影响。轻度的 CO_2 潴留因为兴奋中枢而兴奋心脏,患者心率加快,心肌收缩力增强;而高浓度的 CO_2 以及血液中 H^+ 和 K^+ 增多可引起心律失常、心肌收缩力减弱等与代谢性酸中毒相似的变化。

2. 中枢神经系统的变化

严重的 CO_2 潴留($PaCO_2$ 超过 80mmHg)可引起大脑功能发生明显障碍,表现为头痛、不安、焦虑、震颤、精神错乱、谵妄、呼吸抑制、嗜睡甚至昏迷,称为 CO_2 麻醉,进而导致肺性脑病的发生。其机制是:①脑部血管扩张引起血流量增加,颅内压升高,严重时还可引起脑疝。②由于 CO_2 为脂溶性,能迅速通过血脑屏障;而 H^+ 和 HCO_3^- 为水溶性,通过血脑屏障非常缓慢,因此,脑脊液的 pH 下降比血液更为明显,进而使脑细胞内谷氨酸脱羧酶活性升高,氨酪酸生成增多,从而使大脑功能受到抑制。这就是呼吸性酸中毒患者比代谢性酸中毒患者大脑功能紊乱更加明显的原因。

▶▶ 三、代谢性碱中毒

代谢性碱中毒是由于血浆中 HCO_3^- 原发性增多所引起的一种酸碱平衡紊乱类型。

(一) 病因和发病机制

1. 酸性物质丢失过多

酸性物质丢失过多见于下列情况:剧烈呕吐或胃液引流丢失大量酸性胃液;大量应用噻嗪类利尿药,肾小管重吸收 Cl^- 减少,分泌 H^+ 增多,重吸收 HCO_3^- 增多;各种原因引起醛固酮分泌增多,刺激集合管分泌 H^+ 增多;同时,醛固酮还可因促进 K^+ 分泌而造成低钾血症,进而促进 H^+ 的分泌。

2. 碱性物质摄入过多

碱性物质摄入过多常见于下列情况:溃疡病患者服用大量的 $NaHCO_3$;为纠正代谢性酸中毒,静脉滴注过多的 $NaHCO_3$;大量输入库存血,库存血中所含的柠檬酸盐经代谢后产生

$NaHCO_3$。

3. 低钾血症

发生低钾血症时,细胞内 K^+ 向细胞外转移,H^+ 则进入细胞内;同时,肾小管上皮细胞分泌 K^+ 减少而分泌 H^+ 增多,结果导致碱中毒。此时,患者的尿液呈酸性,称为反常性酸性尿。

（二）机体的代偿调节

1. 血液的缓冲作用

发生代谢性碱中毒时,血液中 OH^- 增多,可被缓冲系统中的弱酸（包括 H_2CO_3、HHb、$HHbO_2$、HPr、$H_2PO_4^-$）所缓冲。但缓冲系统对碱中毒的调节作用比较小。

2. 肺的调节

发生代谢性碱中毒时,H^+ 减少对呼吸中枢产生抑制作用,呼吸变浅、变慢,肺泡通气量减少,血液中 CO_2 和 H_2CO_3 增多,以维持血浆 $[HCO_3^-]/[H_2CO_3]$ 比值和血液 pH 趋向正常。但是,肺的调节很少能达到完全的代偿,因为由于肺泡通气量的减少,PaO_2 下降会兴奋呼吸中枢。因此,即使是严重的代谢性碱中毒,$PaCO_2$ 也极少超过 55mmHg。

3. 肾的调节

发生代谢性碱中毒时,肾小管上皮细胞内碳酸酐酶和谷氨酰胺酶的活性下降,分泌 H^+ 和 NH_3 减少,HCO_3^- 重吸收减少,血浆 HCO_3^- 因此下降。

4. 细胞内外离子交换

发生代谢性碱中毒时,H^+ 从细胞内移出,同时,细胞外 K^+ 转移到细胞内,以维持细胞内外电荷的平衡。

经过机体代偿后,代谢性碱中毒血气分析指标情况为:AB、SB、BB 均增大,AB > SB,BE 正值增大,$PaCO_2$ 升高,pH 正常或升高。

（三）对机体的影响

轻度的代谢性碱中毒患者通常无明显症状,严重时可出现下列变化:

1. 中枢神经系统的变化

发生碱中毒时,脑组织内氨酪酸转氨酶活性增强引起氨酪酸分解增强,谷氨酸脱羧酶活性降低引起氨酪酸生成减少,结果,脑组织内抑制性递质氨酪酸减少,对中枢神经系统的抑制作用减弱,患者出现烦躁不安、精神错乱、谵妄、意识障碍等症状。

2. 对神经-肌肉的影响

发生碱中毒时,血浆游离钙减少,神经-肌肉兴奋性升高,患者出现腱反射亢进、面部和肢体肌肉抽搐、手足搐搦等症状。但若同时伴有明显的低钾血症,可暂不出现抽搐等症状。一旦低钾血症得到纠正,抽搐即可发生。

3. 低钾血症

碱中毒往往会引起低钾血症。其原因有二:一是细胞外 K^+ 与细胞内 H^+ 进行了交换,二是肾小管分泌 H^+ 减少而分泌 K^+ 增多。

▶▶ **四、呼吸性碱中毒**

呼吸性碱中毒是指因肺通气过度引起的以血浆 H_2CO_3 原发性减少为特征的酸碱平衡紊乱。

（一）病因和发病机制

肺通气过度导致 CO_2 排出过多是呼吸性碱中毒发生的基本机制。常见原因有：①癔症发作引起的精神性通气过度。②吸入气氧分压过低、肺炎、肺水肿、休克肺等引起患者缺氧，反射性地兴奋呼吸中枢，引起代偿性通气过度。③中枢神经系统疾病（如脑血管意外、脑炎、脑外伤、脑肿瘤等）、水杨酸等药物的应用、高热、甲亢等使得呼吸中枢受到直接刺激而引起通气过度。④使用人工呼吸机时，如果设定的通气量过大，可引起严重的呼吸性碱中毒。

（二）机体的代偿调节

1. 细胞内外离子交换和细胞内缓冲

这是急性呼吸性碱中毒的主要调节方式。一方面，由于血浆 H_2CO_3 迅速减少，大约在 10min 内，细胞外 K^+、Na^+ 进入细胞内，细胞内的 H^+ 移出细胞外并与 HCO_3^- 结合生成 H_2CO_3。另一方面，HCO_3^- 进入红细胞，Cl^- 和 CO_2 从红细胞内移出，使得血浆 HCO_3^- 降低而 H_2CO_3 有所增加。

2. 肾的调节

慢性呼吸性碱中毒时，肾小管上皮细胞内碳酸酐酶和谷氨酰胺酶的活性下降，分泌 H^+ 和 NH_3 减少，HCO_3^- 重吸收减少，血浆 HCO_3^- 因此下降。

经过机体的调节，呼吸性碱中毒患者血气分析指标的变化为：$PaCO_2$ 降低，AB、SB、BB 均降低，AB < SB，BE 负值增大，pH 正常或升高。

（三）对机体的影响

1. 对神经肌肉的影响

呼吸性碱中毒对神经肌肉的影响与代谢性碱中毒相似，但患者更容易出现四肢及口周感觉异常、手足搐搦等症状。

2. 中枢神经系统的变化

呼吸性碱中毒引起大脑功能障碍除了与神经递质的改变有关以外，还与低碳酸血症引起的脑血管收缩、脑血流量减少有关。

3. 低钾血症

低钾血症可因细胞内外离子交换以及肾分泌 K^+ 减少所致。

第四节　混合型酸碱平衡紊乱

混合型酸碱平衡紊乱是指一人同时发生两种或三种单纯型酸碱平衡紊乱。由于一个人不可能既通气过度又通气不足,因此呼吸性酸中毒和呼吸性碱中毒不可能同时存在于同一个患者身上。三重性酸碱平衡紊乱比较复杂。双重性酸碱平衡紊乱有以下两种类型:

（一）酸碱一致型

1. 呼吸性酸中毒合并代谢性酸中毒

常见于心跳和呼吸骤停、慢性阻塞性肺疾病合并心力衰竭或休克等因通气障碍所引起的呼吸性酸中毒,同时因严重缺氧又发生了代谢性酸中毒。

2. 呼吸性碱中毒合并代谢性碱中毒

常见于下列情况:①高热患者因通气过度而发生呼吸性碱中毒,同时因伴有呕吐而发生代谢性碱中毒;②肝功能衰竭、严重创伤、败血症患者分别因血氨升高、剧烈疼痛、细菌毒素兴奋呼吸中枢而使通气过度,同时因利尿药使用不当或呕吐而发生代谢性碱中毒。

（二）酸碱混合型

1. 呼吸性酸中毒合并代谢性碱中毒

常见于慢性阻塞性肺疾病患者发生了呼吸性酸中毒,又因呕吐或心力衰竭而大量应用利尿药,导致血 Cl^- 和血 K^+ 降低而发生代谢性碱中毒。

2. 代谢性酸中毒合并呼吸性碱中毒

可见于下列情况:①糖尿病、肾衰竭、感染性休克、严重心肺疾病引起代谢性酸中毒,同时因伴有发热引起通气过度。②肾衰竭合并肝功能衰竭。肾衰竭引起代谢性酸中毒,肝功能衰竭时血氨升高引起通气过度。③水杨酸中毒后,水杨酸盐刺激呼吸中枢引起通气过度。

3. 代谢性酸中毒合并代谢性碱中毒

常见于下列情况:①尿毒症或糖尿病患者伴有严重呕吐。②胃肠炎患者严重呕吐伴有腹泻。

混合型酸碱平衡紊乱的血气分析指标变化是在单纯型的基础之上叠加或相互抵消的。

第五节　防治原则

（1）积极治疗原发病。

（2）发生代谢性酸中毒时可选用碳酸氢钠、乳酸钠或三羟甲基氨基甲烷（THAM）进行纠治,但肝功能不良或发生乳酸中毒时不宜使用乳酸钠。THAM 有抑制呼吸中枢的作用,使用时应注意输入速度。

（3）呼吸性酸中毒首要的治疗原则是改善肺通气功能，但对于肾代偿后的呼吸性酸中毒，切忌过早使用人工呼吸器使 $PaCO_2$ 迅速下降到正常，因为这样可引起患者发生代谢性碱中毒，使病情更加复杂。更不应过度人工通气，否则会导致更危险的严重的呼吸性碱中毒。慢性呼吸性酸中毒在通气尚未改善时应慎用碱性药物，因为碱性药物可引起代谢性碱中毒并加重呼吸性酸中毒。严重的呼吸性酸中毒可使用 THAM，但应注意输入速度。

（4）盐水反应性代谢性碱中毒患者口服或静脉注射等张或半张的盐水即可得到纠正；严重的病例可酌情使用酸，如 0.1mol/L 的盐酸；血浆游离钙减少的患者可使用 $CaCl_2$。对于盐水抵抗性碱中毒伴有水肿的患者，可选用碳酸酐酶抑制剂乙酰唑胺，因其可促进 Na^+ 和 HCO_3^- 排出，既能治疗碱中毒，又可减轻水肿。对于肾上腺皮质激素过多引起的碱中毒，应选用抗醛固酮药物并补充 K^+，以去除代谢性碱中毒的维持因素。

（5）急性呼吸性碱中毒患者可吸入含 5% CO_2 的混合气体，或让患者反复屏气，还可用塑料袋罩住患者口鼻，使其吸回所呼出的 CO_2；对于精神性通气过度患者，可酌情使用镇静剂；有手足搐搦者，可静脉注射葡萄糖酸钙。

本章小结

本章主要内容如下：

1. 血 pH 是反映血液酸碱度的直接指标，pH 增大表明有碱中毒，pH 减小表明有酸中毒。但血 pH 正常时，患者也可能有酸碱平衡紊乱（代偿性或混合型）。

2. $PaCO_2$ 反映了血浆中 H_2CO_3 的量。$PaCO_2$ 增大见于呼吸性酸中毒和代偿后的代谢性碱中毒，减小见于呼吸性碱中毒和代偿后的代谢性酸中毒。

3. AB、SB 反映了血浆中 HCO_3^- 的量。AB、SB 增大见于代谢性碱中毒和代偿后的呼吸性酸中毒，减小见于代谢性酸中毒和代偿后的呼吸性碱中毒。AB > SB 见于呼吸性酸中毒和呼吸代偿后的代谢性碱中毒，AB < SB 见于呼吸性碱中毒和呼吸代偿后的代谢性酸中毒。

4. BB 因在标准条件下测得，故它主要是反映代谢性因素的指标。代谢性碱中毒时和肾脏代偿后的呼吸性酸中毒时 BB 增大，代谢性酸中毒和肾脏代偿后的呼吸性碱中毒时 BB 减小。

5. BE 也是在标准条件下测定的，故也是主要反映代谢性因素的指标。BE 正值增大说明碱过多，见于代谢性碱中毒和肾脏代偿后的呼吸性酸中毒；BE 负值增大说明碱缺失，见于代谢性酸中毒和肾脏代偿后的呼吸性碱中毒。

6. AG 可用来帮助区分代谢性酸中毒的类型。固定酸增多引起的代谢性酸中毒时 AG 增大，因碱丢失引起的代谢性酸中毒时 AG 正常。

7. 代谢性酸中毒的基本特征是血浆中 HCO_3^- 原发性减少，呼吸性酸中毒的基本特征是血浆中 H_2CO_3 原发性增多，代谢性碱中毒的基本特征是血浆中 HCO_3^- 原发性增多，呼吸性碱中毒的基本特征是血浆中 H_2CO_3 原发性减少。

8. 酸中毒主要对心血管系统和中枢神经系统造成影响,而且呼吸性酸中毒对中枢神经系统的影响比代谢性酸中毒更为明显。

碱中毒时因脑组织抑制性递质 γ-GABA 减少,大脑兴奋性升高;因血浆游离钙减少,神经肌肉应激性增高,患者可有手足搐搦等表现。呼吸性碱中毒对中枢神经系统的作用大于代谢性碱中毒,还与其引起脑血管收缩、脑血流量减少有关。

9. 双重性混合型酸碱平衡紊乱包括酸碱一致型和酸碱混合型两种类型。前者有呼吸性酸中毒合并代谢性酸中毒和呼吸性碱中毒合并代谢性碱中毒两种情况,后者有呼吸性酸中毒合并代谢性碱中毒、代谢性酸中毒合并呼吸性碱中毒和代谢性酸中毒合并代谢性碱中毒三种情况。

第 十 六 章

发　热

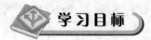

- 掌握发热的概念、发热时机体的功能和代谢变化。
- 熟悉发热的原因、发生机制、分期和热型。
- 了解发热的防治原则。

发热(fever)是疾病常见的临床表现之一，也是许多疾病共有的全身性病理过程。体温曲线往往可反映病情变化，对诊断疾病、评价疗效和估计预后有重要意义。

第一节　发热的概念

体温是指机体内部的温度。人和高等动物都有相对恒定的体温，以维持机体进行正常的新陈代谢和生命活动。正常成人的体温一般维持在37℃左右，且昼夜上下波动不超过1℃。

发热是指在致热物质的作用下，体温调节中枢的调定点上移，体温在高水平上的调节过程。发热表现为体温升高，但体温升高不一定都是发热。有两种情况要除外：一种是生理性体温升高，受生理活动影响，如剧烈运动、应激、月经前期等；另一种是过热。过热虽属病理性体温升高，但与发热不同，没有致热物质的存在和调定点升高。过热常见于：①产热过多，如癫痫大发作时剧烈抽搐、甲亢等。②散热过少，如先天性汗腺缺乏症等。体温升高的分类见图 16-1。

体温升高 ｛生理性体温升高：受生理活动影响，如月经前期、剧烈运动时等
病理性体温升高 ｛发热：调节性体温升高（调定点上移）
过热：被动性体温升高（产热散热异常）

图 16-1　体温升高的分类

第二节　发热的原因及发生机制

▶▶ 一、发热激活物及其作用

发热激活物是指能激活体内产内生性致热原细胞产生和释放内生性致热原,进而引起体温升高的物质。它包括外致热原和某些体内产物。

(一)外致热原

来自体外的发热激活物被称为外致热原。外致热原主要包括细菌、病毒、其他致病微生物、寄生虫以及由它们所产生的某些代谢产物或毒素等。由病原生物所引起的发热被称为感染性发热,占所有发热的50%～60%。各种生物病原体的致热作用均与其所含成分和代谢产物有关。其中,革兰阴性细菌菌壁含有的一种物质叫脂多糖,又称内毒素(ET),是最常见的外致热原,具有极强的致热性。ET分子量大,有较强的耐热性,一般灭菌方法不能消除。临床上常见的输液反应大多由未灭活的ET引起。

(二)体内产物

机体内多种产物具有致热作用,由这些非病原微生物所引起的发热被称为非感染性发热。

(1)抗原-抗体复合物。实验证明,抗原-抗体复合物对产内生性致热原细胞有激活作用。许多自身免疫性疾病,如系统性红斑狼疮、类风湿等都有顽固的发热,与循环血液中持续存在的抗原-抗体复合物有关。

(2)坏死组织分解产物。较大范围的组织坏死后,坏死组织的分解不仅可在体内引起炎症反应,还可激活产内生性致热原细胞,引起无菌性炎症和机体发热。

(3)致热性类固醇。体内某些类固醇代谢产物对人体有致热性。例如,给人体肌注睾酮后,其中间代谢产物本胆烷醇酮可引起发热。

▶▶ 二、内生性致热原及其作用

内生性致热原(endogenous pyrogen,EP)是指在发热激活物的作用下,体内某些细胞产生和释放的能引起体温升高的物质。

可产生EP的细胞包括单核细胞、巨噬细胞、内皮细胞、淋巴细胞、神经胶质细胞以及肿瘤细胞等。

内生性致热原主要有白细胞介素-1(IL-1)、肿瘤坏死因子(TNF)、干扰素(IFN)、白细胞介素-6(IL-6)等。

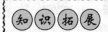

内生性致热原致热信号传入中枢的可能途径

1. 通过血-脑屏障毛细血管床的主动饱和转运机制进入脑内,或通过缺乏紧密血-脑屏障的特殊部位(统称为室周器官,如终板血管器等)进入脑内。

2. 循环血液中的细胞因子与分布在室周器官血管周间隙的胶质细胞或血管内皮细胞表面的受体结合,由后者产生可溶性介质并向中枢传递发热信号。

3. 激活的免疫细胞通过血-脑屏障进入脑内,通过膜结合型细胞因子等诱导神经细胞产生中枢介质。

4. 通过外周自主神经系统(主要是迷走神经)将外周发热信号直接传入中枢。

内生性致热原分子较小,可通过血-脑屏障进入脑组织,作用于体温调节中枢,引起发热的中枢调节。

▶▶ 三、发热的中枢调节

内生性致热原作用于体温调节中枢,并不直接引起调定点升高,而引起神经细胞代谢变化,产生一些中枢性调节介质,由后者引起调定点升高。由于发热时体温升高很少超过41℃,因此,近来有学者研究认为这是体温调节中枢正调节和负调节协同作用的结果。体温调节的正调节中枢主要是视前区下丘脑前部的体温调节中枢,负调节中枢位于腹中隔区和中杏仁核。中枢调节介质也有正调节介质和负调节介质之分。正调节介质主要有前列腺素E_2(PGE_2)、环磷酸腺苷(cAMP)等;负调节介质有精氨酸加压素(AVP)、α-黑素细胞刺激素(α-MSH)等。在正调节介质和负调节介质的共同作用下,调定点升高但又不会过高。

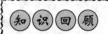

正常体温调节的调定点学说

正常人体具有相对恒定的体温。正常成人体温维持在37℃左右,并且昼夜波动幅度一般不超过1℃。正常人体是如何维持恒定体温的呢?主要是通过体温调节中枢的调节来发挥作用的。体温调节中枢设定有体温调节的调定点,体温调节机制围绕着这个温度来调节体温。正常人的调定点在37℃左右。如果体温偏离此数值,反馈系统就将偏离信息输送到控制系统,对受控系统进行调整来维持体温的恒定。例如,当体温高于37℃时,体温调节中枢的热敏神经元兴奋性升高,进而刺激体温调节中枢的散热中心,使机体散热增多、产热减少,体温即有所下降;反之,当体温低于37℃时,冷敏神经元兴奋性升高,机体产热增多而散热减少,体温即有所升高。

第三节 发热的分期和热型

▶▶ 一、发热的分期

根据发热的过程,可将发热分为三个时期。

(一)体温上升期

由于体温调定点上移,中心体温低于调定点水平,体温成了冷刺激,体温中枢发出升温指令,机体通过引起骨骼肌不随意周期性收缩,使患者表现出寒战,此时机体产热显著增多;同时由于交感神经兴奋引起皮肤竖毛肌收缩而出现鸡皮疙瘩,皮肤血管收缩而出现皮肤苍白,散热减少。这个时期的热代谢特点是:产热增多,散热减少,产热多于散热,体温上升。

(二)高温持续期

此期由于中心体温已达到调定点新水平,产热与散热在高水平上保持平衡。此时患者皮肤血管舒张,血流增多而出现皮肤发红,散热增多。患者有酷热感。由于水分蒸发较多,患者的皮肤、口唇比较干燥。此期的热代谢特点是产热大约等于散热。

(三)体温下降期

若发热激活物在体内被控制或消失,EP及增多的中枢发热介质也被清除,体温调定点降回到正常水平,中心体温则高于调定点水平。此时,体温中枢发出降温指令,散热增加,产热减少。临床表现为汗腺分泌增加、皮肤潮湿,严重者可引起脱水。最后体温逐渐恢复至正常。此期的热代谢特点是散热多于产热。

▶▶ 二、热型

热型是指体温曲线的不同形态,临床上常见的热型有以下五种:

(一)稽留热

体温维持在39℃~40℃甚至以上,达数天或数周,每天波动幅度不超过1℃。此型多见于大叶性肺炎、伤寒等。

(二)弛张热

体温常在39℃以上,每天体温波动大于1℃。弛张热多见于风湿热、败血症等。

(三)间歇热

体温骤升,达39℃以上,历时数小时后又迅速降至正常水平,每天或隔天发作。间歇热多见于疟疾、急性肾盂肾炎等。

（四）不规则热

发热持续时间不定,热型变化不规则。此型多见于红斑狼疮等。

（五）周期热

体温逐渐升高达高峰,然后逐渐降至常温状态,数天后又复发,因此该热型又称波浪热。此型多见于布鲁菌病、回归热等。

第四节　发热时机体的代谢和功能变化

▶▶ 一、代谢变化

发热时机体的物质分解代谢增强,这是产热增多和体温升高的重要物质基础。一般地,体温每升高1℃,机体的物质代谢率提高13%。发热时机体主要的代谢变化表现在以下几个方面:

（一）糖代谢变化

糖原分解增强,患者血糖升高,甚至出现糖尿。同时,氧的供应相对不足,无氧糖酵解增强,ATP生成减少,乳酸生成增多,患者会出现肌肉酸痛,这也是产生代谢性酸中毒的原因之一。

（二）脂肪代谢变化

患者食欲低下,糖类摄入不足,导致动用储备脂肪。大量脂肪分解且氧化不全,患者出现消瘦,有的可出现酮血症和酮尿症。

（三）蛋白质代谢变化

发热时蛋白质消耗增多,摄入和吸收减少,机体出现负氮平衡。患者抵抗力下降,组织修复能力减弱。

（四）维生素代谢变化

由于分解代谢增强需要消耗大量维生素,加上摄入和吸收少,患者常有维生素缺乏,尤其是B族维生素和维生素C缺乏最为常见。

（五）水、电解质和酸碱平衡紊乱

在体温上升期,由于肾血流量减少,患者尿量明显减少,体内可有水、钠潴留;而在退热期,大汗可导致脱水。此外,发热患者分解代谢增强,乳酸、酮体等酸性物质的生成增多和细胞外液中钾浓度升高,可促使代谢性酸中毒的发生。

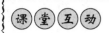

讨论:针对发热患者出现的上述代谢变化,在临床上可以采取哪些治疗措施呢?

▶▶ 二、功能变化

(一)心血管系统变化

发热时,由于交感-肾上腺髓质系统兴奋以及升高的血温对窦房结的刺激,患者心率增快。一般地,体温每上升1℃,心率平均增加10~20次/分钟,儿童则增加更多。在体温上升期,由于外周血管收缩和心脏兴奋,血压可有所上升;体温下降期,因外周血管舒张,血压可略有下降;退热期,尤其是在体温骤降时,由于大量出汗,患者有可能发生虚脱甚至循环衰竭。

(二)呼吸系统变化

上升的血温和H^+增多刺激呼吸中枢,提高呼吸中枢对CO_2的敏感性,使呼吸加深、加快,有助于散热。长时间体温过高则可抑制呼吸中枢,使呼吸变浅、变慢甚至不规则。

(三)消化系统变化

由于交感神经兴奋、消化液分泌减少和胃肠道蠕动减弱,患者可出现口干、食欲缺乏、恶心、呕吐、腹胀、便秘等症状。

(四)中枢神经系统变化

轻度发热时,患者常有头痛、头晕等症状。高热时患者可出现烦躁不安、失眠、幻觉、谵妄、嗜睡等。小儿高热可引起肌肉抽搐,称为热惊厥。这与小儿大脑发育不成熟、高热时大脑皮质发生抑制而皮质下中枢兴奋性升高有关。如果持续发热,中枢神经系统可由兴奋转变为抑制,患者出现昏睡甚至昏迷。

第五节　发热的生物学意义

从本质上来看,大多数发热是机体防御反应的表现,对机体有积极的意义。这表现在一定程度的发热时,某些免疫细胞的功能增强,有利于机体抵抗感染、清除对机体有害的致病因素。同时,发热是疾病的重要信号,对疾病的防治有着重要的意义。但是,发热时机体处于一种明显的分解代谢过旺的状态,持续高热必定引起能量物质过度消耗,加重器官负担。在原有疾病的基础上,甚至可诱发相关脏器的功能不全。因此,临床上应针对发热患者的具体情况采取不同的处理措施。

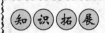

发热对肿瘤细胞的影响

发热对肿瘤可产生一定的抑制作用。一方面,发热时产内生性致热原细胞产生的IL-1、IFN、TNF等具有一定的抑制或杀灭肿瘤细胞的作用;另一方面,肿瘤细胞由于生长迅速,长期处于相对缺氧状态,对热的敏感性比正常细胞高。当体温升高到41℃时,正常组织细胞仍可耐受,而肿瘤细胞却受到明显影响,其生长受到抑制甚至被部分杀灭。因此,发热疗法可试用于那些对放、化疗不敏感的肿瘤。

第六节 防治原则

▶▶ 一、积极治疗原发病

积极治疗原发病是退热的根本措施。例如,大多数发热与感染有关,可针对不同病原体选用不同药物进行抗感染治疗。

▶▶ 二、退热的原则

对一般的发热不可急于解热,特别是对一些原因不明的发热,不能急于降低体温,以免掩盖病情、延误诊断和治疗。对于体温过高(高于40℃以上)伴头痛、惊厥和意识障碍者、恶性肿瘤患者、心肌梗死或有心肌损害者、妊娠妇女尤其是妊娠早期妇女(发热有致畸胎的危险)应立即退热,必要时可采用物理方法降温。

▶▶ 三、对症处理

患者处于高热期和退热期时,机体有较多水分从皮肤和呼吸道流失,应注意及时补充水分,防止脱水及休克的发生。做好口腔护理,防止口腔溃疡。

本章小结

本章主要内容如下:

1. 发热是机体在致热物质作用下,体温调节中枢的调定点升高所引起的调节性体温升高。它与生理性体温升高和过热不同。

2. 发热的机制:发热激活物(包括外致热原和体内产物)→产 EP 细胞(单核巨噬细胞、内皮细胞、淋巴细胞等)→EP(IL-1、IL-6、TNF、IFN 等)→体温调节中枢→正、负中枢性调节介质(PGE2、cAMP、AVP、α-MSH 等)→调定点升高→产热增加、散热减少→体温升高。

3. 发热的过程可分为体温上升期、高温持续期和体温下降期。

4. 发热有稽留热、弛张热、间歇热、不规则热、周期热等热型。

5. 发热对机体的主要影响有:①营养物质消耗增多。一般地,体温每升高 1℃,机体的物质代谢率提高 13%。②发热可引起心率加快。一般地,体温每升高 1℃,心率增快 10~20 次/分钟。③部分儿童发热时可出现热惊厥。

6. 发热的生物学意义:①大多数发热属于机体的防御反应。②发热时机体的免疫功能有所增强。③发热增加了机体的消耗,会加重器官负担和损害,从而对机体产生不利影响。

第 十 七 章

缺 氧

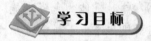 学习目标

- 掌握常用血氧指标的概念及其意义、氧疗的病理生理学基础。
- 熟悉缺氧时机体的功能和代谢变化、氧中毒对机体的影响。
- 了解机体对缺氧耐受性的影响因素。
- 比较四型缺氧的血氧指标变化。

案例导入

患者,男,40 岁,因夜间用煤炉取暖,晨起被发现时已昏迷,急送医院就诊。

体检:体温 37℃,呼吸 22 次/分钟,脉搏 110 次/分钟,血压 100/69mmHg。神志模糊,皮肤、黏膜呈樱桃红色,瞳孔等大,对光反射存在。两肺呼吸音粗糙,未闻及啰音。

实验室检查:血红蛋白 130g/L,白细胞 8×10^9/L,中性粒细胞 0.75,淋巴细胞 0.25。动脉血氧分压 95mmHg,碳氧血红蛋白 30%。

患者入院后立即吸氧,不久就清醒,给予补液、脑细胞活化剂及高压氧舱治疗等处理后,病情好转出院。

问题:该患者可能患的是什么疾病?为什么他的皮肤、黏膜呈现樱桃红色?

氧是维持正常生命活动的必需物质之一。成人在静息状态下每分钟耗氧量约为 250mL,但人体储氧量极少,仅 1.5L 左右。因此,组织细胞代谢所需的氧,必须依赖呼吸、血液循环等功能的协调,不断地从外界摄取。一旦呼吸、心跳停止,机体在数分钟内即可因严重缺氧而死亡。

由于组织供氧不足或利用氧的能力障碍所引起的机体代谢功能障碍甚至是形态结构改变的病理过程,称为缺氧(hypoxia)。

第一节　常用的血氧指标

血氧指标的变化是临床上判断患者有无缺氧以及是何种类型缺氧的重要依据。常用的血氧指标有以下五种:

一、血氧分压

血氧分压是指溶解于血液的氧所产生的张力。动脉血氧分压(arterial partial pressure of oxygen, PaO_2)取决于吸入气体的氧分压、肺的呼吸功能和静脉血分流的情况,正常值约为 100mmHg(13.3kPa);静脉血氧分压(PvO_2)约为 40mmHg(5.33kPa),可反映内呼吸的情况。

二、血氧容量

血氧容量(oxygen binding capacity in blood, CO_{2max})是指 1L 血液中血红蛋白在标准条件下被氧充分饱和时的最大携氧量。其大小取决于血红蛋白的质和量并反映血液的携氧能力。正常值约为 200mL/L。

三、血氧含量

血氧含量(oxygen content in blood, CO_2)是指 1L 血液在实际情况下的携氧量,包括血红蛋白结合的氧和溶解于血浆的氧。血氧含量取决于血氧分压和血氧容量。正常人动脉血氧含量(CaO_2)约为 190mL/L,静脉血氧含量(CvO_2)约为 140mL/L。

四、血氧饱和度

血红蛋白氧饱和度(oxygen saturation of hemoglobin, SO_2)是指血红蛋白被氧饱和的程度。

$$SO_2 = (血氧含量 - 溶解的氧量)/血氧容量 \times 100\%$$

由于正常时物理溶解的氧只占血氧含量的 1.5%,因此,SO_2 约等于血氧含量与血氧容量的百分比。SO_2 的大小主要取决于血氧分压的高低。正常人动脉血氧饱和度(SaO_2)约为 95%,静脉血氧饱和度(SvO_2)约为 70%。

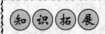

氧离曲线和 P_{50}

氧离曲线是指以血氧分压为横坐标、以血氧饱和度为纵坐标绘制出的二者之间的关系曲线;P_{50} 是指血氧饱和度为 50% 时的血氧分压。它们是反映血红蛋白与氧亲和力的指标。PO_2 越高,SO_2 越大;P_{50} 越高,血红蛋白与氧的亲和力越低。当红细胞内 2,3-二磷酸甘油酸(2,3-DPG)增多、酸中毒、血液中二氧化碳增多及血温升高时,血红蛋白与 O_2 的亲和力降低,以致在相同氧分压下血氧饱和度降低,氧解离曲线右移,P_{50} 则升高。

▶▶ 五、动-静脉血氧含量差

动-静脉血氧含量差为 CaO_2 与 CvO_2 的差值,正常值约为 50mL/L。它主要反映组织从单位容积血液中摄取氧的量。

第二节　缺氧的类型

外环境中的氧被吸入肺泡并弥散入血,与血红蛋白结合后由血液运输到全身,最后被组织细胞摄取、利用,其中的任何一个环节发生障碍都可引起缺氧。根据其发生的原因和血氧变化特点,缺氧可分为以下四种类型:

▶▶ 一、低张性缺氧

低张性缺氧是某种原因引起 PaO_2 降低,进而导致组织供氧不足的一种缺氧类型。

(一)原因

1. 吸入气体氧分压过低

吸入气体氧分压过低多见于海拔 3000m 以上的高原或高空环境,通风不良的矿井、坑道作业环境,或吸入含氧低的混合气体(如惰性气体、吸入麻醉药)时,故又称大气性缺氧。

2. 外呼吸功能障碍

外呼吸功能障碍包括肺的通气功能障碍和换气功能障碍,又称呼吸性缺氧。常见于肺炎、慢性支气管炎、肺气肿、支气管哮喘等。

3. 静脉血分流入动脉

静脉血分流入动脉多见于某些存在右-左分流的先天性心脏病,如房间隔或室间隔缺损伴肺动脉高压;也可见于休克时肺内动-静脉短路大量开放。

（二）血氧指标的变化

PaO_2、CaO_2 及 SaO_2 均降低，PvO_2、SvO_2 和 CvO_2 也随之降低，动-静脉氧含量差减小。CO_{2max} 一般正常。如果为慢性缺氧，则可因代偿机制使单位容积血液内红细胞和血红蛋白量增加，从而使 CO_{2max} 增加。

▶▶ 二、血液性缺氧

血液性缺氧是指血液中血红蛋白含量减少或性质改变、血液运氧能力降低所引起的组织供氧不足。

（一）原因

1. 血红蛋白含量减少

血红蛋白含量减少见于各种原因引起的贫血。因此，由此类原因引起的缺氧又被称为贫血性缺氧。

2. 一氧化碳中毒

一氧化碳中毒见于在密闭的房间内燃煤取暖、煤气泄漏等。血红蛋白可与吸入的一氧化碳结合成为碳氧血红蛋白，从而失去携氧能力。由于一氧化碳与血红蛋白的亲和力比氧气大 210 倍，所以吸入气中有 0.1% 的一氧化碳时（为空气中氧浓度的 1/210），血液中碳氧血红蛋白的浓度就可能达到 50%。另外，一氧化碳还能抑制红细胞内糖酵解，使 2,3-DPG 减少，氧离曲线左移，氧合血红蛋白中的氧不易释出，从而加重组织的缺氧。

3. 高铁血红蛋白血症

正常血红蛋白中的铁为二价铁，在亚硝酸盐、磺胺类药物等的作用下可被氧化成三价铁，形成高铁血红蛋白，失去携氧能力。不新鲜的蔬菜或新腌渍的咸菜含有较多的硝酸盐，若食入过多，可引起肠源性高铁血红蛋白血症，又称为肠源性发绀。

（二）血氧指标的变化

PaO_2、SaO_2 正常，CaO_2 降低，CO_{2max} 降低，动-静脉血氧含量差减小。

▶▶ 三、循环性缺氧

循环性缺氧是指组织因血流量减少而引起的缺氧，又称低动力性缺氧。

（一）原因

1. 全身性血液循环障碍

全身性血液循环障碍见于心力衰竭、休克等。由于心输出量减少，静脉系统血液瘀滞引起全身各组织、器官血液灌流不足而发生缺氧。

2. 局部性血液循环障碍

局部性血液循环障碍见于动脉硬化、脉管炎、血栓形成和栓塞、血管受压或痉挛等，可导致局部组织或器官缺氧。

（二）血氧变化的特点

循环性缺氧时，PaO_2、CO_{2max}、CaO_2 以及 SaO_2 均正常，动-静脉血氧含量差明显增大。全身性血液循环障碍影响肺的呼吸功能时，PaO_2、CaO_2 可降低。

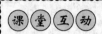

讨论：循环性缺氧时动-静脉血氧含量差增大表明组织从单位体积血液中摄取的氧气增多，为什么组织仍然会发生缺氧？如何理解？

▶▶ 四、组织性缺氧

组织性缺氧是指组织细胞利用氧障碍所引起的缺氧。

（一）原因

1. 组织中毒

组织中毒见于某些毒物（如氰化物、硫化物、砷化物、磷等）中毒或药物（如巴比妥类等）过量所引起的中毒。这些物质可抑制细胞氧化磷酸化过程，导致组织利用氧减少。如氰化物中的 CN^- 可迅速与氧化型细胞色素氧化酶的三价铁结合为氰化高铁细胞色素氧化酶，使之不能被还原为还原型细胞色素氧化酶，以致呼吸链中断，组织不能利用氧；三氧化二砷（砒霜）通过抑制细胞色素氧化酶、呼吸链酶复合物 IV 和丙酮酸氧化酶使得细胞利用氧发生障碍。

2. 维生素缺乏

维生素 B_1、维生素 B_2、维生素 PP 等是生物氧化过程中多种氧化还原酶的辅酶，缺乏这些维生素可导致有关酶的活性下降，使组织细胞利用氧发生障碍。

3. 细胞损伤

放射线、生物毒素、各种毒物及渗透压改变等，可抑制线粒体呼吸功能或造成线粒体结构损伤，引起氧的利用障碍。

（二）血氧变化的特点

发生组织性缺氧时，PaO_2、CO_{2max}、CaO_2 以及 SaO_2 均正常，动-静脉血氧含量差减小，而静脉血氧分压、血氧含量和血氧饱和度均升高。

缺氧虽分四种类型，但临床上常出现两种或两种以上的混合性缺氧。如感染性休克患者既有循环性缺氧又有内毒素引起的组织性缺氧。各型缺氧的血氧指标变化见表 17-1。

表 17-1　各型缺氧的血氧指标变化

缺氧类型	PaO_2	CO_{2max}	CaO_2	SaO_2	动-静脉血氧含量差
低张性缺氧	↓	N 或 ↑	↓	↓	↓
血液性缺氧	N	↓	↓	N	↓
循环性缺氧	N	N	N	N	↑
组织性缺氧	N	N	N	N	↓

"↓"表示降低，"↑"表示升高，"N"表示正常。

第三节　缺氧时机体的功能和代谢变化

▶▶ 一、呼吸系统的变化

PaO_2 降低可作用于颈动脉体和主动脉体化学感受器,引起呼吸中枢兴奋,表现为呼吸运动加强,肺通气量增加。如果同时伴有高碳酸血症和 H^+ 浓度增加,则呼吸增强更为明显。严重缺氧($PaO_2 < 4.0kPa$)或伴有严重高碳酸血症($PCO_2 > 10.7kPa$)可抑制呼吸中枢。

▶▶ 二、循环系统的变化

缺氧时,一方面由于交感-肾上腺髓质系统兴奋性增强,儿茶酚胺分泌增多,作用于心脏 β -受体,使心率加快,心肌收缩力增强;肝、脾等储血器官的小血管收缩,有效循环血量增大;呼吸加深加快、呼吸运动增强可致静脉回流量和心输出量增多,组织供氧量有所增加。另一方面,由于皮肤、内脏血管收缩,脑和冠状血管舒张,血液重新分布,从而保证了脑、心的供血供氧。但是,持续严重缺氧时,由于酸中毒以及心肌能量代谢障碍,ATP 生成减少,可使心肌收缩力减弱,心率减慢,甚至导致心肌细胞变性、坏死,出现心律失常和心力衰竭。另外,肺泡缺氧及动脉血氧分压降低均可引起肺小动脉收缩,从而使缺氧的肺泡血流量减少,有利于维持肺泡通气与血流的比例。但是,如果肺血管广泛而持久地收缩,则会引起肺动脉高压,导致肺心病的发生。

▶▶ 三、中枢神经系统的变化

正常人脑重仅占体重的 2% 左右,但其血流量约占心排出量的 15% ,耗氧量约占总耗氧量的 23% 。脑内氧、糖原及 ATP 储存很少,能量来源主要从血液摄取葡萄糖进行生物氧化。因此脑组织尤其是大脑皮质对缺氧极为敏感。脑组织缺氧导致中枢神经系统功能紊乱,严重时可引起脑水肿、神经细胞变性坏死。急性缺氧可出现兴奋、欣快感、定向障碍、头痛及运动不协调等,严重时则发生烦躁不安、惊厥、昏迷,甚至死亡。慢性缺氧的临床表现为易疲劳、乏力、嗜睡、注意力不集中及精神抑郁等。

缺氧引起中枢神经系统功能障碍的主要机制是:①脑细胞缺氧,ATP 生成不足,神经细胞膜电位降低,神经递质合成减少,神经冲动传导受阻。②神经细胞膜钠泵功能障碍,脑细胞水肿。③缺氧与酸中毒使脑微血管通透性增高、液体渗出,加重脑水肿。④细胞内游离 Ca^{2+} 增多、溶酶体酶释放等可导致神经系统功能障碍及神经细胞的变性、坏死。

▶▶ 四、血液系统的变化

缺氧时,如果毛细血管中脱氧血红蛋白达到或超过 50g/L,皮肤、黏膜可呈紫色,这种现象被称为发绀。血红蛋白减少所引起的缺氧并不出现发绀现象。高铁血红蛋白血症和碳氧血红蛋白血症患者可以出现特殊的血色,高铁血红蛋白血症患者呈咖啡色或类似发绀,碳氧血红蛋白血症患者呈樱桃红色。发生组织中毒性缺氧时,由于毛细血管中氧合血红蛋白增高,故皮肤、黏膜多呈玫瑰红色。

慢性缺氧可使肾生成促红细胞生成素增多,促进红细胞生成,进而导致红细胞数和血红蛋白增多,血液携氧能力增强。缺氧时,红细胞内 2,3-DPG 增加,引起氧离曲线右移,氧合血红蛋白可以释放出更多的氧供组织利用。但当 PaO_2 低于 8kPa 时,氧离曲线右移将使血液在肺部结合的氧明显减少,因而失去代偿意义。

▶▶ 五、组织细胞和代谢的变化

(一) 组织细胞的变化

1. 代偿性变化

代偿性变化表现在以下几个方面:①脑、心肌、骨骼肌等组织内毛细血管密度增加,使氧气从血液弥散到细胞的距离缩短,有利于细胞利用氧。②因肌红蛋白与氧的亲和力比血红蛋白与氧的亲和力大,所以慢性缺氧时骨骼肌内肌红蛋白增加,可储备较多的氧,有利于组织供氧。③线粒体的数量和膜面积增加,呼吸酶的数量增多、活性升高,细胞利用氧的能力增强。

2. 损伤性变化

缺氧严重时,组织细胞可以发生一些损伤性变化,主要表现为细胞膜对离子的通透性升高、线粒体损伤和溶酶体膜通透性升高等,进而导致细胞水肿甚至溶解、坏死。

(二) 代谢的变化

缺氧时组织细胞代谢变化的特点是:①糖酵解增强、乳酸形成增多。②有氧氧化减弱,导致 ATP 生成不足。③因能量生成不足使 $Na^+ - K^+$ 泵转运失灵和酸中毒,细胞内 Na^+ 增加,细胞内渗透压增高,水分渗入细胞内从而引起细胞水肿。

第四节　影响机体对缺氧耐受性的因素

机体在不同条件下对缺氧的耐受性不同。因此,缺氧的发生和发展,除取决于引起缺氧的直接原因与发生的速度、程度和持续时间外,还受不同因素的影响,如气候、年龄、机体的代谢和功能状态等。这些因素主要通过影响机体的代谢耗氧率和机体的代偿适应能力而起作用。

▶▶ 一、机体的代谢耗氧率

机体代谢率高、耗氧量大时,机体对缺氧的耐受性就低。如精神过度紧张、中枢神经兴奋、甲状腺功能亢进、高热、运动及寒冷刺激等均可使耗氧量增多,因而机体对缺氧的耐受性降低。反之,代谢率低、耗氧量少则可提高机体对缺氧的耐受性。如安静、体温降低、中枢神经抑制、低温麻醉等均可使耗氧量减少,从而提高对缺氧的耐受性。

▶▶ 二、机体的代偿能力

缺氧时,机体呼吸、循环、血液系统的代偿反应能增加组织的供氧,而组织细胞的代偿性反应能提高细胞对氧的利用能力。这些代偿性反应存在着显著的个体差异,因而各人对缺氧的耐受性很不相同。有心、肺疾病及血液病者对缺氧的耐受性低,老年人因为肺和心的功能储备降低、骨髓的造血干细胞减少、外周血液红细胞数减少,以及细胞某些呼吸酶活性降低等,所以对缺氧的耐受性下降。另外,代偿能力是可以通过锻炼而得到提高的。长期参加体力劳动和体育锻炼可提高心、肺功能和氧化酶活性,从而增强机体对缺氧的代偿适应能力,提高对缺氧的耐受性。

第五节　氧疗与氧中毒

对各类缺氧的治疗,除了消除引起缺氧的原因以外,还可给患者吸氧。但氧疗的效果因缺氧的类型而异。氧疗对低张性缺氧的效果最好。由于患者的 PaO_2 及 SaO_2 明显低于正常,吸氧可增高肺泡气氧分压,使 PaO_2 及 SaO_2 增高, CaO_2 增多,因而对组织的供氧增加。但由静脉血分流入动脉引起的低张性缺氧,因分流的血液未经过肺泡而直接掺入动脉血,故吸氧对改善缺氧的作用较小。血液性缺氧、循环性缺氧和组织性缺氧者 PaO_2 和 SaO_2 正常,故吸入高浓度氧虽然可明显提高 PaO_2,但与血红蛋白结合的氧增加却很有限,此时,主要通过增加血浆内溶解的氧来改善组织供氧。

吸入气的氧分压过高(0.5 个大气压以上)对任何细胞都有毒性作用,由此而引起的临床综合征,被称为氧中毒。氧中毒常由吸入高压氧引起,但在常压下吸氧浓度超过 60%,时间达到 24~48h 亦可出现氧中毒。一般认为,氧中毒引起的细胞受损与活性氧的毒性作用有关。在常压下吸入 40% 的氧是安全的,吸入纯氧不应超过 8~12h。采用高压氧吸入时,更应严格控制氧压和使用时限,以防止氧中毒的发生。

本章小结

本章主要内容如下：

1. 血氧分压是指物理溶解在血浆中的氧分子所产生的压力。动脉血氧分压主要受吸入气体氧分压和肺功能的影响。

2. 血氧容量是指每升血液中的血红蛋白结合氧的最大量。其大小取决于血液中血红蛋白的质和量，反映了血液的运氧能力。

3. 血氧含量是指每升血液中的实际含氧量。它受血氧分压和血氧容量的影响。

4. 血红蛋白氧饱和度是指血红蛋白被氧饱和的程度。它主要受血氧分压的影响。

5. 低张性缺氧的基本特征是动脉血氧分压下降；血液性缺氧因血红蛋白质和量的改变而引起；循环性缺氧是指组织器官的血流量减少而引起的缺氧；发生组织性缺氧时，组织供氧并未减少，而组织细胞利用氧发生障碍。

6. 缺氧时机体所发生的变化：

呼吸系统：轻度缺氧兴奋呼吸中枢，严重缺氧抑制呼吸中枢。

循环系统：轻度缺氧兴奋心脏，严重缺氧抑制心脏，慢性缺氧可致肺心病。

中枢神经系统：脑对缺氧最敏感。缺氧时，脑由于 ATP 减少、递质代谢变化、脑血管壁通透性升高、脑水肿、酸中毒等机制而出现功能障碍。

血液系统：不同缺氧可致皮肤、黏膜呈现不同的颜色。慢性缺氧时，血液中红细胞和血红蛋白增多，具有代偿意义。

组织细胞和代谢：既有毛细血管、线粒体和肌红蛋白增多等代偿性变化，又有细胞水肿、自溶等损伤性变化，还可致酸中毒和细胞的 ATP 不足。

7. 影响缺氧耐受性的因素包括机体的代谢耗氧率和机体的代偿能力。机体的代谢耗氧率越高，对缺氧的耐受性越低；呼吸、循环、血液等系统代偿能力越强，机体对缺氧的耐受性越高。

第十八章

弥散性血管内凝血

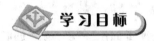 学习目标

- 掌握弥散性血管内凝血的概念。
- 熟悉弥散性血管内凝血的病因、发病机制和临床表现。
- 了解弥散性血管内凝血的分期、分型。

弥散性血管内凝血（disseminated intravascular coagulation，DIC）是指在某些致病因子作用下凝血因子或血小板被激活，大量可溶性促凝物质入血所引起的以凝血功能障碍为主要特征的病理过程。此时微循环中有纤维蛋白性微血栓或血小板团块形成，凝血因子被大量消耗，血小板减少，并且继发性纤维蛋白溶解过程加强。在临床上，患者主要表现为出血、休克、脏器功能障碍和贫血。

第一节　弥散性血管内凝血的原因及发病机制

正常机体的血液呈液体状态，在心脏、血管内流动不止。这是由于机体存在着凝血、抗凝血和纤维蛋白溶解系统，它们处于动态平衡状态。

DIC 的病因众多，引起 DIC 的发病机制较为复杂，其中以血管内皮细胞的损伤与组织损伤最为重要。

▶▶ 一、血管内皮细胞广泛损伤

细菌、病毒、螺旋体、高热、抗原抗体复合物、休克时持续的缺血缺氧和酸中毒、败血症时的细菌内毒素等，在一定条件下皆可使血管内皮细胞受损，进而通过以下机制导致 DIC 的发生：①使其下面的胶原暴露。胶原、内毒素等均为表面带负电荷的物质，当无活性的凝血因子Ⅻ与这些物质表面发生接触后，因子Ⅻ被激活成Ⅻa。另外，在激肽释放酶、纤溶酶或胰蛋

白酶等可溶性蛋白水解酶的作用下,因子ⅫⅫ或Ⅻa通过酶性水解而生成Ⅻf。Ⅻf又能反过来使因子Ⅻ进一步活化,从而使内源性凝血系统的反应加速。Ⅻa和Ⅻf还可相继激活纤溶、激肽和补体系统,从而进一步促进DIC发展。②受损的血管内皮细胞还可释放组织因子,通过激活外源性凝血系统而促使DIC的发生。③受损的血管内皮细胞产生的一氧化氮(NO)、前列环素(PGI$_2$)、ADP酶减少,可促使血小板发生黏附、聚集,并释放大量活性物质促进凝血过程。④血管内皮细胞受损时,它产生的抗凝物质组织因子途径抑制物(TFPI)、血栓调节蛋白(TM)、硫酸乙酰肝素等减少。⑤受损的血管内皮细胞产生的组织型纤溶酶原激活物(t-PA)减少,而纤溶酶原激活物抑制物-1(PAI-1)增多,致纤溶活性降低。

▶▶ 二、组织因子大量释放入血

正常组织和恶性肿瘤组织中富含组织因子,在外科大手术、严重创伤、产科意外(如胎盘早期剥离、宫内死胎等)、恶性肿瘤或实质性脏器坏死等情况下,大量组织因子释放入血。当组织因子即凝血因子Ⅲ进入血浆后,与血浆中的钙离子和因子Ⅶ结合形成复合物,后者可使凝血因子X活化为Xa,启动外源性凝血系统,从而导致DIC的发生。

▶▶ 三、血细胞大量破坏

红细胞大量被破坏时常可发生DIC。红细胞膜内大量的磷脂既有直接的促凝作用,又能促进血小板的活化而间接促进凝血过程。

中性粒细胞和单核细胞内有组织因子,可激活外源性凝血系统而引起DIC。

血小板在DIC的发生、发展中起着重要的作用。血小板表面的糖蛋白对血小板黏附起重要作用,可使血小板与内皮下胶原纤维粘连,使血小板聚集。血小板发生黏附、释放和聚集后,可形成多种血小板因子,从而加速凝血反应。

▶▶ 四、其他促凝物质入血

某些物质(如羊水成分、转移的癌细胞、细菌等)通过表面接触使因子Ⅻ活化,从而激活内源性凝血系统。发生急性胰腺炎时,蛋白酶进入血液能促使凝血酶原变成凝血酶。被毒蛇咬伤时,某些蛇毒如蝰蛇的蛇毒含有一种蛋白酶,它可直接水解凝血酶原,形成凝血酶。

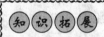

补体系统激活在DIC中的作用

补体系统激活在DIC的发生中虽然不是决定性环节,但起到了重要的作用,主要表现在:①被激活的补体系统可促使血小板聚集并释放活性物质。②补体系统被激活后可进一步激活白细胞,使得白细胞与血管内皮细胞相互作用增强,白细胞释放活性氧和溶酶体酶,加重血管内皮细胞的损伤。③C3能刺激巨噬细胞释放TNF-α,还能激活激肽释放酶原,通过激肽释放酶激活凝血和纤溶过程,从而促进DIC的发生。

　　总之,各种原因引起 DIC,首先都是广泛激活凝血系统,在全身微循环内形成微血栓,继而因凝血因子和血小板被大量消耗以及继发性纤溶亢进,血液从高凝状态转变为低凝状态。DIC 的发生机制如图 18-1 所示。

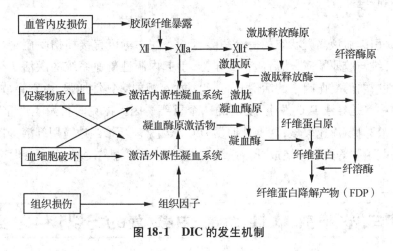

图 18-1　DIC 的发生机制

第二节　影响弥散性血管内凝血发生、发展的因素

　　促进 DIC 发生、发展的因素很多,应及早采取相应的措施来防止、减轻或排除其作用。

▶▶ 一、单核-巨噬细胞系统功能障碍

　　单核-巨噬细胞系统具有吞噬及清除循环血液中的凝血酶、其他促凝物质、纤维蛋白、纤溶酶、纤维蛋白降解产物以及内毒素等物质的作用。因此,单核-巨噬细胞系统的严重功能障碍会促使 DIC 的形成。例如,在严重的革兰阴性细菌引起的内毒素性休克中,单核-巨噬细胞系统可因吞噬大量坏死组织、细菌或内毒素而使其功能处于"封闭"状态,此时,易于发生 DIC。

▶▶ 二、肝功能障碍

　　肝功能严重障碍时,肝脏产生的某些抗凝物质(如抗凝血酶Ⅲ)减少,灭活凝血因子能力下降。这些因素均增加了血液的凝固性,加剧或促进 DIC 的形成。

▶▶ 三、血液的高凝状态

　　妊娠后 3 周开始孕妇血液中血小板及多种凝血因子(Ⅰ、Ⅱ、Ⅴ、Ⅶ、Ⅸ、Ⅹ、Ⅻ等)增多,而具有抗凝作用及纤溶活性的物质减少,来自胎盘的纤溶抑制物增多。妊娠 4 个月以后,孕

妇血液开始逐渐趋向高凝状态,到妊娠末期最为明显。因此,出现产科意外(如宫内死胎、胎盘早期剥离、羊水栓塞等)时 DIC 的发生率较高。

▶▶ 四、其他因素

酸中毒是引起血液高凝状态的一个重要因素。酸中毒可直接损伤微血管内皮细胞,使内皮下的微纤维与胶原暴露,然后激活因子Ⅻ,引起内源性凝血系统的激活。酸中毒时,肝素的抗凝活性减弱而凝血因子的活性升高,此时血小板的聚集性加强,由它释放的促凝因子增加,因此酸中毒是导致 DIC 发生、发展的一个重要诱因。休克时可发生严重的微循环障碍,表现为血液黏稠、流速缓慢,这也是促发 DIC 的因素。不恰当地应用纤溶抑制剂如 6 - 氨基己酸、对羧基苄胺等药物可造成纤溶系统的过度抑制、血液黏度增高,也会促进 DIC 形成。

第三节 弥散性血管内凝血的分期和分型

▶▶ 一、分期

DIC 是一个病理过程,根据它的病理生理特点及发展过程,典型者一般可经过以下三期:

(一) 高凝期

由于凝血系统被激活,所以多数患者血中凝血酶含量增多,导致微血栓形成,此期的表现以血液高凝状态为主。

(二) 消耗性低凝期

由于凝血系统被激活和广泛的微血栓形成,凝血因子、血小板因消耗而减少,血液转入低凝状态。此期患者有出血的表现。

(三) 继发性纤溶亢进期

在凝血酶及Ⅻa 的作用下,纤溶酶原活化素被激活,使大量纤溶酶原变成纤溶酶。此时又有 FDP 的形成,它们均有很强的纤溶和(或)抗凝作用,所以此期出血十分明显。

▶▶ 二、分型

DIC 按照临床经过可分为急性型、亚急性型与慢性型,这主要与致病因素的作用方式、强度和持续时间有关。当病因作用迅速而强烈时,DIC 表现为急性型;相反,作用缓慢而持续时,表现为慢性型或亚急性型。各型的主要特点如下:

1. 急性型

DIC 可在数小时或 1～2d 内发生,常见于各种严重的感染,特别是革兰阴性细菌感染引起的败血症性休克、血型不合的输血、严重创伤、移植后急性排异反应等。此型 DIC 的临床表现明显，常以休克和出血为主，患者的病情迅速恶化，实验室检查结果明显异常，但分期不明显。

2. 亚急性型

DIC 在数天内逐渐形成，常见于恶性肿瘤转移、宫内死胎等患者，临床表现介于急性型和慢性型之间。

3. 慢性型

慢性型常见于恶性肿瘤、胶原病、慢性溶血性贫血等疾病。此时，由于机体有一定的代偿能力，单核-巨噬细胞系统的功能也较健全，所以各种异常表现均轻微而不明显。病程较长，临床诊断较困难，常常以某脏器功能不全的表现为主，有时仅有实验室检查异常，所以出现亚临床型的表现，此类 DIC 患者往往在尸检后做组织病理学检查时才被发现。

第四节 弥散性血管内凝血的临床表现及其病理生理学基础

DIC 的临床表现因其原发病的不同而有所差异，也因此而非常复杂，但主要表现为出血、休克、器官功能障碍和溶血性贫血。

▶▶ 一、出血

出血是 DIC 患者最突出的表现，严重者可出现多部位的广泛出血，如皮肤瘀点、瘀斑、咯血、消化道出血、血尿、阴道出血、伤口或注射部位渗血等。引起出血的机制如下：

（一）凝血物质的消耗

在 DIC 发生、发展过程中，凝血因子和血小板大量被消耗，血液处于消耗性低凝状态而容易出血。因此，曾有人将 DIC 称为消耗性凝血病。

（二）继发性纤溶系统亢进

这主要是由于在凝血过程中，通过酶性激活由 XIIa 形成 XIIf，XIIf 使激肽释放酶原转变成激肽释放酶，后者使纤溶酶原变为纤溶酶。一些富含纤溶酶原激活物的器官（如子宫、前列腺、肺等）因血管内凝血而发生变性、坏死时，激活物便大量释放入血而激活纤溶系统。血管内皮细胞受损、缺氧、应激等也皆可激活纤溶系统，导致纤溶酶增多。纤溶酶使纤维蛋白降解导致出血。

（三）纤维蛋白（原）降解产物的形成

凝血过程的激活以及继发性纤溶过程的启动使血中纤溶酶增多，纤维蛋白（原）被降解为纤维蛋白降解产物（FDP）。FDP 具有强烈的抗凝作用，可引起出血。

►► **二、休克**

急性 DIC 常伴有休克。重度及晚期休克又可能促进 DIC 的形成,二者互为因果,形成恶性循环。

DIC 发生休克的主要机制如下:

(一) 微血栓形成

发生 DIC 时,广泛的微血栓形成和栓塞影响了血液的回流。

(二) 心肌损伤

发生 DIC 时,心肌由于微循环障碍、血供减少而受损,加上酸中毒、高钾血症等原因导致心肌收缩力减弱,心输出量减少。

(三) 出血

严重的出血可导致血容量明显下降。

(四) 血管扩张

激肽、补体系统激活和 FDP 增多可引起血管扩张,血压下降。

►► **三、器官功能障碍**

微血管(特别是毛细血管与微静脉)内广泛的微血栓形成,重要器官的血液灌流量明显减少,严重时甚至发生缺血性坏死,导致其功能障碍。

(一) 肾

肾最易受损。由于肾内广泛的微血栓形成,肾血流量明显减少,可出现双侧肾皮质坏死和急性肾衰竭。临床上表现为少尿甚至无尿、血尿、水中毒、高钾血症、氮质血症等。

(二) 肺

肺微血管内广泛的微血栓形成和栓塞可引起肺瘀血、肺水肿、肺出血、肺不张和透明膜形成等,患者表现为呼吸困难、发绀等,严重时发生呼吸衰竭。

(三) 心

微血栓形成引起心肌细胞缺血、缺氧和能量代谢障碍,甚至发生小灶性心肌梗死,患者可出现各种心律失常,严重时发生心力衰竭。

(四) 脑

微血栓形成可引起脑组织瘀血、水肿、出血,神经细胞因缺血、缺氧而出现代谢障碍,患者表现为神志模糊、嗜睡、昏迷、惊厥等。

(五) 其他器官

DIC 累及肾上腺可致肾上腺皮质坏死和出血,引起急性肾上腺皮质功能衰竭,称为华-佛综合征(Waterhouse-Friderichsen syndrome);累及垂体可致垂体坏死和出血,引起垂体功能衰竭,称为席汉综合征(Sheehan's syndrome)。

（六）多器官功能障碍综合征

轻型 DIC 患者仅影响个别器官功能,严重时可影响多个器官,即引起多器官功能障碍综合征(MODS),甚至多器官功能衰竭(MOF),易导致患者死亡。

▶▶ 四、微血管病性溶血性贫血

DIC 可伴发微血管病性溶血性贫血。这种贫血除具备溶血性贫血的一般特征外,外周血涂片中还发现有一些呈盔甲形、星形、新月形等形态异常的红细胞及红细胞碎片,被称为裂体细胞。

产生红细胞碎片的原因是:当微血管中有纤维蛋白性微血栓形成时,纤维蛋白呈网状;当循环中的红细胞流过由纤维蛋白丝构成的网孔时,常会黏着、滞留或挂在纤维蛋白丝上。这样由于血流的不断冲击,引起红细胞破裂。缺氧、酸中毒等原因引起红细胞变形能力降低,脆性增加,也使得红细胞易于被破坏而发生溶血。这样就形成了上述各种奇形怪状的红细胞和红细胞碎片。

第五节　防治原则

▶▶ 一、积极治疗原发病

积极治疗原发病是防治 DIC 的根本措施。有效地控制住严重的感染对 DIC 的防治具有非常重要的作用。某些轻度 DIC 在去除病因后即可迅速恢复。

▶▶ 二、改善微循环

可以采取扩充血容量、解除血管痉挛等措施来疏通被微血栓阻塞的微血管,增加微循环的血液灌流量。

▶▶ 三、重新建立凝血和纤溶之间的动态平衡

在高凝期和消耗性低凝期应用肝素抗凝,同时可合用抗凝血酶Ⅲ(AT-Ⅲ)。对于有明显血小板和凝血因子减少的患者或已进行病因及抗凝治疗但疗效不佳的患者,可酌情输入新鲜全血或补充凝血因子和血小板。对于进入继发性纤溶亢进期而且经其他积极治疗但病情仍未能控制者,可考虑给予抗纤溶治疗。

本章小结

本章主要内容如下：

1. DIC 的发生机制是：①感染、缺氧、酸中毒等引起血管内皮细胞广泛损伤，激活内源性和外源性凝血系统和血小板等，导致 DIC。②严重创伤、大面积烧伤、宫内死胎、恶性肿瘤等引起组织因子大量释放入血，通过激活外源性凝血系统而导致 DIC 的发生。③红细胞、白细胞和血小板的大量破坏均可通过释放各种促凝物质而引起 DIC。④抗原抗体复合物、羊水成分、胰蛋白酶、蛇毒、蜂毒等促凝物质入血可通过不同途径激活凝血系统而引起 DIC。

2. 影响 DIC 发生、发展的因素有单核-巨噬细胞系统功能障碍、肝功能障碍、血液的高凝状态、酸中毒、微循环障碍、抗纤溶药的使用不当等。

3. DIC 的过程可分为高凝期、消耗性低凝期、继发性纤溶亢进期。

4. DIC 有急性型、亚急性型、慢性型三种类型。

5. DIC 的临床表现为出血、休克、器官功能障碍和微血管病性溶血性贫血。其中，出血是 DIC 最初、最常见的症状，其发生与凝血物质的消耗、继发性纤溶亢进、FDP 形成有关。

第 十 九 章

休　克

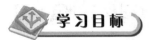 学习目标

- 掌握休克的概念、发病机制以及主要器官的功能变化。
- 熟悉休克的原因和分类。
- 了解休克的防治原则。

问题导入

　　休克是英语"shock"的音译,该词的原意为震荡、打击。为什么用这个词来表达一种医学现象呢?原来,早在1731年,法国一位医生发现,当一个人受到严重创伤时,他会处于一种危重的临床状态。当时,这位医生认为,这是中枢神经系统功能发生严重紊乱引起了循环及其他器官功能衰竭,并且将这一现象称为"shock"。该词一直沿用至今。那么,现代医学又是如何认识休克的呢?

　　休克(shock)是在强烈致病因子作用下,组织器官微循环灌流量急剧下降,机体组织细胞的代谢和重要生命器官的功能发生严重障碍的全身性病理过程。其典型的临床表现是面色苍白、四肢冰冷、尿量减少、脉搏细速、血压下降、神志淡漠甚至昏迷。若未得到及时有效的救治,可危及患者的生命。休克是临床上最常见的危重症之一。

第一节　休克的原因和分类

▶▶ 一、按原因分类

　　休克的原因非常复杂。一般地,按照原因不同,休克可以分为以下几类:

1. 失血性或失液性休克

失血性或失液性休克见于各种原因引起的急性大出血(外伤、肝脾破裂、宫外孕及产后

大出血等)或大量体液丢失(剧烈呕吐、腹泻、出汗等)。快速失血量超过总血量的20%即可引起休克,超过50%则迅速导致患者死亡。

2. 创伤性休克

各种严重创伤、骨折、挤压伤、大手术等可引起创伤性休克。其发生与大量失血、剧烈疼痛等有关。

3. 烧伤性休克

大面积烧伤因大量血浆渗出引起血容量减少、疼痛、感染等,可发生休克。

4. 心源性休克

心源性休克是指由急性心肌炎、大面积心肌梗死、严重心律失常等引起心输出量急剧下降,有效循环血量和组织灌流量下降而发生的休克。

5. 感染性休克

细菌、病毒、立克次体、霉菌等多种微生物严重感染可引起休克,尤以革兰阴性细菌感染最为常见。由于此类休克的发生与细菌产生的内毒素有密切的关系,故又称为内毒素性休克或中毒性休克。

6. 过敏性休克

具有过敏体质的人因对某些药物(如青霉素)、血清制品(如破伤风抗毒素)、疫苗等产生过敏反应而发生的休克,称为过敏性休克。过敏性休克主要属Ⅰ型变态反应,因血管容量显著增大和毛细血管通透性升高而发病。

7. 神经源性休克

有剧烈疼痛、高位脊髓麻痹或损伤时,可因全身血管扩张、血管容量显著增大而引起休克。

▶▶ 二、按血流动力学特点分类

不同原因引起的休克,其血流动力学特点不完全相同,按照休克时心输出量和外周血流阻力的关系,休克可以分为以下两类:

1. 低动力型休克

低动力型休克即低排高阻型休克。其血流动力学特点是心排血量减少,外周血流阻力升高。由于皮肤血管收缩、温度降低,故又称为冷休克。此型休克见于低血容量性休克、心源性休克及大部分感染性休克。

2. 高动力型休克

高动力型休克即高排低阻型休克。这类休克的血流动力学特点是心输出量正常或增高,外周血流阻力降低。由于皮肤血管扩张而温度升高,故又被称为暖休克。此型休克见于部分感染性休克。

第二节　休克的发病机制

▶▶ 一、休克发生的始动环节

不同原因引起休克的发病机制虽然并不完全相同,但是有效循环血量减少是各型休克发病的共同基础。而有效循环血量取决于有充足的血容量、一定的血管容量和良好的心泵功能,其中任何一个环节发生明显变化均可导致有效循环血量下降而引起休克。

（一）血容量急剧减少

血容量急剧减少是失血性或失液性休克、创伤性休克、烧伤性休克的始动环节,故这类休克又被称为低血容量性休克。循环血量减少可导致心排血量减少,因而组织器官的血液灌流量减少。

（二）心输出量急剧减少

心输出量急剧减少是心源性休克的始动环节。各种急性心功能障碍均可引起心排血量急剧减少,使微循环血液灌流明显下降而引起休克。

（三）血管容量增大

血管容量增大是过敏性休克、神经源性休克及部分感染性休克的始动环节,所以这类休克又被称为血管源性休克。由于血管容量显著增大,大量血液瘀滞在小血管内,使有效循环血流不足而导致休克。

▶▶ 二、休克时微循环障碍的发展过程

微循环障碍是各型休克发病的共同机制。典型的失血性休克微循环障碍可以分为三期。

（一）微循环缺血期

微循环缺血期又称缺血性缺氧期。由于大失血引起的应激和血容量减少,交感神经-肾上腺髓质系统发生强烈兴奋,释放大量儿茶酚胺,导致全身各组织器官(心、脑除外)的小动脉和微血管收缩,动静脉吻合支开放,微循环血液灌流量急剧减少。另外,肾血流量减少可激活肾素-血管紧张素系统,形成的血管紧张素 Ⅱ 可增强缩血管作用;交感神经兴奋、儿茶酚胺增多还可使血小板释放较多的缩血管物质血栓素 A_2,加重微循环的缺血。此期微循环变化的特点见图 19-1。

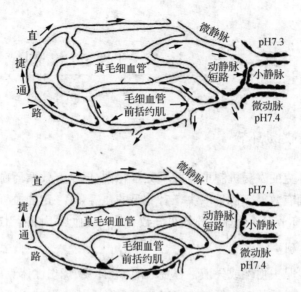

图 19-1　微循环缺血期的微循环变化示意图（上图为正常的微循环）

休克初期,微循环的上述变化虽然可引起皮肤、腹腔内脏、肾脏等器官的缺血、缺氧,但对于整个机体来说具有重要的代偿意义,表现在以下两个方面:

1. 维持动脉血压

休克初期,动脉血压基本维持正常的机制是:①微静脉、小静脉等容量血管收缩,使有效循环血量和回心血量有所增加,起到了"自身输血"的作用。②微动脉、后微动脉和毛细血管前括约肌对儿茶酚胺的敏感性比微静脉更高,收缩更明显,使毛细血管血压下降,组织液回流增多,血容量有所增加,起到"自身输液"的作用。③交感神经-肾上腺髓质系统兴奋,心肌收缩力增强,心输出量增多。④动-静脉短路形成,加速血液回心。⑤外周血流阻力增大。

2. 保证心、脑血液供应

不同器官的血管对交感神经兴奋、儿茶酚胺增多的反应不一致,脑血管和冠状血管因 α 受体少或受局部代谢产物的作用不发生明显收缩。在动脉血压基本正常的情况下,心、脑血液供应就得到了保证。

休克初期,由于处于应激状态和交感神经-肾上腺髓质系统兴奋,患者表现为烦躁不安、面色及皮肤苍白、四肢冰凉、出冷汗、尿量减少、脉搏细速、血压基本正常、脉压减小。

此期为休克的代偿期,如果及时采取有效的抢救措施,可使休克逆转。否则,将进入微循环瘀血期。

（二）微循环瘀血期

微循环瘀血期又称瘀血性缺氧期。此期微循环变化的特点是微血管自律运动消失,微循环前阻力血管扩张,毛细血管大量开放,甚至呈不规则囊形扩张（微血池形成）,而使微循环容积扩大。由于微循环后阻力大于前阻力,微循环处于瘀血状态,血浆发生外渗,休克初期的"自身输血"和"自身输液"作用均消失,患者回心血量和心输出量急剧减少（图 19-2）。

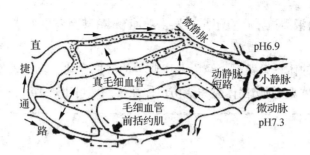

图 19-2 微循环瘀血期的微循环变化示意图

微循环发生上述变化的机制是:①微循环持续性缺血使组织缺氧、酸中毒,微循环前阻力血管以及毛细血管因对儿茶酚胺的反应性降低而扩张。②组织缺氧导致肥大细胞释放组胺增多、ATP 分解产物腺苷及激肽类扩血管物质增多,引起微血管扩张和通透性升高。③毛细血管血压升高和微血管壁通透性升高使得血浆渗出,血液浓缩,血流阻力增大,血流缓慢。白细胞黏附于微静脉亦可增大血流阻力。

微循环瘀血期由于患者的动脉血压呈进行性下降,大脑发生缺血、缺氧而出现表情淡漠、神志不清、反应迟钝甚至昏迷。尿量进一步减少甚至出现无尿。由于微循环瘀血,皮肤发绀或呈现花斑状。

(三)微循环衰竭期

微循环衰竭期又称 DIC 期。此期微循环变化的主要特点是:①微血管麻痹、扩张,对血管活性物质失去反应。②血液"淤泥化",血流更加缓慢,甚至停止。③血管内皮肿胀,白细胞嵌塞严重,血小板、红细胞聚集,可出现 DIC(图 19-3)。

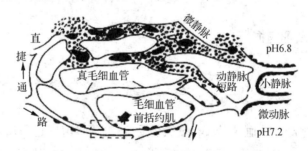

图 19-3 微循环衰竭期的微循环变化示意图

微循环小血管对血管活性物质失去反应与持续缺氧、酸中毒、营养物质缺乏引起平滑肌麻痹有关。而发生 DIC 的主要机制是:①长时间缺血、缺氧、酸中毒、内毒素淤积等,使血管内皮受损,启动内源性凝血途径。②组织损伤可释放出大量的组织因子,启动外源性凝血过程。③血流缓慢、血液浓缩,血细胞易于聚集。

休克一旦合并 DIC,病情就会迅速恶化。这是因为:①广泛的微血栓形成和继发性纤溶出血,使回心血量进一步减少。②微血栓形成加重组织缺血、缺氧和酸中毒,导致器官功能障碍。③可溶性纤维蛋白多聚体和其裂解产物等都能封闭单核-巨噬细胞系统,使来自肠道的内毒素不能被充分清除,进一步加重休克。此时,患者血压进一步下降,甚至不能测出。由于 DIC 消耗了大量凝血因子和血小板以及继发性纤维蛋白溶解亢进,患者有广泛的出血。

重要的生命器官因血液灌流量严重不足而发生功能衰竭,甚至发生多器官功能衰竭,从而导致患者死亡。

当然,并非所有的休克患者都会经历上述典型的三期变化。如过敏性休克一发生就进入第二期,而感染性休克、创伤性休克和烧伤性休克早期即可出现 DIC。

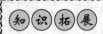

SIRS 和 CARS 在休克中的作用

在各种感染性和非感染性病因引起休克时,播散性炎症细胞活化和炎症介质泛滥到血浆中并在远隔部位引起全身性炎症,即机体发生失控的自我持续放大和自我破坏的炎症,称为全身炎症反应综合征(SIRS)。同时,大量抗炎介质失控性释放可引起过于强烈的内源性抗炎反应,称为代偿性抗炎反应综合征(CARS)。如果 SIRS 的作用超过CARS,可导致细胞死亡和器官功能障碍;反之,则可导致机体免疫功能降低和对感染的易感性增加。

第三节　休克时机体代谢及主要器官的功能变化

▶▶ 一、代谢变化及细胞损伤

（一）代谢变化

1. 能量代谢障碍

休克时由于组织严重缺血、缺氧,有氧氧化受阻,糖无氧酵解过程加强,从而使乳酸产生增多,ATP 生成减少。ATP 生成不足导致钠泵失灵,$Na^+ - K^+$ 转运障碍,细胞内 Na^+ 增多,细胞外 K^+ 增高,导致细胞水肿和高钾血症。

2. 代谢性酸中毒

休克时代谢性酸中毒的发生机制是:①糖无氧酵解增强,乳酸产生增多。②肝功能受损,乳酸利用障碍。③肾功能障碍,排酸保碱功能降低。

（二）细胞损伤

细胞损伤是休克时各组织器官功能障碍的重要机制。休克时,由于缺血、缺氧、酸中毒、氧自由基等的作用,细胞膜首先发生损伤,多种离子泵功能障碍,细胞可以发生水肿。由于线粒体膜损伤,可以出现线粒体肿胀、嵴崩解,使 ATP 生成进一步减少。溶酶体损伤表现为肿胀并有空泡形成,严重时溶酶体破裂。蛋白水解酶释出,可致细胞自溶。

▶▶ 二、主要器官的功能变化

休克时各器官功能都可发生改变,其中主要是脑、心、肾、肺、胃肠及肝脏等重要器官的功能障碍。

（一）肾功能的改变

肾功能的改变在休克早期就可发生,为功能性肾衰竭,主要表现为少尿(<400mL/d)或无尿(<100mL/d)。临床上常以尿量的变化作为判断内脏微循环流量的重要指标之一。如果尿量每小时少于20mL,则提示微循环灌流不足。

当休克持续时间较长时,可发生器质性急性肾衰竭。它是休克患者死亡的主要原因之一。

（二）肺功能的改变

休克早期,由于呼吸中枢兴奋,故呼吸加快、加深,通气过度,从而导致低碳酸血症和呼吸性碱中毒;到休克晚期,由于低灌流状态持续较久,可发生肺瘀血、水肿、出血、局限性肺不张、微循环血栓形成和栓塞以及肺泡内透明膜形成等重要病理改变,称为休克肺,属于急性呼吸窘迫综合征(acute respiratory distress syndrome,ARDS)。其临床表现为急性进行性呼吸困难。ARDS的病死率较高,是休克患者死亡的主要原因之一。

（三）脑功能的改变

休克早期,由于通过代偿性调节维持了脑的血液供给,所以一般没有明显的脑功能障碍,但因应激反应可有兴奋性升高的表现。休克进一步发展,心输出量减少和血压降低,不能维持脑的血液供给,则脑发生缺氧。大脑皮质对缺氧极为敏感,随缺氧的逐渐加重,脑功能由兴奋转为抑制,甚至发生惊厥和昏迷。

（四）心功能的改变

除心源性休克伴有原发性心功能障碍外,其他各类型休克也都可引起心功能的改变。一般而言,休克早期可出现心功能的代偿性增强,此后心脏的活动逐渐被抑制,甚至可出现心力衰竭,其主要机制是:①血压降低以及心率加快使冠脉灌流量减少和心肌供血不足,导致心肌缺氧。②交感-儿茶酚胺系统兴奋使心率加快,心肌耗氧量增加,加重了心肌缺氧。③酸中毒引起心肌兴奋-收缩偶联障碍,使心肌收缩力下降。④高钾血症可抑制动作电位,从而使心肌兴奋性、传导性、自律性和收缩性均下降。⑤内毒素使心肌收缩力下降。⑥心肌抑制因子使心肌收缩力减弱。

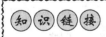

心肌抑制因子

心肌抑制因子(myocardial depressant factor,MDF)是由3～4个含硫氨基酸组成的水溶性小分子多肽物质。它不仅能够抑制心肌收缩性,还能强烈收缩腹腔内脏小血管和抑制网状内皮系统,因而可加重休克时心血管系统功能的障碍。休克时,MDF主要因胰腺等组织细胞自溶而产生。

（五）肝和胃肠功能的改变

1. 肝功能的改变

休克时肝血液灌流量减少，引起肝功能障碍。其表现为：①肝对糖和乳酸的利用障碍，引起酸中毒。②凝血因子合成减少，出现凝血功能障碍。③解毒功能减弱，体内内毒素增多。

2. 胃肠功能的改变

胃肠道因微血管痉挛而发生缺血、瘀血，肠壁发生水肿甚至坏死。其表现为：①消化液分泌减少，胃肠运动减弱，消化、吸收不良。②肠道黏膜屏障功能减弱或被破坏，肠道细菌毒素被吸收入血。

（六）多器官功能障碍

多器官功能障碍综合征（MODS）是指在严重感染、创伤和休克时，心、脑、肺、肾、肝等器官中，在24h内有两个或两个以上的器官相继或同时发生功能障碍。休克晚期常出现多器官功能衰竭（MOF）。MOF是休克患者死亡的重要原因之一，而且衰竭的器官越多，病死率越高。如有三个以上器官发生衰竭，病死率可高达80%以上。

第四节　防治原则

▶▶ 一、积极治疗原发病

采取措施，积极治疗原发病。如止血、镇痛、抗感染等，以消除引起休克的原因。

▶▶ 二、改善微循环

改善微循环的主要措施如下：

（1）扩充血容量。各种休克都存在有效循环血量不足的问题，因此，除了心源性休克外，补充血容量是增加心输出量进而改善组织灌流的根本措施。

（2）纠正酸中毒。酸中毒时，H^+ 和 Ca^{2+} 的竞争可直接影响血管活性药物的疗效，抑制心肌收缩力，还可引起高钾血症，对心脏造成不良影响。而休克时因乳酸生成增多，必然有酸中毒发生。因此，发生酸中毒时，必须及时予以纠正。

（3）合理应用血管活性药物。一般地，休克早期宜在充分扩容的基础上选用扩血管药物，以缓解微血管因过度代偿而发生的强烈收缩；休克后期可选用缩血管药物，以防止容量血管过度扩张。对于特殊类型的休克，如过敏性休克和神经源性休克，首选缩血管药物。

▶▶ 三、防止细胞损伤

改善微循环是防止细胞损伤的根本措施，此外还可应用膜稳定剂和能量药物进行治疗。

▶▶ 四、防治器官功能衰竭

应根据病情,针对不同器官的功能障碍采取不同的治疗措施,以防治器官功能衰竭,尤其是 MODS 的发生。

本章小结

本章主要内容如下:

1. 按原因不同,休克可分为失血性或失液性休克、创伤性休克、烧伤性休克、心源性休克、感染性休克、过敏性休克、神经源性休克;按血流动力学特点,休克分为低动力型休克(冷休克)和高动力型休克(暖休克)。

2. 休克发生的始动环节有血容量减少、心输出量减少、血管容量增大。

3. 休克时微循环障碍的过程可分为三期:微循环缺血期、微循环瘀血期和微循环衰竭期。在缺血期,微循环的灌流特点是少灌少流、灌少于流,具有维持动脉血压和保证心脑血供的代偿意义;瘀血期微循环灌流的特点是多灌少流,灌多于流,因回心血量和心排血量显著减少而失代偿;衰竭期微循环灌流的特点是不灌不流,血流近乎停滞,同时发生 DIC,使得病情极其严重。

4. 休克时组织细胞的能量代谢发生障碍,细胞膜、线粒体、溶酶体损伤可致细胞变性和坏死,还可发生代谢性酸中毒。肾、肺、心、脑等功能都可发生严重障碍甚至衰竭。其中,肾是休克早期其功能就受到影响的器官。如果存在休克肾,将使得病情更加复杂、更加严重。

第二十章

缺血-再灌注损伤

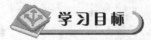 学习目标

- 掌握缺血-再灌注损伤的概念。
- 熟悉缺血-再灌注损伤的原因和条件、重要器官的缺血-再灌注损伤及防治原则。
- 了解缺血-再灌注损伤的发生机制。

案例导入

　　患者男,54 岁,因胸闷、大汗 1h 入急诊病房。患者于当日上午 7:30 突然出现心慌、胸闷伴大汗,含服硝酸甘油后不缓解,上午 9:00 来医院就诊。体检:血压 0,意识淡漠,双肺无异常,心率 37 次/分钟,律齐。既往有高血压病史 10 年,否认有冠心病病史。心电图显示Ⅲ度房室传导阻滞,Ⅱ、Ⅲ、aVF 导联 ST 段抬高 10.0mV,V3R ~ V5R 导联 ST 段抬高 3.5 ~ 4.5mV,V1 ~ V6 导联 ST 段下移 6.0mV。诊断:急性下壁、右室心肌梗死合并心源性休克。给予阿托品、多巴胺、低分子葡聚糖等治疗。上午 10:00 用尿激酶静滴溶栓。10:40 出现阵发性心室纤颤(室颤),立即以 300J 除颤成功,至 11:20 反复发生室性心动过速(室速)、室颤及阿-斯综合征,其中持续时间最长达 3min,共除颤 7 次(300J 5 次,360J 2 次),同时给予利多卡因、小剂量异丙肾上腺素后转为窦性心律,血压平稳,意识清楚。11:30 症状消失,Ⅱ、Ⅲ、aVF 导联 ST 段回降 0.5mV,V3R ~ V5R 导联 ST 段回降至基线,肌酸激酶同工酶(CK-MB)于发病后 6h 达最高峰。冠状动脉造影证实:右冠状动脉上段 85% 狭窄,中段 78% 狭窄。远端血管心肌梗死溶栓试验 2 ~ 3 级,左回旋支及前降支发育纤细,右冠优势型。患者住院治疗 22d 后康复出院。

　　问题:

　　(1) 本例患者入院后出现的室速、室颤是否可诊断为再灌注性心律失常? 为什么?

　　(2) 如果该患者符合再灌注性心律失常诊断,其发病机制可能有哪些?

　　正常情况下,机体组织器官代谢、功能的维持有赖于良好的血液循环。各种原因造成的局部组织器官的缺血常常使组织细胞发生缺血性损伤,但在动物试验和临床观察中也发现,在一定条件下恢复血液再灌注后,部分动物或患者细胞功能代谢障碍及结构破坏不但未减

轻,反而加重,因而将这种血液再灌注后缺血性损伤进一步加重的现象称为缺血-再灌注损伤(ischemia-reperfusion injury)或再灌注损伤(reperfusion injury)。

第一节 缺血-再灌注损伤的原因及条件

▶▶ 一、原因

组织器官缺血后恢复血液供应均有可能发生再灌注损伤,如休克时微循环的疏通、冠状动脉痉挛的缓解、心跳骤停后心脑肺复苏术、动脉搭桥术、经皮腔内冠状动脉成形术(PT-CA)、溶栓疗法、心脏外科体外循环术、器官移植及断肢再植术等。

▶▶ 二、条件

并不是所有缺血的组织器官在血流恢复后都会发生缺血-再灌注损伤,许多因素可影响其发生、发展和严重程度。

(一)缺血时间

缺血时间的长短与再灌注损伤的发生与否相关,缺血时间过短或过长都不易发生再灌注损伤。例如,狗心肌缺血 15min 以内或 40min 以上进行再灌注,再灌注损伤不易发生,缺血 15~20min 再灌注,心肌再灌注损伤的发生率高达 25%~50%。另外,不同器官发生再灌注损伤所需的时间也不相同。

(二)侧支循环

缺血后侧支循环容易形成的组织器官(如肺),因可缩短缺血时间和减轻缺血程度,故不易发生再灌注损伤。

(三)组织耗氧量

对氧需求量高的组织器官,如心、脑等,易发生再灌注损伤。

(四)再灌注条件

一定程度的低压、低温(25℃)、低 pH、低钠、低钙溶液灌流,可减轻组织器官的再灌注损伤,使其功能迅速恢复。反之,高压、高温、高钠、高钙灌注可诱发或加重再灌注损伤。

第二节 缺血-再灌注损伤的发生机制

缺血再灌注损伤的发生机制尚未完全阐明,目前认为主要有以下几个方面的作用:

▶▶ 一、自由基的作用

自由基是指在外层电子轨道上具有单个不配对电子的原子、原子团或分子,又称游离基。自由基种类很多,主要有:①氧自由基,包括超氧阴离子($O_2 \cdot^-$)、羟自由基($OH \cdot$)等;②脂性自由基,如烷自由基($L \cdot$)、烷氧自由基($LO \cdot$)、烷过氧自由基($LOO \cdot$)等;③其他自由基,如氯自由基($Cl \cdot$)、甲基自由基($CH_3 \cdot$)、一氧化氮自由基($NO \cdot$)等。在再灌注损伤的发生中,氧自由基发挥了最重要的作用。

(一) 缺血-再灌注时氧自由基生成增多的机制

1. 黄嘌呤氧化酶形成增多

黄嘌呤氧化酶及其前身为黄嘌呤脱氢酶,二者主要存在于毛细血管内皮细胞内。当组织缺血、缺氧时,ATP 生成减少,膜泵失灵,钙离子进入细胞增多,激活钙依赖性蛋白酶,使黄嘌呤脱氢酶大量转变为黄嘌呤氧化酶。同时因缺血、缺氧,ATP 依次分解为 ADP、AMP、腺苷、肌苷和次黄嘌呤,而次黄嘌呤自身不能代谢生成黄嘌呤,使黄嘌呤氧化酶的底物堆积。再灌注时,缺血组织重新得到氧,在缺血时大量蓄积的次黄嘌呤在黄嘌呤氧化酶的作用下形成黄嘌呤,继而又催化黄嘌呤转化为尿酸,这两步反应都是以分子氧作为电子受体,结果产生大量的 $O_2 \cdot^-$ 和 H_2O_2,$O_2 \cdot^-$ 和 H_2O_2 在金属铁参与下,形成 $OH \cdot$。

2. 中性粒细胞的呼吸爆发

组织缺血可激活补体系统,或经细胞膜分解产生多种具有趋化活性的物质,如 C_3 片段、白三烯等,吸引、激活中性粒细胞。再灌注期间,组织重新获得氧供应,被激活的中性粒细胞耗氧显著增加,产生大量氧自由基,称为呼吸爆发或氧爆发。中性粒细胞的呼吸爆发可损伤组织细胞。

3. 线粒体功能受损

线粒体是再灌注时氧自由基产生的主要来源。缺血、缺氧使 ATP 减少,钙进入线粒体增多,使线粒体功能受损,细胞色素氧化酶系统功能失调,进入细胞的氧经单电子还原生成氧自由基增多。而钙离子进入线粒体可使锰-超氧化物歧化酶减少,对自由基的清除能力降低,使氧自由基进一步增加。

4. 儿茶酚胺自身氧化增加

各种应激性刺激,包括缺血、缺氧,均可使交感肾上腺髓质系统兴奋,产生大量的儿茶酚胺。儿茶酚胺在单胺氧化酶的作用下,通过自氧化可产生大量的 $O_2 \cdot^-$。

（二）自由基对细胞的损伤作用

1. 膜损伤

膜损伤是自由基损伤细胞的早期表现。这与自由基同膜脂质不饱和脂肪酸发生作用引起脂质过氧化有关,主要表现为膜结构破坏、通透性增大、膜蛋白功能障碍、Na^+ 和 Ca^{2+} 内流增加、线粒体受损及 ATP 生成减少等。

2. 蛋白质改变

自由基还可通过引起细胞蛋白质和酶的巯基氧化、交联、聚合或肽链的断裂,使蛋白质功能丧失,导致酶、受体、离子通道等功能发生障碍。但是,自由基也可激活一些酶,如激活磷脂酶 A_2,使膜磷脂释放出花生四烯酸,引起前列腺素、白三烯生成增多,发生炎症反应。

3. DNA 损伤

自由基(主要是 OH·)可通过碱基修饰、DNA 断裂或交联而损伤细胞核 DNA,从而导致遗传突变或遗传信息表达受阻。另外,自由基也可损伤线粒体 DNA,导致其功能发生障碍。

此外,氧自由基对细胞外基质还有一定的破坏作用,通过降解透明质酸酶、交联胶原蛋白使细胞间基质变得疏松和弹性下降。

▶▶ 二、钙超载的作用

各种原因引起的细胞内钙浓度明显升高并导致细胞结构损伤和功能代谢障碍的现象,称为钙超载。

（一）细胞内钙超载的发生机制

1. $Na^+ - Ca^{2+}$ 交换异常

生理条件下,$Na^+ - Ca^{2+}$ 交换蛋白转运方向是将细胞内 Ca^{2+} 运出细胞,与细胞膜钙泵共同维持心肌细胞静息状态的低钙浓度。$Na^+ - Ca^{2+}$ 交换蛋白以 3 个 Na^+ 交换 1 个 Ca^{2+} 的比例对细胞内外 Na^+、Ca^{2+} 进行双相转运。病理情况下,$Na^+ - Ca^{2+}$ 交换蛋白可反向转运细胞外 Ca^{2+} 进入细胞,同时将细胞内 Na^+ 转运至细胞外。已有大量的资料证实,$Na^+ - Ca^{2+}$ 交换蛋白是缺血-再灌注损伤时 Ca^{2+} 进入细胞的主要途径。$Na^+ - Ca^{2+}$ 交换蛋白的活性主要受跨膜 Na^+ 浓度的调节,此外还受 Ca^{2+}、ATP、Mg^{2+}、H^+ 浓度的影响。

（1）细胞内高 Na^+ 对 $Na^+ - Ca^{2+}$ 交换蛋白的直接激活作用。缺血使细胞内 ATP 含量减少,钠泵活性降低,造成细胞内钠含量增高。再灌注时,细胞内高 Na^+ 迅速激活 $Na^+ - Ca^{2+}$ 交换蛋白,以加速 Na^+ 向细胞外转运,同时将大量 Ca^{2+} 转入细胞内,造成细胞内 Ca^{2+} 超载。

（2）细胞内高 H^+ 对 $Na^+ - Ca^{2+}$ 交换蛋白的间接激活作用。组织细胞缺血、缺氧时,无氧代谢增强使细胞内 H^+ 生成增加。再灌注使组织间液 H^+ 浓度迅速下降,而细胞内 H^+ 浓度很高,形成跨膜 H^+ 浓度梯度,进而激活 $Na^+ - H^+$ 交换蛋白,促进细胞内 H^+ 排出,而使细胞外 Na^+ 内流。如果内流的 Na^+ 不能被钠泵充分排出,细胞内高 Na^+ 可继发性激活 $Na^+ - Ca^{2+}$ 交换蛋白,促进 Ca^{2+} 内流,加重细胞钙超载。

（3）蛋白激酶 C（PKC）活化对 $Na^+ - Ca^{2+}$ 交换蛋白的间接激活作用。生理条件下，心功能主要受 β 肾上腺素能受体调节，$α_1$ 肾上腺素能受体的调节作用较小。但缺血-再灌注损伤时，内源性儿茶酚胺释放增加，$α_1$ 肾上腺素能受体的调节相对起重要作用。$α_1$ 肾上腺素能受体激活 G 蛋白-磷脂酶 C（PLC）介导的细胞信号转导通路，促进磷脂酰肌醇分解生成三磷酸肌醇（IP_3）和甘油二酯（DG）。IP_3 通过促进肌浆网内 Ca^{2+} 的释放，DG 经激活 PKC 促进 $Na^+ - H^+$ 交换，从而使胞质 Ca^{2+} 浓度增加。

2. 生物膜损伤

（1）细胞膜损伤。生理情况下，细胞膜外板和糖被膜由 Ca^{2+} 紧密联结在一起。①Ca^{2+} 反常可使细胞糖被膜受损；②细胞缺血、缺氧可导致细胞膜受损、破裂；③心肌缺血、缺氧时，一方面交感-肾上腺髓质系统兴奋，血中儿茶酚胺含量增加，儿茶酚胺能产生氧自由基，从而损伤细胞膜；另一方面，心肌缺血部位 α 肾上腺素能受体上调，α 肾上腺素能受体兴奋可导致 Ca^{2+} 内流增加。

（2）线粒体及肌浆网膜损伤。自由基增加和膜磷脂分解增强可造成肌浆网膜损伤，钙泵功能抑制使肌浆网摄 Ca^{2+} 减少，胞质 Ca^{2+} 浓度升高。线粒体损伤抑制氧化磷酸化过程，使 ATP 生成减少，细胞膜和肌浆网膜钙泵能量供应不足，促进钙超载的发生。

（二）钙超载引起再灌注损伤的机制

1. 线粒体功能障碍

再灌注后，胞质中 Ca^{2+} 浓度大大增大，可刺激线粒体和肌浆网的钙泵摄取钙，使胞质中的 Ca^{2+} 向线粒体和肌浆网中转移。这在再灌注早期具有一定的代偿意义，可减少胞质中钙超载的程度。但细胞内钙增多使肌浆网及线粒体消耗大量 ATP；同时，线粒体内的 Ca^{2+} 与含磷酸根的化合物反应形成磷酸钙，干扰线粒体氧化磷酸化，使能量代谢发生障碍，ATP 生成减少。

2. 激活磷脂酶

细胞内 Ca^{2+} 超载可激活多种磷脂酶，促进膜磷脂的分解，使细胞膜及细胞器膜均受到损伤。此外，膜磷脂的降解产物花生四烯酸、溶血磷脂等增多，增大了膜的通透性，进一步加重了膜的功能紊乱。

3. 形成迟后去极

通过 $Na^+ - Ca^{2+}$ 交换蛋白形成一过性内向离子流在心肌动作电位后形成迟后去极而引起心律失常。

4. 促进自由基形成

细胞内钙超载，使钙依赖性蛋白水解酶活性增高，促进黄嘌呤脱氢酶转变为黄嘌呤氧化酶，使自由基生成增多，损害组织细胞。

5. 使肌原纤维挛缩、断裂

其发生机制为：①再灌注使缺血细胞重新获得能量供应，在胞质存在高浓度 Ca^{2+} 的条件下，肌原纤维发生过度收缩。这种肌纤维过度甚至不可逆性缩短可损伤细胞骨架结构，引起心肌纤维断裂。②再灌注使缺血期堆积的 H^+ 迅速移出，减轻或消除了 H^+ 对心肌收缩的抑制作用。

▶▶ 三、白细胞的作用

白细胞聚集、激活引起的微血管及组织细胞损伤在缺血-再灌注损伤的发生中起重要作用。

（一）缺血-再灌注时白细胞增多的机制

1. 趋化物质的作用

组织缺血使细胞膜受损，再灌注损伤可使膜磷脂降解，花生四烯酸代谢产物增多，其中有些物质，如白三烯具有很强的趋化作用，吸引大量的白细胞进入组织或吸附于血管内皮。白细胞与血管内皮细胞黏附后进一步被激活，本身也释放具有趋化作用的炎症介质，如白三烯 B_4，使微循环和组织中白细胞进一步增多。

2. 细胞黏附分子的作用

黏附分子是由细胞合成的可促进细胞与细胞之间、细胞与细胞外基质之间黏附的一大类分子的总称。在缺血-再灌注时，血管内皮细胞以及白细胞表达大量黏附分子，导致局部白细胞增多、聚集和黏附，并穿过血管壁浸润至细胞间隙。

（二）白细胞引起再灌注组织损伤的机制

1. 对血液流变性的影响

在缺血和再灌注早期，白细胞即黏附于内皮细胞上，随后有大量血小板沉积和红细胞聚集，造成毛细血管阻塞。实验表明，红细胞解聚集远较白细胞与内皮细胞黏附的分离容易，这说明白细胞黏附是微血管阻塞的主要原因。通过测量缺血和再灌注心肌的血流量，发现呈进行性下降趋势，特别在心内膜层降低更明显。由于血管的阻塞，平均氧弥散的距离增加，使所支配的细胞处于低氧环境中，造成细胞功能代谢发生障碍。此外，由于白细胞的黏附、聚集，缺血-再灌注组织可出现无复流现象（是指缺血再灌注时，部分或全部缺血组织不出现血液灌流的现象），使组织损伤进一步加重。

2. 产生自由基

白细胞激活后能产生大量 $O_2 \cdot^-$ 和 H_2O_2，损伤内皮细胞并使血管壁通透性升高，进而导致组织水肿。而组织水肿又可压迫微血管，使微循环血液灌流量更少，形成恶性循环。

3. 颗粒成分释出

在缺血损伤区，从白细胞释放的酶性颗粒成分能导致细胞组织进一步损伤。中性粒细胞可释放出 20 多种酶，其中的弹性硬蛋白酶、胶原酶和明胶酶引起的组织损伤最大。弹性硬蛋白酶几乎能降解细胞外基质中的所有成分，还能裂解免疫蛋白、凝血因子，攻击未受损的组织细胞；激活的胶原酶和明胶酶也能降解各种类型的胶原，导致血管壁通透性升高和组织的损伤。

4. 其他作用

白细胞一旦被激活，也可激活磷脂酶 A_2，游离出花生四烯酸，导致瀑布效应，产生更多的血管活性物质,如白三烯、血小板激活因子等,促使血管收缩、通透性增加以及白细胞对血管壁的黏附。

▶▶ 四、高能磷酸化合物缺乏

一些研究表明,心肌短时间缺血后,发生的损伤是可逆的。如果此时得到血液再灌注,细胞就不至于死亡,但心肌收缩功能却不能很快恢复,说明存在心肌能量代谢障碍。其机制与线粒体受损以及 ATP 的前身物质如腺苷、肌苷、次黄嘌呤等在再灌注时被血流冲洗出去而减少有关。因此,如在再灌注液中补充肌苷或谷氨酸等,可促进 ATP 的合成及心功能的恢复。

▶▶ 五、内皮素的作用

内皮素(ET)促进心脏缺血-再灌注损伤的机制与心肌膜上 ET 受体上调、促进胞内钙超载、中性粒细胞聚集与黏附、氧自由基释放及内皮细胞自稳态失衡有关。

第三节 重要器官的缺血-再灌注损伤

▶▶ 一、心肌缺血-再灌注损伤

(一)对心肌电活动的影响

心肌细胞急性缺血时的电生理改变为静息电位降低,动作电位上升的速度变慢,时值缩短,兴奋性和传导性均降低,一些快反应细胞转变为慢反应细胞。在心电图上表现为缺血心肌对应部位 ST 段抬高,R 波振幅增加。再灌注使缺血中心区 R 波振幅迅速降低,ST 段高度恢复到原水平,Q 波很快出现,从而出现再灌注性心律失常。心肌缺血后激动的传导时间延长,自律性增强,为再灌注心律失常创造了条件。再灌注后心脏由窦性心律转变为心室颤动,或出现室性心动过速转变为室颤,这是有规律、迅速、反复的室性异位活动的结果。临床上解除冠状动脉痉挛及溶栓治疗后缺血再灌注性心律失常的发生率可高达 50% ~70%。

(二)对心功能的影响

心肌短期缺血恢复灌注时,收缩功能不能迅速恢复,在较长一段时间内(数天到数周)心肌收缩功能低下,甚至处于无功能状态,称为心肌顿抑。心肌顿抑是缺血-再灌注损伤的表现形式之一,其发生与自由基爆发性生成和钙超载有关。其持续时间与再灌注前心肌缺血时间有关,心肌缺血时间越长,心肌顿抑持续的时间也越长。

(三)对心肌代谢的影响

短时间的缺血后再灌注可使心肌代谢迅速改善并恢复正常,但缺血时间较长后再灌注反而使心肌代谢障碍更为严重,ATP/ADP 的比值进一步降低,ATP 和 CP 含量迅速下降,氧化磷酸化障碍,线粒体不再对 ADP 反应。这是因为再灌注时自由基和钙超载等对线粒体的损伤使心肌能量合成减少;加之再灌注血流的冲洗,ADP、AMP 等物质含量比缺血期降低,造成合成高能磷酸化合物的底物不足。

二、脑缺血-再灌注损伤

(一) 对脑代谢的影响

1. 能量代谢障碍

缺血时脑细胞内 ATP、CP 产生减少,影响 Na^+ 泵、Ca^{2+} 泵的功能。由于钠钾泵功能降低,膜离子梯度不能维持,细胞外钾离子浓度升高,而细胞内钠、水潴留。再灌注时,氧自由基加重了膜损伤,使细胞肿胀加重;同时细胞内细胞器也肿胀,影响各种细胞器功能的发挥。

2. 细胞内酸中毒

缺血时脑细胞糖酵解增强会产生大量乳酸,造成更严重的组织损伤。

3. 铁依赖性脂质过氧化

在脑缺血期,内皮细胞及其他细胞内铁池破裂,Fe^{2+} 从铁池中释出,使 $OH \cdot$ 形成大大增加,引起脂质过氧化和细胞受损。

4. 氨基酸代谢改变

在夹闭双侧椎动脉和双侧颈总动脉的兔脑缺血-再灌注损伤模型中发现,颞叶组织内神经递质性氨基酸代谢发生明显变化,即兴奋性氨基酸(谷氨酸和天门冬氨酸)随缺血-再灌注时间延长而逐渐降低,抑制性氨基酸(丙氨酸、γ-氨基丁酸、牛磺酸和甘氨酸)在缺血-再灌注早期明显升高。

(二) 对脑功能的影响

脑缺血-再灌注可造成脑功能严重受损。脑缺血时,脑细胞生物电发生改变,出现病理性慢波,缺血一定时间后再灌注,慢波持续并加重。临床上患者可表现为感觉、运动和意识障碍,严重者甚至死亡。

三、肺缺血-再灌注损伤

肺缺血后,ATP 下降明显,ATP/ADP 比值降低,糖原含量下降,乳酸堆积,DNA 合成降低。再灌注后可造成肺动脉高压、非心源性肺水肿、低氧血症、肺顺应性降低,甚至引起急性呼吸衰竭。

第四节 防治原则

▶▶ 一、减轻缺血性损伤,控制再灌注条件

减轻缺血性损伤是防治再灌注损伤的基础。应采取有效措施,缩短组织缺血时间,尽早恢复血流。适当采取低温、低压、低 pH、低钠、低钙及高钾液灌注,可减轻再灌注损伤。

▶▶ 二、改善缺血组织的代谢

因缺血组织糖酵解过程增强,故补充糖酵解底物如磷酸己糖等有保护缺血组织的作用;使用 ATP 可使细胞膜蛋白磷酸化,有利于其功能恢复,并可进入细胞直接供能;应用氢醌、细胞色素 C 等可延长缺血组织的可逆性改变期限。

▶▶ 三、清除自由基

可使用低分子自由基清除剂(如维生素 E、维生素 A、维生素 C、半胱氨酸、还原型谷胱甘肽等)以及酶清除剂(如过氧化氢酶、过氧化物酶、超氧化物歧化酶等)进行自由基清除。

▶▶ 四、减轻钙超负荷

研究表明,应用 $Na^+ - H^+$ 交换及 $Na^+ - Ca^{2+}$ 交换抑制剂可有效防止细胞内钙超载,从而减轻再灌注损伤。

本章小结

本章主要内容如下:

1. 缺血-再灌注损伤是指缺血组织恢复血液再灌注后缺血性损伤进一步加重的现象,又称再灌注损伤。

2. 缺血组织是否发生再灌注损伤与缺血时间、侧支循环状况、组织耗氧量以及再灌注条件等因素有关。

3. 再灌注损伤的发生与自由基、钙超载(各种原因引起的细胞内钙浓度明显升高并导致细胞结构损伤和功能代谢障碍的现象)、白细胞、内皮素的作用以及高能磷酸化合物缺乏有关。

　　缺血-再灌注时氧自由基生成增多的机制主要与黄嘌呤氧化酶形成增多、中性粒细胞的呼吸爆发、线粒体功能受损、儿茶酚胺自身氧化增加有关;而自由基对细胞的损伤主要表现为膜损伤、蛋白质改变、DNA 损伤等。

　　细胞内钙超载的发生主要与 $Na^+ - Ca^{2+}$ 交换异常以及生物膜损伤有关;钙超载通过使线粒体功能发生障碍、激活磷脂酶、促进自由基形成、使肌原纤维挛缩和断裂等机制引起再灌注损伤。

　　白细胞聚集、激活引起的微血管及组织细胞损伤在缺血-再灌注损伤的发生中起重要作用。缺血-再灌注时白细胞增多与趋化物质以及细胞黏附分子的作用有关;白细胞通过影响血液流变性、产生自由基、释放出颗粒成分等作用引起再灌注组织损伤。

　　4. 心肌缺血-再灌注损伤时引起心肌电活动和能量代谢障碍,从而对心功能产生影响,可发生心肌顿抑(心肌短期缺血恢复灌注时,收缩功能不能迅速恢复,在较长一段时间内,心肌收缩功能低下,甚至处于无功能状态)。

　　脑缺血-再灌注损伤是指因为脑细胞能量代谢障碍、细胞内酸中毒、铁依赖性脂质过氧化、氨基酸代谢改变而造成脑功能严重受损。临床上患者可表现为感觉、运动和意识障碍,严重者甚至死亡。

　　5. 缺血-再灌注损伤的防治原则是：减轻缺血性损伤,控制再灌注条件;改善缺血组织的代谢;清除自由基;减轻钙超负荷。

第二十一章

心力衰竭

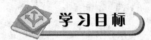 学习目标

- 掌握心力衰竭、心源性哮喘、端坐呼吸的概念,心力衰竭时机体的功能和代谢变化,心性水肿的发生机制。
- 熟悉心力衰竭的病因、诱因、发病机制及机体的代偿反应。
- 了解心力衰竭的分类及防治原则。

案例导入

某患者,男性,63 岁,有风湿性心脏病病史 25 年。近日因受凉感冒后出现胸闷、气短,夜间不能平卧,腹胀,双下肢浮肿。查体:颈静脉怒张,肝颈静脉回流征阳性。双肺底可闻及散在湿性啰音。心界向两侧扩大,心音低钝,心尖区可闻及舒张期隆隆样杂音。肝脏肋下三指。

问题:该患者处于什么病理状态? 为什么?

心力衰竭(heart failure)是指由于各种原因引起心肌收缩和舒张功能障碍,使心输出量减少,不能满足机体全身组织代谢需要的一种病理过程。

第一节 心力衰竭的原因、诱因与分类

▶▶ 一、原因

(一)原发性心肌舒缩功能障碍

1. 心肌结构受损

心肌结构受损见于心肌炎、心肌病、心肌梗死、心肌纤维化等。由于心肌变性、坏死和纤维化等,心肌的收缩力减弱,从而导致心力衰竭。

2. 心肌能量代谢障碍

心脏要保持其正常的泵功能,必须有充足的 ATP 供应。患有冠心病、重度贫血、低血压时,心肌供血、供氧绝对或相对不足,心肌能量生成障碍,均可导致心肌收缩力逐渐减弱,以致最后引起心力衰竭。维生素 B$_1$ 是丙酮酸脱羧酶辅酶的成分,当体内含量不足时,心肌细胞 ATP 生成减少,严重时可发生心力衰竭。

（二）心脏负荷过重

1. 压力负荷过大

压力负荷又称后负荷,指心脏在射血时所遇到的阻力负荷。左心压力负荷过大见于高血压、主动脉缩窄、主动脉瓣狭窄等,右心压力负荷过大主要见于肺动脉高压、肺动脉瓣狭窄等。

2. 容量负荷过重

容量负荷又称前负荷,指心脏收缩前所承受的负荷。左心室容量负荷过重,大多由二尖瓣或主动脉瓣关闭不全引起;若三尖瓣或肺动脉瓣关闭不全,则可造成右心室容量负荷过重。

（三）心室舒张受限

患有心包填塞、缩窄性心包炎时,心室舒张受限,心室充盈不足,可导致心输出量减少,严重时可致心力衰竭。

▶▶ 二、诱因

大约 90% 心力衰竭的发生都伴有诱因存在。心力衰竭常见的诱因如下:

（一）感染

感染特别是呼吸道感染是心力衰竭的重要诱因。因为感染可引起发热、交感神经兴奋,使心率加快,增加心肌耗氧量;同时由于毒素对心肌细胞的损害以及缺氧影响心肌细胞的能量代谢,心肌收缩力会下降。

（二）心律失常

各种心律失常尤其是快速型心律失常是诱发心力衰竭的常见诱因。其对心功能的影响主要是因心率过快或过慢而引起的心输出量减少。而且,心率过快时,心舒张期缩短,冠脉血流不足,导致心肌缺血、缺氧;同时,心肌耗氧量增加,加剧缺氧。

（三）妊娠与分娩

孕妇在妊娠期血容量可增加 20% 以上,此时心率加快、心输出量增多,致使心脏负荷加重;分娩时,精神紧张、疼痛、用力等因素使交感-肾上腺髓质系统兴奋,增加静脉回流血量、加大心脏负荷,从而诱发心力衰竭。

（四）其他

酸中毒和高钾血症、情绪激动、劳累、严重贫血、大出血、输液过快或过多等,均可因加大心脏负荷或加重心脏损害而诱发心力衰竭。

▶▶ 三、分类

（一）根据心力衰竭的发病部位分类

1. 左心衰竭

左心衰竭常见于高血压、冠心病、二尖瓣或主动脉瓣关闭不全等。

2. 右心衰竭

右心衰竭常见于肺动脉高压、肺心病、肺动脉瓣狭窄、慢性阻塞性肺疾病等。

3. 全心衰竭

全心衰竭见于严重的心肌炎、心肌病或长期的左心衰竭。

（二）根据心力衰竭的发生速度分类

1. 急性心力衰竭

急性心力衰竭常见于急性大面积心肌梗死、严重心肌炎等。其特点为发病急、发展迅速，机体常常来不及代偿就导致心源性休克。

2. 慢性心力衰竭

慢性心力衰竭又称充血性心力衰竭，常见于高血压病、心脏瓣膜病、肺动脉高压等。其特点为发病缓慢，病程较长，多有心肌肥大等代偿反应，在很长一段时间内可不出现临床症状和体征。这种类型临床上较常见。

（三）根据心输出量的高低分类

1. 低输出量性心力衰竭

绝大多数患者属此种类型。患者的心输出量绝对减少，在安静状态下明显低于正常水平。

2. 高输出量性心力衰竭

高输出量性心力衰竭多见于甲状腺功能亢进、严重贫血、维生素 B_1 缺乏和动静脉瘘等。发生这些疾病时，循环血量增多，血流速度加快，心脏长期处于高负荷运转状态。高输出量性心力衰竭患者的心输出量可稍高于正常水平，但比心力衰竭发生前明显降低。

第二节　心力衰竭发病过程中机体的代偿反应

当心排血量不能满足机体的需要时，机体可通过动用心脏的储备功能和心外的代偿活动来维持相对正常的生命活动。只有病变持续加重并超出机体的代偿能力时，才会出现心力衰竭。

▶▶ 一、心脏的代偿

（一）心率加快

心率加快是心脏能迅速动员起来的一种代偿方式。当心输出量减少时，动脉血压下降，主动脉弓和颈动脉窦的压力感受器受到刺激后，反射性地引起心率加快。一定程度的心率加快可以增加心输出量。但是，当心率过快（成人超过 180 次/分钟）时，心肌耗氧量增加，心脏舒张期缩短，致使心脏充盈不足、冠脉血流量减少，反而使心输出量减少。

（二）心腔扩张

一定范围内的心腔扩张时，心肌收缩力增强，称为紧张源性扩张。根据 Frank-Starling 定律，在一定范围内，心肌收缩力与心肌纤维初长度成正比。但是，当心腔过度扩张（肌节长度大于 2.2μm）时，心肌收缩力反而降低，称为肌源性扩张。

（三）心肌肥大

心肌肥大是指心肌细胞体积增大，质量增加。心肌细胞数量一般不增多，只有当心肌肥大达到一定程度，如成人心脏质量超过 500g，或左心室质量超过 200g 时，心肌细胞可有数量上的增多。这是心室长期负荷过重而产生的一种代偿方式。心肌的肥大可使心肌总收缩力增强，有利于心肌在较长的一段时间内维持心输出量的相对稳定。所以，这种代偿是机体作用缓慢且较为持久、有效的代偿方式。但心肌过度肥大时，其收缩力反而下降，最终失去代偿能力，发生心力衰竭。

心腔压力负荷长期过大所引起的心肌肥大与容量负荷长期增大所引起的心肌肥大不完全相同，前者发生时心肌纤维变粗，心壁厚度增加，心腔无明显扩大，心腔直径与心壁厚度的比值小于正常值，称为向心性肥大。后者发生时心肌纤维长度增加，心腔明显扩张，心脏质量增加，心腔直径与心壁厚度的比值等于或大于正常值，称为离心性肥大。

若向心性肥大向离心性肥大转化，则提示心储备能力逐渐下降，进一步可发生心力衰竭。

▶▶ 二、心脏外的代偿

（一）血容量增加

血容量增加是慢性心力衰竭时机体产生的一种重要代偿方式。心力衰竭时，交感-肾上腺髓质系统兴奋，肾血管收缩，肾血流量减少，肾小球滤过率降低；同时，肾素-血管紧张素-醛固酮系统被激活，醛固酮、抗利尿激素分泌增加，促进肾小管对钠、水的重吸收增加，导致钠、水潴留，血容量增加。一定程度的血容量增加，使得心输出量有所增加，从而起到代偿作用。但是，血容量增加过多，则会加大心脏负荷。

（二）血液重新分配

心力衰竭时，交感-肾上腺髓质系统兴奋，儿茶酚胺释放增多，可导致皮肤、黏膜和内脏血管收缩,血流量减少。此时,心、脑血管收缩不明显,这样既可以维持血压,又有利于保障心、脑等重要器官的供血。

(三) 红细胞增多

心力衰竭时,体循环瘀血和血流速度减慢可引起缺氧,刺激肾分泌促红细胞生成素增加,促进骨髓造血功能,使红细胞数和血红蛋白含量增加,血液的携氧能力增强,有利于改善周围组织的供氧。但红细胞过多会造成血液的黏稠度增大,心脏负荷加大。

(四) 组织利用氧的能力增强

组织的摄氧能力增加与心功能不全的程度往往成正比。心功能下降时,血流速度减慢,组织缺氧,细胞内线粒体的数量增多,线粒体呼吸链中细胞色素氧化酶的活性增强,有助于细胞内呼吸功能的改善,使组织利用氧的能力增强。肌肉中肌红蛋白含量增多可增加氧的储存。

第三节 心力衰竭的发病机制

目前认为,心力衰竭的发生主要与心肌收缩功能障碍、心室舒张功能障碍和顺应性降低、心房和心室各部舒缩活动不协调等有关。

▶▶ 一、心肌收缩功能障碍

(一) 心肌结构破坏

发生严重的心肌缺血和缺氧、心肌炎、感染、中毒以及心肌病时,心肌纤维变性、坏死,使心肌收缩蛋白大量被破坏,心肌的收缩力减弱而发生心力衰竭。

(二) 心肌能量代谢障碍

1. 能量生成障碍

冠心病、休克、重度贫血等均可因供血、供氧减少,氧化磷酸化发生障碍而导致心肌能量生成不足;当缺乏维生素 B_1 时,可影响丙酮酸进入三羧酸循环,也会使 ATP 生成不足。过度肥大的心肌也可因心肌相对缺氧而导致能量生成不足,其主要机制是:①心肌内毛细血管的生长明显落后于肥大心肌细胞体积的增长,致使毛细血管的数量相对减少,氧弥散的距离增大,引起心肌缺氧。②肥大心肌细胞内线粒体数目相对不足,使其生物氧化相对减弱。

2. 能量利用障碍

当心肌细胞过度肥大时,其肌球蛋白头部的 ATP 水解酶肽键结构发生变异,其活性降低,此时即使 ATP 含量正常,也无法保障肌丝正常滑行,因而心肌收缩力减弱。

（三）心肌兴奋-收缩耦联障碍

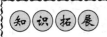

心肌兴奋-收缩耦联

心肌兴奋-收缩耦联的过程即心肌细胞的电活动转变为机械活动的过程，Ca^{2+}起着至关重要的中介作用。正常心肌在复极化时，心肌细胞内肌浆网的钙泵被激活，使胞质中的Ca^{2+}逆着浓度差被摄取到肌浆网中储存；同时，另一部分Ca^{2+}则从胞质中被转运到细胞外。于是心肌细胞胞质Ca^{2+}浓度降低，Ca^{2+}与肌钙蛋白分离，使心肌舒张。心肌去极化时，肌浆网向胞质释放Ca^{2+}，同时又有Ca^{2+}从细胞外液进入胞质，因而胞质中Ca^{2+}浓度增高，Ca^{2+}与肌钙蛋白结合，使心肌收缩。

心肌兴奋-收缩耦联障碍的发生机制如下：

1. 肌浆网摄取、储存和释放Ca^{2+}减少

心肌能量生成减少时，肌浆网钙泵功能降低以及钙泵酶蛋白含量减少均可导致肌浆网摄取Ca^{2+}的能力下降；如果线粒体对Ca^{2+}摄取量增多，则不利于肌浆网Ca^{2+}的储存；酸中毒可使Ca^{2+}在肌浆网中与钙储存蛋白结合更为牢固，也使得肌浆网释放Ca^{2+}发生障碍。

2. 细胞外Ca^{2+}内流障碍

心肌过度肥大时，心肌肌膜β受体的密度相对减少，敏感性降低，加上心肌内去甲肾上腺素含量减少（合成减少，消耗增多），由受体操纵的钙通道的开放也受到限制，细胞外Ca^{2+}内流减少。缺氧引起酸中毒和继发性高血钾时，细胞外液大量的H^+和K^+可与Ca^{2+}在心肌细胞膜上竞争，阻止Ca^{2+}内流，使心肌胞质内Ca^{2+}浓度降低，导致心肌兴奋-收缩耦联障碍。

3. 肌钙蛋白与Ca^{2+}结合障碍

由于H^+与肌钙蛋白的亲和力远较Ca^{2+}与肌钙蛋白的亲和力大，因此，心肌缺氧引起细胞内酸中毒时，大量的H^+与肌钙蛋白结合，使Ca^{2+}和肌钙蛋白的结合减少，导致兴奋-收缩耦联障碍，造成心肌收缩力下降。

▶▶ 二、心室舒张功能障碍和顺应性降低

心室舒张功能异常时，心室充盈不足，心排出量减少。据统计，约有30%的心力衰竭患者是由于心室的舒张功能障碍所致。

（一）舒张期胞质内Ca^{2+}复位延缓

心肌舒张的首要条件是胞质中的Ca^{2+}浓度迅速下降至"舒张阈值"（10^{-7}mmol/L），这样Ca^{2+}才能与肌钙蛋白迅速解离，肌钙蛋白恢复原有构型。①心肌ATP减少或肌浆网Ca^{2+}泵活性下降，可使Ca^{2+}向胞外转移障碍或肌浆网Ca^{2+}泵不能将胞质中Ca^{2+}重新摄入，胞质中Ca^{2+}浓度不能迅速下降到使其与肌钙蛋白相脱离的水平，心肌无法舒张。②由于Na^+-Ca^{2+}交换体与Ca^{2+}的亲和力下降及Na^+-K^+-ATP酶受到抑制，Ca^{2+}外排减少，不利于

Ca^{2+} 与肌钙蛋白的解离,使得心肌细胞不能完全舒张,心室的充盈量减少,导致射血减少。

(二)肌球-肌动蛋白复合体解离障碍

心肌舒张时,除 Ca^{2+} 与肌钙蛋白充分解离外,尚需肌球蛋白的头部及时与肌动蛋白的"作用点"脱离,这样肌动蛋白才能恢复原有构型,其"作用点"重新被向肌球蛋白掩盖,完成细肌丝的滑行,使其恢复到收缩前状态,继续完成其功能。这是一个主动耗能的过程,肌球-肌动蛋白复合体只有在获得 ATP 能量后,才能解离为肌球蛋白- ATP 和肌动蛋白,使心肌舒张。因此,ATP 不足时,肌球蛋白-肌动蛋白复合体难以解离,导致舒张能力下降。因此,凡引起心肌能量不足的任何因素都可通过上述机制导致心肌舒张功能障碍而引发心力衰竭。

(三)心室舒张势能减小

心室的舒张功能不仅取决于心肌本身的舒张性能,还与心室舒张势能大小有关。心室的舒张势能来自于心室的收缩。心室收缩末期心肌几何结构的改变可产生一种促进心室复位的舒张势能,心室收缩越好,这种势能就越大,对心室的舒张越有利。当心肌收缩力下降时,心脏收缩期的几何构型变化不大,因而心室舒张势能减小,使心室不能充分舒张。

(四)心室顺应性降低

心室顺应性是指心室在单位压力下所引起的容积改变。心室顺应性下降常见于心肌肥大、心肌炎、心肌纤维化、心包填塞等。

▶▶ 三、心房和心室各部舒缩活动不协调

心肌梗死、心肌炎等患者并发心律失常时,心房、心室各部舒缩活动的协调性发生障碍,表现为两侧心房或心室不能同步舒缩,或某一心腔各部由于病变区和非病变区舒缩活动不同步,心腔的充盈和心输出量明显减少,从而引起心力衰竭。

第四节 心力衰竭时机体的功能和代谢变化

发生心力衰竭时,由于心脏不能将回心血液完全排出,导致心输出量减少和静脉系统血液瘀滞,各器官系统的功能和组织细胞的代谢均可发生明显变化。

▶▶ 一、循环系统的变化

1. 心功能的变化

心力衰竭时,心输出量可降低至 2.5L/min(正常成人为 3.5～5.5L/min);由于每搏输出量减少,心室收缩末期心腔内残余血量增多,心室舒张末期的容积也相应增大,射血分数(每搏输出量与心室舒张末期容积的比值)可降低至 0.3(正常成人为 0.56～0.78)。

2. 动脉血压的变化

急性心力衰竭时,心输出量急剧减少,引起动脉血压下降,严重时可导致心源性休克。

3. 瘀血

心力衰竭时,心室舒张末期的容积和压力升高,引起静脉血液回流受阻而发生瘀血。左心衰引起肺瘀血。右心衰时,由于体循环静脉瘀血,临床上表现为颈静脉怒张、肝大、肝颈静脉回流征阳性、心性水肿等。

4. 血液重新分配

心力衰竭时,交感-肾上腺髓质系统兴奋,皮肤、骨骼肌和腹腔脏器血管收缩,血流量减少,而心和脑的血管无明显收缩,血供得到了保证。这具有重要的代偿意义。

5. 血容量增加

慢性充血性心力衰竭时,由于肾血流量减少,肾小球滤过率下降,而肾小管对钠、水的重吸收功能增强,以及肾脏分泌促红细胞生成素增多,骨髓生成红细胞增多,由此造成血容量增加。这种机制在一定程度上虽然起到了改善组织的血液供应、减轻组织缺氧的作用,但加重了心脏的负担。

▶▶ 二、呼吸系统的变化

呼吸系统功能变化是左心衰竭最早出现的变化,其病理基础是左心衰竭引起的肺瘀血、肺水肿。临床上主要表现为呼吸困难,还可有发绀、咳嗽、咳粉红色泡沫痰等表现。

呼吸困难是指患者主观上感觉到的"呼吸费力""喘不过气",同时伴有呼吸频率和节律、深度等改变。其基本机制是:①肺瘀血、肺水肿时,肺的顺应性下降,使患者感到呼吸费力。②肺瘀血、肺水肿时常伴有支气管黏膜瘀血、水肿,气道阻力增大。③肺间质压力增高刺激肺毛细血管旁感受器,引起反射性浅快呼吸。④肺瘀血、肺水肿引起缺氧,反射性兴奋呼吸中枢,引起呼吸运动增强。

呼吸困难因心力衰竭的严重程度不同而有不同的表现形式。

(1)劳力性呼吸困难是轻度左心衰竭的表现。患者在体力活动时可出现呼吸困难,休息后则可消失。

(2)端坐呼吸。严重左心衰竭患者因平卧时呼吸困难加重,故被迫采取端坐位或半卧位,以减轻呼吸困难的状态,称端坐呼吸。端坐位减轻呼吸困难的机制是:①膈肌下移使胸腔容积变大,肺容易扩张。②受重力影响,机体下部血液回流减少,可减轻肺瘀血和水肿。

(3)夜间阵发性呼吸困难。患者常在熟睡中憋醒,有窒息感,被迫坐起,咳嗽频繁,出现严重的呼吸困难。轻者坐起后数分钟症状即消失,重者发作时可出现发绀、出冷汗,肺部可听到哮鸣音,称心源性哮喘。其发生机制是:①平卧位时,膈肌上移,胸腔容积变小,呼吸受限。②平卧时下半身静脉血液回流增多,而且下肢水肿液回流入血增多,加重肺瘀血、水肿。③入睡后迷走神经兴奋性升高,使支气管收缩,气道阻力增大。④熟睡时呼吸中枢处于抑制状态,只有当肺瘀血比较严重和动脉血氧分压降到一定水平后,才能刺激呼吸中枢,使通气增强,从而出现突然发作的呼吸困难。

▶▶ **三、其他器官系统的变化**

1. 脑的变化

当心力衰竭严重时,脑组织的血液供应减少,可导致中枢神经系统缺氧,患者出现头晕、失眠、记忆力减退、嗜睡等症状。

2. 肾的变化

心力衰竭时,肾因瘀血、血流量减少而引起肾小球滤过功能降低,肾小管重吸收功能增强和排酸保碱能力下降,进而导致尿量减少和钠、水潴留,严重者出现氮质血症和肾衰竭。

3. 肝的变化

右心衰竭时,下腔静脉血液回流受阻,肝脏瘀血、肿大并有压痛。长期肝瘀血、缺氧可引起肝细胞变性、坏死,最终发展为瘀血性肝硬化。

4. 胃肠道的变化

右心衰竭时,胃肠道瘀血,消化液分泌减少,胃肠蠕动减慢,消化吸收功能发生障碍,患者出现恶心、呕吐、食欲缺乏、腹胀、腹泻等症状。

▶▶ **四、水、电解质和酸碱平衡紊乱**

(一)心性水肿

心性水肿是右心衰和全心衰的主要表现之一。其发生机制主要是:①肾功能障碍引起钠、水潴留。②体循环瘀血引起毛细血管血压升高。③胃肠道和肝瘀血使得白蛋白合成减少,血浆胶体渗透压下降。④肝功能障碍使得灭活醛固酮和抗利尿激素减少,促进钠、水潴留。⑤淋巴回流受阻。临床上,心性水肿常首先出现于身体下垂部位,起床活动者以下肢、踝关节附近比较明显,卧床患者则以腰、背及骶部明显。重症者可波及全身,并出现胸水和腹水。

(二)电解质平衡紊乱

1. 低钠血症

心力衰竭患者可因长期限制钠盐摄入、应用强利尿剂或呕吐、腹泻等而导致低钠血症。

2. 低钾血症

低钾血症是由于长期使用排钾利尿剂或继发性醛固酮增多,进而钾丢失过多所致。此时患者常出现食欲缺乏、消化不良、腹胀、乏力等症状。伴有肾功能障碍者可出现高钾血症。

(三)酸中毒

由于心输出量减少,组织缺血、缺氧,无氧糖酵解增强,可产生大量的酸性代谢产物。若患者同时伴有肾功能障碍,则容易出现代谢性酸中毒。

第五节 防治原则

▶▶ 一、积极治疗原发病,消除诱因

积极治疗原发病是防治心力衰竭的根本措施,消除诱因可以起到减轻症状或控制病情的作用。

▶▶ 二、改善心脏收缩和舒张功能

增强心肌收缩力可选用各种强心药物;改善心肌舒张功能可选用钙拮抗剂、β 受体阻滞剂、硝酸酯类等。

▶▶ 三、减轻心脏后负荷,调整心脏前负荷

可选用动脉血管扩张剂如血管紧张素转换酶抑制剂、钙拮抗剂等,以降低外周血流阻力,从而减轻心脏后负荷。前负荷过大时可选用静脉血管扩张剂如硝酸甘油等,以减少回心血量;前负荷过低时应在严密监测中心静脉压或肺毛细血管楔压的情况下,适当补充血容量,以利于心输出量的增加。

▶▶ 四、控制水肿

适当控制钠盐的摄入;使用利尿药排出多余的水、钠,降低血容量。

本章小结

本章主要内容如下:

1. 心力衰竭的原因有原发性心肌舒缩功能障碍、心脏负荷过重、心室舒张受限;常见诱因有感染、心律失常、过度体力劳动、情绪激动、妊娠与分娩、过多过快输液等。

2. 心力衰竭按发生的部位分为左心衰竭、右心衰竭和全心衰竭;按发生的速度分为急性心力衰竭和慢性心力衰竭。

3. 心脏可通过心率加快、心肌肥大、心腔扩张代偿方式使心功能增强,但心率过快、心肌过度肥大、心腔过度扩张则失去代偿意义。心力衰竭时心外的代偿方式有血容量增加、血液重新分配、红细胞增多、组织利用氧的能力增强等。

4. 心力衰竭的发生与心肌收缩功能障碍、心室舒张功能障碍和顺应性降低以及心房和心室各部舒缩活动不协调有关。

5. 心力衰竭对机体的影响主要由心输出量减少和静脉系统瘀血两个基本环节引起。临床上左心衰竭的主要表现是因肺瘀血、肺水肿而发生的呼吸困难(可表现为劳力性呼吸困难、端坐呼吸和心源性哮喘);右心衰竭的主要表现为心性水肿、肝瘀血肿大、肝颈反流征阳性等。

第二十二章

呼吸衰竭

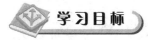 学习目标

- 掌握呼吸衰竭的概念、发病机制。
- 熟悉呼吸衰竭时机体的功能和代谢变化。
- 了解呼吸衰竭的病因及防治原则。

案例导入

　　某特发性肺间质纤维化患者,男,35 岁,因气短入院。体检:体温 37.5℃ ,心率 104 次/分钟,呼吸 50 次/分钟。呼吸急促,口唇发绀,两肺底有细湿啰音。肺活量 1000mL (正常成年男性 3500mL)。血气分析结果:PaO_2 55mmHg, $PaCO_2$ 30mmHg (正常 40mmHg),pH 7.49(正常 7.35~7.45)。

　　问题:该患者发生呼吸衰竭了吗? 其体内存在有哪些病理过程?

　　呼吸衰竭(respiratory failure)是指静息状态下由于外呼吸功能严重障碍所引起的动脉血氧分压低于 8kPa,伴有或不伴有动脉血二氧化碳分压高于 6.67kPa 的病理过程。

　　根据 $PaCO_2$ 是否升高,呼吸衰竭可分为 Ⅰ 型(低氧血症型)和 Ⅱ 型(低氧血症伴高碳酸血症型);根据发病部位不同,可分为中枢性呼吸衰竭和外周性呼吸衰竭;根据发病的缓急,可分为急性呼吸衰竭和慢性呼吸衰竭。

第一节　呼吸衰竭的原因及发病机制

　　呼吸衰竭是由肺通气障碍或(和)肺换气功能障碍及肺泡通气与血流比例失调所致。

▶▶ **一、肺通气功能障碍**

（一）限制性通气障碍

限制性通气障碍是指吸气时肺泡扩张受限所引起的肺泡通气不足。其发生原因如下：

1. 呼吸肌活动障碍

呼吸中枢损害和抑制、外周神经受损、呼吸肌受损和疲劳均可使呼吸运动减弱，导致肺泡通气不足。

2. 胸廓顺应性降低

胸廓和胸膜的病变可限制胸廓的扩张，导致肺通气阻力增大，使肺泡扩张受限。

3. 肺的顺应性降低

慢性肺疾病引起严重的肺纤维化以及急性肺损伤引起肺泡表面活性物质减少均可降低肺的顺应性，使肺泡扩张的弹性阻力增大而导致限制性通气不足。

4. 胸腔积液和气胸

大量胸腔积液和张力性气胸可压迫肺，限制肺的扩张。

（二）阻塞性通气障碍

由气道狭窄或阻塞所致的通气量减少，称为阻塞性通气障碍。

1. 中央性气道阻塞

中央性气道阻塞是指气管分叉处以上的气道阻塞。若阻塞位于胸外（喉头水肿、白喉等），吸气时气体流经病灶引起的压力降低，可使气道内压明显低于大气压，导致气道狭窄加重；呼气时则因气道内压大于大气压而使阻塞减轻，故患者表现为吸气性呼吸困难。若阻塞位于胸内段，吸气时由于胸膜腔内压降低，气道内压大于胸膜腔内压，使阻塞减轻；呼气时由于胸内压升高而压迫气道，气道狭窄加重，患者表现为呼气性呼吸困难（图22-1）。

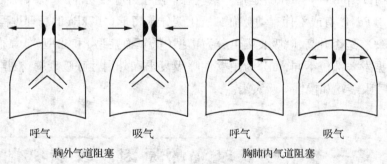

呼气　　　　　吸气　　　　　　　呼气　　　　　吸气

胸外气道阻塞　　　　　　　　胸肺内气道阻塞

图22-1　不同部位气道阻塞所致肺通气时气道阻力的变化

2. 外周性气道阻塞

外周性气道阻塞常发生于内径小于2mm的细支气管。其结构特点是无软骨支撑、管壁薄，与周围肺泡结构紧密相连，呼吸时，由于胸膜腔内压的改变，其内径也随之扩大或缩小。吸气时随着肺泡的扩张，细支气管受周围弹性组织的牵拉，其口径变大和管道伸长；呼气时，则小气道缩短变窄，患者表现为呼气性呼吸困难。外周性气道阻塞常见于慢性支气管炎、支气管哮喘和阻塞性肺气肿等疾病。

无论是限制性或阻塞性通气不足,肺泡通气量均减少,肺泡内气体不能进行充分交换,导致 PaO_2 降低和 $PaCO_2$ 升高,发生 II 型呼吸衰竭。

▶▶ 二、肺换气功能障碍

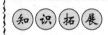

影响气体弥散的因素

肺换气是指肺泡气与肺泡毛细血管中血液之间进行的气体交换,这是一个物理弥散过程。气体弥散的速度取决于肺泡两侧的气体分压差、肺泡膜的面积与厚度以及气体的弥散能力。弥散能力与气体的分子量和溶解度有关。气体弥散量则取决于气体弥散速度、血液与肺泡气的接触时间等。

(一) 肺泡膜面积减小

正常成人肺泡总面积约 $80m^2$。由于储备量大,只有当肺泡膜面积减小一半以上时,才会发生换气功能障碍。肺泡膜面积减小见于肺叶切除、肺气肿、肺实变等。

(二) 肺泡膜厚度增加

肺泡膜的薄部为气体交换部位,它由肺泡上皮、毛细血管内皮及两者共有的基膜构成,其厚度不到 $1\mu m$,故正常气体交换速度很快。在肺水肿、肺泡透明膜形成、肺纤维化时,气体弥散距离加大,弥散速度减慢。

(三) 弥散时间缩短

正常静息时,血液流经肺泡毛细血管的时间约为 $0.75s$,而血液氧分压和肺泡分压达到平衡的时间只需要 $0.25s$。在体力负荷增加等使心输出量增加和肺血流加快、血液和肺泡接触时间过短的情况下,易出现气体交换不充分而发生低氧血症。

由于 CO_2 的弥散能力比 O_2 的弥散能力大 20 倍,故单纯的弥散障碍引起的换气功能障碍表现为仅有低氧血症的 I 型呼吸衰竭。

▶▶ 三、通气与血流比例失调

血液流经肺泡时能否获得足够的氧和充分地排出二氧化碳,使血液动脉化,还取决于肺泡通气量与血流量(V_A/Q)的比例。患某些肺部疾病时,肺泡通气与血流分布不均匀,使各部分的 V_A/Q 比值偏离正常值范围,肺换气量减少,严重时可引起呼吸衰竭。这是肺部疾患引起呼吸衰竭最常见、最重要的机制。

(一) 部分肺泡通气不足

支气管炎、阻塞性肺气肿等引起气道阻塞,以及肺纤维化、肺水肿等引起限制性通气障碍时,病变肺泡通气明显减少,而血流未相应减少,甚至还可因炎性充血等使血流增多(如大叶性肺炎早期），V_A/Q 比值显著降低，以至流经这部分肺泡的动脉血未经充分动脉化便掺入动脉血内，这种情况称功能性分流，又称静脉血掺杂。

（二）部分肺泡血流不足

肺动脉栓塞、肺微血管阻塞、肺动脉炎、肺血管收缩等都可使部分肺泡血流减少，V_A/Q 比值增大，患部肺泡血流量少而通气多，肺泡通气不能充分利用，被称为无效腔样通气。此时，一方面有效的肺泡通气量减少，另一方面非病变区血流量增多使 V_A/Q 比值减小，导致 PaO_2 降低。

（三）解剖分流增加

生理情况下，肺内也存在解剖分流，即一部分静脉血经支气管静脉和极少的肺内动-静脉交通支直接流入肺静脉。这些解剖分流的血流量正常情况下占心输出量的 2% ~ 3%。患支气管扩张症时，因肺动-静脉短路开放，解剖分流增多，进而导致 PaO_2 明显降低，引起呼吸衰竭。

肺泡 V_A/Q 比值失调的各种情况和解剖分流见图 22-2。

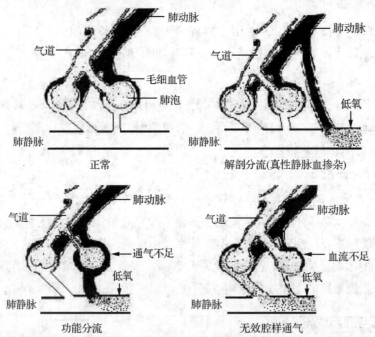

图 22-2 肺泡通气与血流比例失调模式图

呼吸衰竭的发病机制通常是几个因素协同发生作用。例如，急性呼吸窘迫综合征既有由肺不张引起的肺内分流，又有微血栓形成和肺血管收缩引起的无效腔样通气，还有肺水肿引起的气体弥散功能障碍。

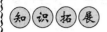

成人型呼吸窘迫综合征（ARDS）

ARDS 是由急性肺损伤（肺泡膜损伤）所引起的呼吸衰竭，见于休克、大面积烧伤、败血症、吸入毒气、肺部感染以及体外循环等。其发生与直接损伤肺泡膜或通过激活巨噬细胞、中性粒细胞等间接损伤肺泡膜有关。肺泡膜损伤可致肺水肿、肺不张和气体弥散障碍，加上 DIC 等引起的无效腔样通气，通常会导致 Ⅰ 型呼吸衰竭。

第二节　呼吸衰竭时机体的代谢和功能变化

▶▶ 一、酸碱平衡及电解质代谢紊乱

（一）酸碱平衡紊乱

呼吸衰竭时因缺氧或伴有二氧化碳潴留，可发生多种酸碱平衡紊乱：①呼吸性酸中毒：见于 Ⅱ 型呼吸衰竭。②代谢性酸中毒：由于缺氧引起酸性产物增多，可发生代谢性酸中毒。若患者合并肾功能不全，则更易发生。③呼吸性碱中毒：Ⅰ 型呼吸衰竭的患者因缺氧引起代偿性过度通气所致。④代谢性碱中毒：Ⅱ 型呼吸衰竭时，如果人工呼吸机使用不当，通气过度，CO_2 排出过多，而原来代偿性增多的 HCO_3^- 又不能及时排出，则可导致血浆 HCO_3^- 浓度增高，发生代谢性碱中毒。⑤混合性酸碱平衡紊乱：可以是呼吸性酸中毒合并代谢性酸中毒或呼吸性酸中毒合并代谢性碱中毒。

（二）电解质代谢紊乱

呼吸衰竭时常有钾和氯的代谢紊乱，主要表现为血钾升高和血氯下降。

▶▶ 二、器官系统的功能变化

（一）呼吸系统的变化

呼吸衰竭造成的低氧血症和高碳酸血症又可进一步影响呼吸功能。低氧血症和高碳酸血症可刺激外周和（或）中枢化学感受器反射性地兴奋呼吸中枢，使呼吸运动增强。但严重的低氧血症（PaO_2 低于 30mmHg）和高碳酸血症（$PaCO_2$ 高于 80mmHg）可抑制呼吸中枢，使呼吸运动减弱，最终导致呼吸停止。需要注意的是：严重的 Ⅱ 型呼吸衰竭时，呼吸运动主要靠动脉血低氧分压对血管化学感受器的刺激得以维持。在此情况下，氧疗只可吸入 24% ～ 30% 的氧，以防止缺氧完全纠正后反而发生呼吸抑制，使病情恶化。

引起呼吸衰竭的原发疾病本身也会导致呼吸运动的变化。限制性通气障碍患者常表现

为浅快呼吸;阻塞性通气障碍患者阻塞部位在胸外者表现为吸气性呼吸困难,在胸腔内则表现为呼气性呼吸困难;中枢性呼吸衰竭患者呼吸浅而慢,可出现潮式呼吸、间歇呼吸、抽泣样呼吸、叹气样呼吸等,其中潮式呼吸最为常见。

(二) 循环系统的变化

1. 一般变化

一定程度的 PaO_2 降低和 $PaCO_2$ 升高可兴奋心血管运动中枢,使心率加快,心肌收缩力增强。加上呼吸运动增强使静脉血回流增加,导致心输出量增加。严重的缺氧和二氧化碳潴留可直接抑制心血管中枢和心脏活动,扩张血管,导致血压下降、心肌收缩力下降和心律失常等后果。

2. 慢性肺源性心脏病

慢性呼吸衰竭可引起右心肥大与衰竭,即肺源性心脏病。其发病机制较复杂,主要与肺动脉高压和心肌受损有关。

(1) 肺动脉高压。慢性呼吸衰竭引起肺动脉高压的机制是:①酸中毒时,血液 H^+ 浓度过高可引起肺小动脉收缩,使肺动脉压升高。②肺小动脉长期收缩和缺氧的直接作用,使其管壁中平滑肌和成纤维细胞肥大和增生,血管壁增厚,管腔狭窄,形成持久的、稳定的慢性肺动脉高压。③某些肺部病变如肺小动脉炎、肺毛细血管床的大量破坏、肺栓塞等可增大肺循环的阻力。④长期缺氧引起的代偿性红细胞增多可使血液的黏度增加,从而增加肺血流的阻力。

(2) 心肌受损。慢性呼吸衰竭引起心肌受损的主要机制是:①缺氧和酸中毒可降低心肌舒缩功能。②呼吸困难时,用力呼气可使胸膜腔内压异常增高,心脏受压,影响心脏的舒缩功能;用力吸气则可使胸膜腔内压异常降低,增加右心收缩的负荷,促发右心衰竭。

(三) 中枢神经系统的变化

中枢神经系统对缺氧最敏感。当 PaO_2 低于 60mmHg 时,即可出现智力和视力的轻度减退;若迅速降至 $40 \sim 50mmHg$ 及以下,患者就会出现一系列的精神神经症状,如头痛、不安、定向与记忆障碍、精神错乱、嗜睡、惊厥甚至昏迷;若迅速降到 20mmHg 以下,数分钟内就可引起神经细胞的不可逆损害(但已适应慢性缺氧者仍可保持清醒)。CO_2 潴留也可影响大脑功能,尤其是当 $PaCO_2$ 高于 80mmHg 时,患者可出现头痛、头晕、烦躁不安、谵妄、扑翼样震颤、幻觉、精神错乱、嗜睡、抽搐甚至昏迷,称为二氧化碳麻醉。由呼吸衰竭引起的脑功能紊乱被称为肺性脑病(pulmonary encephalopathy)。其发病机制如下:

1. 低氧血症

缺氧可导致神经细胞能量代谢障碍。ATP 生成减少,$Na^+ - K^+$ 泵功能障碍,可引起脑细胞水肿;缺氧可使脑血管扩张及糖无氧酵解增强,导致代谢性酸中毒,引起细胞和细胞器受损。缺氧和酸中毒还可损伤血管,加重脑缺氧,由此形成恶性循环,严重时可导致脑疝形成。

2. 高碳酸血症及酸碱平衡紊乱

CO_2 潴留可直接抑制中枢神经系统功能;CO_2 潴留可引起脑血管扩张,毛细血管通透性增高,导致或加重脑水肿;脑脊液的 pH 显著降低,H^+ 进入脑细胞,造成细胞内酸中毒,导致脑细胞水肿、变性和坏死。此外,酸中毒时氧化磷酸化相关的酶活性降低,脑组织能量进一步缺乏,使损伤加重。

(四)泌尿系统的变化

呼吸衰竭时肾脏可能受损,轻者尿中出现蛋白、红细胞、白细胞及管型,严重者可发生急性肾衰竭,出现少尿、氮质血症和代谢性酸中毒。此时肾脏结构往往无明显变化,为功能性肾衰竭。其机制是缺氧和高碳酸血症反射性地通过交感神经使血管收缩,肾血流量严重减少所致。

(五)胃肠道的变化

呼吸衰竭时,缺氧和 CO_2 潴留可削弱胃黏膜的屏障作用,使胃黏膜发生糜烂、溃疡和出血等病变。

第三节　防治原则

(一)积极治疗原发病

针对呼吸衰竭的不同原因进行对应的治疗是改善患者外呼吸功能的根本措施和保证。

(二)改善肺通气

针对不同患者采取不同的措施,以增加肺泡通气量,提高动脉血氧分压和降低动脉血二氧化碳分压。如通过抗炎、平喘来扩张支气管,采取体位引流、气管插管等措施来清除分泌物,应用呼吸中枢兴奋药来增强呼吸动力(注意呼吸肌疲劳者不宜使用,因为可增加呼吸肌耗氧量和加重呼吸肌疲劳),采取人工辅助呼吸等。

(三)吸氧

呼吸衰竭患者一定存在缺氧,应尽快将 PaO_2 提高到 8kPa 或以上。Ⅰ型呼吸衰竭患者可吸入较高浓度的氧(一般不超过 50%);Ⅱ型呼吸衰竭患者应吸入低浓度的氧(不超过30%),并且流量不宜过大,使 PaO_2 升高到 8kPa 即可。

(四)改善内环境及重要器官功能

例如,纠正酸碱平衡紊乱及电解质紊乱,防治肺性脑病及由肺心病引起的心力衰竭等。

本章小结

本章的主要内容如下：

1. 呼吸衰竭的发生机制主要是肺通气障碍、肺换气障碍和肺 V_A/Q 比值改变。肺通气障碍包括限制性通气障碍和阻塞性通气障碍；肺换气障碍主要因肺泡膜面积减小或厚度增加引起；当肺组织血流量减少时，V_A/Q 比值增大，引起无效腔样通气；当肺组织通气不足时，V_A/Q 比值减小，引起静脉血掺杂。

2. 呼吸衰竭患者常见的酸碱平衡紊乱类型是呼吸性酸中毒（见于 Ⅱ 呼吸衰竭，因 CO_2 潴留所致）、代谢性酸中毒（因缺氧引起酸性代谢产物增多所致），或两者同时存在。呼吸衰竭患者的电解质紊乱与酸碱平衡紊乱有关，主要表现为血钾升高和血氯下降。

3. 呼吸衰竭较轻时，呼吸中枢产生兴奋作用，使呼吸加深、加快；严重呼吸衰竭时，呼吸中枢发生抑制，呼吸变浅、变慢，甚至出现呼吸节律紊乱或呼吸停止。

4. 呼吸衰竭对循环系统的主要影响是引起肺心病和心力衰竭。

5. 中枢神经系统对缺氧最敏感。呼吸衰竭时患者可出现肺性脑病。

6. 呼吸衰竭时，交感神经兴奋，肾脏血管收缩，肾血流量明显减少，可引起功能性肾衰竭。

7. 呼吸衰竭时，缺氧可引起胃壁血管收缩，CO_2 潴留可使胃黏膜壁细胞碳酸酐酶活性升高，从而引起胃酸分泌增多，患者可出现消化道黏膜糜烂、溃疡和出血等表现。

第二十三章

肝性脑病

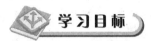 学习目标

- 掌握肝性脑病的概念和发病机制。
- 熟悉肝性脑病的病因、分类及诱发因素。
- 了解肝性脑病的防治原则。

肝性脑病(hepatic encephalopathy)是指患严重肝脏疾病时因肝功能障碍和(或)门-腔分流,有毒物质未经肝脏处理而作用于大脑,进而引起的神经精神综合征。因患者最终会发生昏迷,故临床上也曾称之为肝昏迷。肝性脑病是肝功能衰竭的主要临床表现形式。

> 知识拓展
>
> **肝性脑病的临床分期**
>
> 　根据患者意识障碍程度、神经系统表现和脑电图改变,肝性脑病可分为四期:一期(前驱期)患者有轻度性格改变和行为失常,脑电图多数正常;二期(昏迷前期)患者以意识错乱、睡眠障碍和行为失常为主,出现扑翼样震颤,脑电图有特征性异常;三期(昏睡期)患者以昏睡和精神错乱为主,脑电图有异常波形;四期(昏迷期)患者神志完全丧失,不能唤醒,脑电图明显异常。

第一节　肝性脑病的病因、诱因和分类

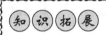 **一、病因和诱因**

（一）病因

肝性脑病主要见于严重的肝脏疾患,如晚期肝硬化、急性重型病毒性肝炎、晚期肝癌、急

性中毒性肝炎、药物性肝病的急性或暴发性肝功能衰竭阶段、妊娠期急性脂肪肝等，其中以晚期肝硬化最常见。

（二）诱因

大多数慢性肝性脑病患者发病前有明显的诱发因素。它们加重脑性毒素的潴留与蓄积，促进神经毒物间的相互协同作用，并使血-脑屏障的通透性增高，脑的敏感性增强。其常见诱因如下：

1. 消化道出血

消化道出血是最常见的诱因。肝硬化患者常发生食管下段静脉曲张破裂大出血，血液流入消化道，其中的蛋白质在肠道细菌作用下生成大量氨，引起血氨升高，这是诱发肝性脑病的主要机制。此外，消化道出血还可造成循环血量减少和血压下降，组织器官因血液灌流不足而发生缺血、缺氧，这不仅使肝、脑、肾等进一步受损，还增强了脑对毒性物质的敏感性，从而促进肝性脑病的发生。

2. 感染

肝病患者抵抗力低，易发生感染。感染诱发肝性脑病的机制是：①感染引起的发热可使全身各组织分解代谢增强，产氨增多。②发热促使机体过度通气发生呼吸性碱中毒，导致血氨增高。③细菌、毒素可直接损伤肝细胞，加重肝脏功能障碍，使氨合成尿素减少。④感染还可使血-脑屏障通透性增高和脑对氨等毒性物质的敏感性增高。

3. 门-体静脉分流术

门-体静脉分流术后，由肠道吸收的毒性物质绕过了肝脏直接进入体循环，因此容易诱发肝性脑病。

4. 电解质和酸碱平衡紊乱

肝硬化伴腹水或肝肾综合征患者的利尿剂治疗，可引起低钾性碱中毒；血氨增多、感染发热可引起过度通气而导致呼吸性碱中毒。碱中毒时，血液中离子型铵（NH_4^+）转化为 NH_3，且肾小管上皮细胞产生的氨以铵盐形式排出减少，以游离氨形式弥散入血增多，从而使血氨升高。

5. 氮质血症

肝性脑病患者常伴有肾功能不全，血液非蛋白氮含量增高，致使大量尿素弥散入肠腔并产生大量氨。

6. 其他诱因

止痛剂、镇静剂、麻醉剂使用不当，放腹水过多、过快，便秘，摄入高蛋白饮食，过度利尿，外科手术、严重创伤，乙醇中毒，低血糖等均可诱发肝性脑病。

▶▶ 二、分类

（一）按病因分类

1. 内源性肝性脑病

内源性肝性脑病多见于重型病毒性肝炎或严重急性肝中毒等伴有广泛肝细胞坏死的重

症肝病。因肝功能严重障碍,毒性物质在通过肝脏时未能完全被解毒即进入体循环。常呈急性经过,病死率高,一般无明显诱因,血氨大多正常。

2. 外源性肝性脑病

外源性肝性脑病多见于各种类型的晚期肝硬化或门-体静脉分流术后。患者因门脉高压有侧支循环建立或行门-体静脉分流术,由肠道吸收入门脉系统的毒性物质绕过肝脏,未经解毒即进入体循环。一般呈慢性经过,多有明显的诱因,血氨常增高。经治疗后短期内症状可消失,但易反复发作。

（二）按发生速度分类

1. 急性肝性脑病

急性肝性脑病起病急、病情重,患者迅速发生昏迷,常在数日内死亡。

2. 慢性肝性脑病

慢性肝性脑病起病缓慢,病程长,患者往往先有较长时间的神经精神症状,在诱因作用下,病情加重,发生昏迷。

第二节　肝性脑病的发病机制

肝性脑病的发病机制尚未完全清楚,多数学者认为其发生主要是毒性物质引起脑组织代谢和功能障碍所致。目前比较公认的学说主要有氨中毒学说、假性神经递质学说、血浆氨基酸失衡学说、γ-氨基丁酸学说等。

▶▶ 一、氨中毒学说

肝性脑病的发生与血氨升高有密切关系,主要依据有:①大约80%的肝性脑病患者血液及脑脊液中氨浓度增高至正常人的 2～3 倍。②肝硬化患者如摄入高蛋白饮食或大量含氮物质(如口服铵盐、尿素等),血氨浓度升高,易诱发肝性脑病;相反,采取降血氨及限制蛋白质摄入等措施可使病情好转。③动物实验证明,氨能引起异常的神经毒性症状。

（一）血氨升高的原因和机制

正常情况下,血氨生成和清除保持动态平衡,其浓度不超过 $59\mu mol/L$。氨清除不足或生成过多均可导致血氨升高,其中以前者最重要。

1. 氨清除不足

正常人体内氨清除的主要途径是在肝内经鸟氨酸循环合成尿素,然后经肾脏排出体外。这是一个需多种酶参与的耗能过程(通常每生成 1mol 尿素能清除 2mol 氨,同时消耗 3mol ATP)。肝功能严重障碍时,肝内酶系统受损,ATP 供给不足,致使鸟氨酸循环受阻,尿素合成减少,氨清除不足。此外,因门脉高压而形成侧支循环或行门-体静脉吻合术,可使患者肠道吸收的部分氨绕过肝脏直接进入体循环,使血氨升高。

2. 氨生成过多

血氨主要来源于肠道内含氮物质的分解,小部分来自肾、肌肉及脑。肝功能障碍引起氨生成增多的机制是:①肝硬化时,门静脉回流受阻,胃肠道瘀血水肿、蠕动减弱及消化液分泌减少,致使食物消化、吸收及排空发生障碍,肠道内未经消化的蛋白质等食物成分增多,使肠道细菌生长活跃,产氨增加。②肝硬化常并发上消化道出血,血液蛋白质在肠道细菌的作用下可生成大量的氨。③肝硬化晚期常并发肾功能障碍而导致氮质血症,血中尿素含量增加,使大量尿素弥散至胃肠道,在肠道细菌尿素酶的作用下产氨增多。④肝性脑病患者常有躁动不安等神经精神症状,肌肉运动增强,肌肉组织中腺苷酸分解增加,产氨增多。

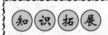

肠道 pH 对氨吸收的影响

肠道中氨的吸收受肠道 pH 的影响。当肠道 pH 降低时,NH_3 与 H^+ 结合形成不易吸收的 NH_4^+ 随粪便排出体外。实验证明,当结肠内 pH 降至 5.0 以下时,肠腔内氨不再被吸收,血氨反而向肠腔内排出,称为酸透析。反之,当肠道处于碱性环境时,肠道吸收氨增多,从而促使血氨增高。故肝性脑病患者不宜用碱性液体如肥皂液灌肠。

(二) 氨对脑的毒性作用

1. 干扰脑细胞的能量代谢

脑细胞耗能较多,其能量来源主要依赖于葡萄糖的生物氧化。氨干扰脑细胞葡萄糖生物氧化过程中的多个环节而影响其能量代谢 (图 23-1),主要包括:①氨能抑制丙酮酸脱羧酶的活性,使乙酰辅酶 A 生成减少,三羧酸循环发生障碍,ATP 生成不足。②氨与 a-酮戊二酸结合生成谷氨酸,一方面消耗了脑内的 a-酮戊二酸,使三羧酸循环不能正常进行,ATP 生成减少;另一方面又消耗了大量的还原型辅酶 Ⅰ(NADH),阻碍了呼吸链中的递氢过程,致 ATP 生成不足。③氨与谷氨酸结合形成谷氨酰胺,需消耗大量 ATP。因此,进入脑内的氨使 ATP 消耗增多、生成减少,导致脑细胞活动所需的能量不足,中枢神经系统的兴奋活动不能维持,从而引起昏迷。

2. 干扰脑内神经递质间的平衡

脑内氨增多可使脑内兴奋性神经递质减少,抑制性神经递质增多,从而使脑内神经递质间的平衡失调,导致中枢神经系统功能紊乱。其机制为:①氨与谷氨酸结合生成谷氨酰胺增多,使谷氨酸(兴奋性递质)被消耗,谷氨酰胺(抑制性递质)增多。②氨抑制丙酮酸脱羧酶的活性,使乙酰辅酶 A 生成减少,导致乙酰辅酶 A 与胆碱结合生成乙酰胆碱(兴奋性递质)减少。③高浓度氨能抑制酪氨酸转氨酶的活性,使酪氨酸转化为琥珀酸的过程受阻,导致脑组织中酪氨酸(抑制性递质)蓄积增多(图 23-1)。

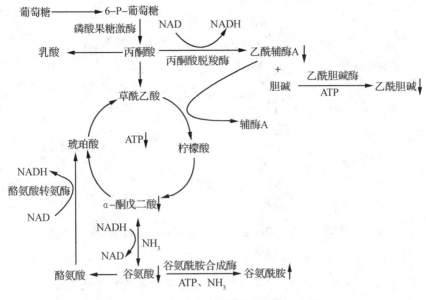

图 23-1　氨对脑的毒性作用机制示意图

3. 干扰神经细胞膜的离子转运

氨干扰神经细膜离子转运的主要表现为：①高浓度氨能干扰神经细胞膜上的 Na^+-K^+ -ATP 酶的活性，影响复极后细胞膜对离子的转运，从而使膜电位变化及兴奋性异常。②氨与 K^+ 竞争通过细胞膜进入细胞内。因此，血氨升高可导致细胞内缺钾，神经细胞膜内外 Na^+、K^+ 分布异常，从而使神经传导功能紊乱。

肝性脑病的发生与血氨升高有密切关系，但仍存在氨中毒学说难以解释的事实：①临床上约 20% 的肝性脑病患者血氨正常，而有些血氨明显增高的肝硬化患者却并不发生肝性脑病。②部分肝性脑病患者的昏迷程度与血氨水平并无平行关系。③有些伴血氨升高的肝性脑病患者经降血氨治疗后，昏迷程度及脑电图并无相应改变。由此可见，氨中毒学说并不能圆满地解释肝性脑病的发病机制。

>>> 二、假性神经递质学说

（一）假性神经递质的产生

食物蛋白质在肠道内分解可产生各种氨基酸，其中芳香族氨基酸如苯丙氨酸和酪氨酸在肠道细菌脱羧酶的作用下可生成苯乙胺和酪胺，再吸收进入门脉系统。正常情况下，这些胺类在肝内单胺氧化酶作用下被氧化分解而清除；当肝功能严重障碍或有门-体侧支循环建立时，它们未能完全被分解或由侧支循环绕过肝，经体循环直接进入脑组织。在脑干网状结构的神经细胞内，苯乙胺和酪胺又可在 β-羟化酶的作用下，分别生成苯乙醇胺和羟苯乙醇胺。这两种物质在化学结构上与正常神经递质（去甲肾上腺素和多巴胺）相似（图 23-2），也能被肾上腺素能神经元摄取并储存在突触小体的囊泡中，但其释放后的生理效应远较正常神经递质弱（仅为 1/10～1/100），以致不能完成正常神经递质的功能，故被称为假性神经递质。

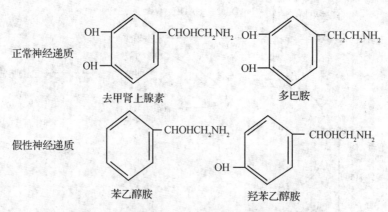

正常神经递质　去甲肾上腺素　多巴胺

假性神经递质　苯乙醇胺　羟苯乙醇胺

图 23-2　正常神经递质与假性神经递质的结构比较

（二）假性神经递质的作用机制

脑干网状结构中的神经递质种类较多,其中去甲肾上腺素和多巴胺在维持脑干网状结构上行激动系统的唤醒功能上具有重要作用。当脑内假性神经递质增多时,可竞争性取代去甲肾上腺素和多巴胺被肾上腺素能神经元摄取、贮存和释放,致使脑干网状结构上行激动系统的唤醒功能不能维持,大脑皮质兴奋性降低,从而发生意识障碍乃至昏迷。

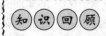

脑干网状结构上行激动系统

脑干网状结构上行激动系统属非特异性上行投射系统,其主要功能是维持和改变大脑皮质的兴奋性,使大脑保持觉醒状态。该系统受损或被阻断时,大脑皮质就从兴奋转入抑制,机体处于昏睡状态。

假性神经递质学说也有一定的片面性,还不能圆满地解释肝性脑病的发病机制,尚在不断补充和完善中。

▶▶ 三、血浆氨基酸失衡学说

正常情况下,血浆中支链氨基酸含量多于芳香族氨基酸,二者比值接近 3.0～3.5。支链氨基酸主要有缬氨酸、亮氨酸、异亮氨酸等;芳香族氨基酸主要有苯丙氨酸、酪氨酸、色氨酸等。肝性脑病患者血中氨基酸含量有明显的改变,表现为支链氨基酸减少、芳香族氨基酸增多,二者比值常下降至 0.6～1.2。

（一）血浆氨基酸失衡的发生机制

肝功能障碍时,血浆中支链氨基酸减少而芳香族氨基酸增多的主要机制是:①肝功能严重障碍时,肝细胞对胰岛素和胰高血糖素灭活减少,导致二者血中含量均增高,尤其是胰高血糖素的增多更显著。胰岛素增多能促进肌肉和脂肪组织对支链氨基酸的摄取与利用,使血中支链氨基酸含量降低;胰高血糖素增多可使组织蛋白质分解代谢增强,产生大量芳香族氨基酸并释放入血,致使血中芳香族氨基酸含量增高。②支链氨基酸主要在肝外组织(骨骼肌)进行分解代谢,而芳香族氨基酸主要在肝脏进行分解代谢。肝功能障碍时,体内芳香族氨基酸降解、转化减少,从而使血浆芳香族氨基酸含量升高。

（二）血浆氨基酸失衡对脑的影响

支链氨基酸与芳香族氨基酸在生理性 pH 情况下都属于电中性氨基酸,由同一载体转运通过血-脑屏障入脑,二者有竞争作用。肝功能严重障碍时,血浆中支链氨基酸减少而芳香族氨基酸增多,使得芳香族氨基酸竞争性地进入脑内增多,其中主要是苯丙氨酸、酪氨酸和色氨酸。

当脑内苯丙氨酸和酪氨酸增多时,一方面芳香族氨基酸脱羧酶的活性增高,同时抑制酪氨酸羟化酶和多巴脱羧酶的活性。前者使苯乙醇胺和羟苯乙醇胺在脑内形成增多,后者使多巴胺和去甲肾上腺素合成减少(图 23-3)。当脑内色氨酸增多时,经色氨酸羟化酶的作用,生成 5-羟色胺增多。5-羟色胺不仅是中枢神经系统上行投射神经元的抑制性神经递质,还可作为一种假性神经递质而被肾上腺素能神经元摄取、贮存和释放,从而干扰脑的正常神经生理活动。

血浆氨基酸失衡学说是对假性神经递质学说的补充和完善。

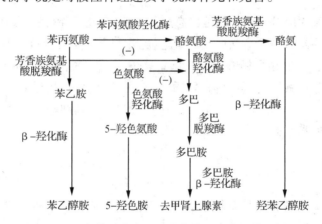

图 23-3 氨基酸失衡影响脑内神经递质代谢示意图

>> 四、γ-氨基丁酸学说

γ-氨基丁酸(γ-aminobutyric acid,GABA)是体内最主要的抑制性神经递质。生理情况下,GABA 主要在突触前神经元内由谷氨酸在谷氨酸脱羧酶作用下脱羧而生成,并储存于囊泡内。当突触前神经元兴奋时,GABA 释放入突触间隙,与突触后神经元 GABA 受体结合,引起膜对 Cl^- 的通透性增高,使突触后膜发生超极化,从而产生抑制效应。目前认为其与肝性脑病的发生有密切关系。

（一）GABA 生成增多的机制

正常情况下,由肠道吸收入血的 GABA 主要在肝脏经转氨酶作用而被分解,且外周血中的 GABA 不能通过血-脑屏障进入脑内参与脑的神经生理功能。当肝脏功能严重障碍时,肠源性 GABA 分解减少或通过侧支循环绕过肝脏,使其在血液中含量增多。有资料显示,肝性脑病患者血清 GABA 水平可高达正常人的 10 倍。

（二）GABA 增多对脑的影响

肝脏功能严重障碍时,血液中 GABA 含量增多,且血-脑屏障对其通透性增高,中枢神经系统神经元突触后膜 GABA 受体密度增加。如此,大量 GABA 进入脑内并与突触后膜相应受体结合,从而发挥抑制作用,引起意识障碍乃至昏迷。

综上所述,肝性脑病的发病机制较为复杂,并非单一因素所致,可能是多因素综合作用的结果。肝性脑病的发病机制还需深入研究,不断加以完善。

第三节　防治原则

▶▶ 一、消除和避免诱因

由于肝性脑病发生时肝的结构往往已有严重破坏,因此,消除其诱发因素对延缓肝性脑病的发生或减轻其症状有重要意义。具体措施包括:①严格控制蛋白质摄入量,减少有毒物质(主要是氨)的产生。②慎用镇静、麻醉、止痛等药物,以避免加重脑的功能紊乱。③防止便秘,保持大便通畅,以减少肠道内有毒物质入血。④避免食物粗糙质硬,防止上消化道大出血。⑤防治感染,减少有毒物质产生。⑥避免快速利尿和放腹水,以防因水、电解质和酸碱平衡紊乱而诱发肝性脑病。

▶▶ 二、降低血氨

通过口服乳果糖使肠腔 pH 降低、口服新霉素抑制肠道细菌均可减少肠道产氨;应用谷氨酸或精氨酸与纠正碱中毒也有助于降低血氨。

▶▶ 三、恢复脑组织正常递质功能

给予左旋多巴,使脑组织正常递质增多而与假性神经递质竞争,从而恢复脑的功能。

▶▶ 四、纠正氨基酸代谢失衡

给予口服或静脉注射以支链氨基酸为主的氨基酸混合液。

▶▶ 五、肝移植

对于极其严重的终末期肝病患者,肝移植是最佳的治疗方法。

本章小结

本章主要内容如下：

1. 肝性脑病是指患严重肝脏疾病时因肝功能障碍和(或)门-腔分流,有毒物质未经肝脏处理而作用于大脑,进而引起的神经精神综合征。肝性脑病曾被称为肝昏迷,它是肝功能衰竭的主要临床表现形式。

2. 引起肝性脑病的常见病因是肝硬化、重型肝炎、晚期肝癌等。

3. 肝性脑病常见的诱因有消化道出血、感染、碱中毒、氮质血症、高蛋白饮食等。

4. 肝性脑病按其原因可分为外源性肝性脑病和内源性肝性脑病。前者多见于肝硬化,有明显的门-腔分流和其他诱因,血氨常升高,常为慢性经过;后者多因重型肝炎引起,无明显诱因,血氨常正常,呈现急性经过。

5. 氨中毒学说认为,血氨升高主要通过影响脑能量代谢和递质代谢而引起肝性脑病。

6. 假性神经递质学说中所指的假性递质包括苯乙醇胺和羟苯乙醇胺,它们可以影响正常递质去甲肾上腺素和多巴胺的功能。

7. 血浆氨基酸失衡主要是因为血中胰岛素和胰高血糖素增多引起支链氨基酸减少而芳香族氨基酸增多。芳香族氨基酸进入脑后,既影响正常递质的生成,又可转化为假性神经递质,从而影响脑功能。

8. 肝性脑病患者肠道及血液中 γ-氨基丁酸(GABA)增多,通过血-脑屏障(肝病患者血-脑屏障通透性增大,GABA 因而得以通过)进入脑组织后抑制大脑功能。此即 γ-氨基丁酸(GABA)学说的基本思路。

第二十四章

肾衰竭

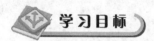 学习目标

- 掌握肾衰竭及尿毒症的概念，以及急性肾衰竭、慢性肾衰竭和尿毒症的功能和代谢变化。
- 熟悉急性和慢性肾衰竭的病因、发病机制。
- 了解肾衰竭的防治原则。

肾的主要功能是泌尿功能，通过泌尿排出代谢产物，维持水、电解质、酸碱平衡等来保持机体内环境稳定。肾还具有多种内分泌功能，如分泌前列腺素、促红细胞生成素、肾素等，对血压的调节、血液系统、钙和磷代谢产生影响。

肾衰竭是指各种原因引起肾功能严重障碍，导致代谢产物在体内聚集，水、电解质和酸碱平衡发生紊乱并可伴有肾内分泌功能障碍的一系列病理过程。根据病程长短及发病的急缓，肾衰竭可分为急性肾衰竭和慢性肾衰竭，二者的严重阶段被称为尿毒症。

第一节　急性肾衰竭

急性肾衰竭（acute renal failure，ARF）是指各种原因引起肾泌尿功能在短时间内急剧下降而使机体内环境严重紊乱的病理过程。其主要临床表现为少尿或无尿、水中毒、氮质血症、高钾血症、代谢性酸中毒等。

▶▶ 一、原因和分类

根据发病原因，ARF 可以分为肾前性、肾性和肾后性三类。

（一）肾前性急性肾衰竭

肾前性急性肾衰竭见于休克早期、急性心衰、严重感染、大出血等。此类肾衰竭的肾血流量急剧减少，肾小球滤过率显著下降，为一种功能性肾衰竭。但如果肾缺血时间过长，则

可引起肾性 ARF。

（二）肾性急性肾衰竭

肾性急性肾衰竭由肾脏器质性病变引起。其发生原因有：①肾小管坏死：主要由长时间肾缺血和肾中毒（重金属、药物、含碘的 X 线造影剂、有机毒物、生物性毒物等）引起。②肾本身疾病：如急性肾小球肾炎、急进型高血压、急性肾盂肾炎、肾动脉栓塞等。

（三）肾后性急性肾衰竭

肾后性急性肾衰竭是指由肾盏到尿道口的任何一个部位因梗阻而导致的肾衰竭，见于尿路结石、前列腺增生、肿瘤等。肾后性急性肾衰竭早期无器质性损害，解除阻塞即可恢复泌尿功能。

▶▶ 二、发病机制

急性肾衰竭的发病原因各不相同，因此其发病机制也不完全相同。其主要的发病机制如下：

（一）肾血流量减少

肾缺血和肾中毒时，交感-肾上腺髓质系统兴奋，引起儿茶酚胺释放增多、肾素-血管紧张素系统活性升高、前列腺素产生减少，导致肾小球入球小动脉收缩，肾小球有效滤过压下降，因而肾小球滤过减少。

（二）肾小球病变

患急性肾小球肾炎、狼疮性肾小球肾炎等疾病时，由于肾小球病变，肾小球滤过面积明显减少，肾小球滤过率下降。

（三）肾缺血-再灌注损伤

临床上 ARF 常发生于挤压综合征躯体解除挤压和休克复苏后，原因是肾缺血再恢复灌注可产生大量氧自由基，损伤血管内皮细胞，引起内皮肿胀而发生管腔狭窄甚至血管阻塞。

（四）肾小管坏死与原尿渗漏

尿液到达肾小管时弥散到间质是急性肾衰竭发生少尿的原因之一。长时间肾缺血和肾中毒可导致肾小管上皮细胞广泛变性、坏死，基底膜断裂，尿液经裂口渗漏到肾间质中，使肾间质水肿，从而压迫肾小管，引起肾小球囊内压力升高，肾小球滤过率进一步下降，从而加重少尿现象。

（五）肾小管阻塞

ARF 时肾小管内存在各种管型和肾小管上皮细胞肿胀，肾小管发生阻塞，管内压明显升高，使肾小球有效滤过压降低而造成少尿；肾小管阻塞还影响尿液的排出。

肾后性 ARF 的发生主要与尿路梗阻引起肾小球囊内压增加、肾小球有效滤过压降低有关。

▶▶ 三、机体的功能和代谢变化

（一）少尿型急性肾衰竭

1. 少尿期

少尿期是对机体危害最大的一个时期，平均持续时间为 1~2 周。少尿期时间越长，对机体损伤越严重，预后也越差。

（1）尿的变化：①少尿和无尿：主要是因为肾小球滤过率下降所致。②蛋白尿、血尿、管型尿：蛋白尿和血尿与肾小球毛细血管通透性增高有关；管型尿是由蛋白质、红细胞和坏死脱落的肾小管上皮细胞等随尿排出时在肾小管内沉淀、凝固、浓缩而成的。③尿相对密度减低、尿钠增多：这是由于肾小管受损，肾小管上皮细胞重吸收水和钠功能受影响，导致尿相对密度在 1.010~1.012 之间，尿钠高于 40mmol/L。

（2）钠、水潴留与尿量明显减少有关，严重时可引起水中毒。水中毒是 ARF 导致患者死亡的重要原因之一。

（3）高钾血症的发生主要与尿量减少引起的排钾减少有关，也与组织损伤、酸中毒、输入大量库存血等有关。ARF 患者无尿时，平均每天血钾浓度增加 0.5~1.0mmol/L。高钾血症是急性肾衰竭最危险的并发症，也是少尿期患者死亡的主要原因之一。

（4）代谢性酸中毒。ARF 时，肾排酸保碱功能减退，从而引起酸中毒。酸中毒可引起心血管系统和中枢神经系统功能障碍，加重高钾血症。

（5）氮质血症及尿毒症。尿量减少导致体内蛋白质的代谢产物不能由肾脏充分排出，使血中肌酐、尿素、尿酸等非蛋白氮物质增多，称为氮质血症。患者此时可出现厌食、恶心、呕吐、头痛、腹胀等症状。严重的氮质血症可引起机体自身中毒，称为尿毒症。

> 知识拓展
>
> ARF 时血尿素氮每天可以上升 36~72mmol/L，创伤和败血症时可达 360mmol/L；血肌酐每天上升 440~880μmol/L，有创伤时可达 1770μmol/L。

2. 多尿期

多尿期的标志是每天尿量超过 400mL，并且随时间的推移患者尿量不断增多，可达到 3~5L/d。产生多尿的原因是：随病情好转，肾血流量逐渐恢复，肾小球滤过增加；肾间质水肿减轻，肾小管管型被冲走，肾小管阻塞解除；再生的肾小管上皮细胞重吸收钠、水功能低下，原尿不能充分浓缩；少尿期存留在体内的尿素等代谢产物经肾小球大量排出，产生渗透性利尿。多尿期一般持续 1~2 周。

由于多尿期早期肾功能并没有完全恢复，所以排出的尿液相对密度仍低于正常值，高钾血症、酸中毒、氮质血症都还存在，而到了后期多尿会导致脱水、低钠血症、低钾血症。

3. 恢复期

多尿期和恢复期之间没有明显界限，一般多尿期后肾功能恢复到正常状态需要三个月到一年的时间,尤其是肾小管的浓缩和酸化功能。也有少数患者因肾小管上皮和基膜破坏严重而不能完全修复,肾组织发生纤维化而转为慢性肾衰竭。

(二) 非少尿型急性肾衰竭

非少尿型急性肾衰竭临床较少,约占 ARF 的 20%。尿量每天 400~600mL 及以上。其肾小管有一定程度的损伤,伴浓缩和重吸收功能障碍,但没有少尿型严重,因此尿量较多,但尿液相对密度降低。

非少尿型急性肾衰竭症状较轻,病程较短,并发症少,预后较好,但若未得到及时、有效的治疗,可转化为少尿型急性肾衰竭。

第二节　慢性肾衰竭

慢性肾衰竭(chronic renal failure,CRF)是指由各种慢性肾疾病引起肾实质严重损伤,残存肾单位不能充分排出代谢产物,从而导致水、电解质和酸碱平衡紊乱以及肾内分泌功能障碍的病理过程。

▶▶ 一、病因及发病机制

引起慢性肾衰竭的原因主要有慢性肾小球肾炎、慢性肾盂肾炎、肾结核、多囊肾、高血压性肾小动脉硬化、结节性动脉周围炎、泌尿系结石、恶性肿瘤等。

CRF 的发病机制目前尚不是很清楚,主要有以下几个学说:

(一) 健存肾单位学说

慢性肾疾病期间,肾单位不断遭受破坏而丧失功能,肾功能由健存的肾单位代偿。随着疾病的发展,健存的肾单位越来越少,肾单位因过度代偿而失去代偿能力,最终发展为 CRF。

(二) 矫枉失衡学说

当肾损害导致肾单位进行性减少时,体内出现一些代谢产物聚积,为了排除这些物质,机体通过分泌某些体液因子来改变肾小管上皮细胞的功能,减少肾小管对这些物质的重吸收,从而维持内环境的稳定,这就是矫枉过程。但是这些体液因子长期超量也会影响机体的其他系统功能,如肾小球滤过率下降使排磷减少,导致高磷血症和低钙血症。这时甲状旁腺激素分泌增多,虽可排磷,但会导致溶骨活动加强,引起骨营养不良症。

(三) 肾小球过度滤过学说

为了代偿病变的肾单位,健存肾单位的肾小球毛细血管血压和血流量都明显增加,出现过度滤过,长期下去使肾小球发生纤维化和硬化,肾功能进一步恶化,最终导致尿毒症。

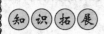

CRF 的分期

CRF 是一个缓慢而渐进的发展过程,根据肾功能损害的程度,临床上分为以下四期:

1. 肾储备能力下降期:肾小球滤过率为 $60 \sim 89 mL/(min \cdot 1.73m^2)$,此时肾储备能力虽已丧失,但无明显症状,在感染、休克、大手术等情况下才会出现内环境紊乱。

2. 氮质血症期:肾小球滤过率为 $30 \sim 59 mL/(min \cdot 1.73m^2)$,患者血肌酐、尿素氮增高,由于肾浓缩功能轻度障碍,出现夜尿和多尿。

3. 肾衰竭期:肾小球滤过率为 $15 \sim 29 mL/(min \cdot 1.73m^2)$,血肌酐、尿素氮显著升高,有轻、中度的水和电解质紊乱以及酸中毒,有明显贫血及轻度胃肠道症状和神经精神症状。由于尿浓缩稀释功能障碍,出现等渗尿。

4. 尿毒症期:肾小球滤过率 $<15 mL/(min \cdot 1.73m^2)$。上述症状更加明显,甚至因中枢神经系统等功能严重紊乱而昏迷或死亡。

▶▶ 二、机体的功能和代谢变化

(一) 尿的变化

1. 夜尿

正常人夜间尿量约占全天尿量的 1/3,CRF 患者夜间的尿量与白天的相近,甚至超过白天尿量,称为夜尿。

2. 多尿

24h 尿量超过 2000mL 称为多尿。其发生原因主要是多数肾单位遭到破坏,流过残存肾小球的血量代偿性增多,生成原尿增多。而原尿中的溶质较多、流速较快,通过肾小管时不能及时重吸收,从而出现多尿。而髓袢发生病变使其主动重吸收 Cl⁻ 的功能减弱而不能形成高渗环境,导致尿的浓缩功能减弱也是多尿的原因。

3. 少尿和无尿

晚期 CRF 时,肾单位的损伤过多,导致肾小球滤过率降低,使尿量减少,每日总尿量可少于 400mL,称为少尿。如果每天尿量少于 100mL,则称为无尿。

4. 尿渗透压变化

在 CRF 早期,肾的浓缩功能下降而稀释功能正常,肾小管对水的重吸收减少,从而导致尿渗透压和尿液相对密度下降。随着病情的发展,肾浓缩和稀释功能均下降,终尿渗透压接近血浆渗透压,称之为等渗尿,尿液相对密度为 1.008 ~ 1.012。

5. 血尿和蛋白尿

CRF 时由于肾小球滤过膜通透性增高,患者可有轻度或中度蛋白尿和血尿。

（二）水、电解质代谢紊乱

1. 水、钠代谢紊乱

CRF 时，机体对水、钠的调节失衡。多尿时如没有及时补充水分，则容易发生脱水，而水的摄入量增加又可导致水、钠潴留。由于受损的肾小管对醛固酮的反应性下降、渗透性利尿等导致钠的吸收降低以及由于呕吐、腹泻导致钠盐大量丢失等，患者可出现低钠血症。在CRF 终末期，由于尿钠排出减少，如果摄入钠较多，容易发生高钠血症。

2. 钾代谢紊乱

钾代谢紊乱主要与尿量的变化有关。CRF 早期，多尿、呕吐、腹泻等原因会导致钾丢失过多而出现低钾血症，晚期又因为尿量减少、酸中毒等而容易发生高钾血症。

3. 钙磷代谢紊乱

（1）高磷血症。CRF 早期，肾小球滤过率下降，肾排磷减少，使血磷增高，但这会刺激甲状旁腺激素的分泌，促进肾脏排磷，从而使血磷变化不大。晚期，由于肾小球滤过率过低，即使甲状旁腺激素分泌增多，也不能使磷充分排出，因而血磷增高。

（2）低钙血症。其发生与过多的磷从肠道排出而与食物中的钙结合形成磷酸钙，从而妨碍钙的吸收，以及 $1,25-(OH)_2-D_3$ 减少、体内某些毒性物质滞留使小肠黏膜受损等导致钙的吸收减少有关。

（三）代谢性酸中毒

CRF 时，肾小管上皮细胞氨生成障碍，使 H^+ 分泌减少和 $NaHCO_3$ 重吸收减少，肾小球滤过率降低，使血液中的固定酸不能由尿液排出，从而导致代谢性酸中毒。

（四）氮质血症

CRF 时，由于肾小球滤过率下降所引起的血液中尿素、尿酸、肌酐等非蛋白氮浓度升高，称为氮质血症。临床常用尿素氮作为氮质血症的指标。一般肾单位功能存在30%，尿素氮即可维持正常。因此，尿素氮一旦升高，就表明肾功能受损比较严重。

（五）肾性高血压

CRF 常并发肾性高血压。其发生机制是：①肾素-血管紧张素系统活性增强：慢性肾小球肾炎、肾小动脉硬化症等引起肾素-血管紧张素活性增强，血管紧张素Ⅱ既可直接引起小动脉收缩，外周血流阻力升高，还可促进醛固酮分泌，导致钠、水潴留，从而使血压升高。②钠、水潴留：由于肾脏排钠、排水能力下降，水、钠在体内增多会引起血容量和心排血量增加，从而使血压升高。③肾形成降压物质减少：正常肾髓质能生成前列腺素 A_2 和 E_2 等舒血管物质，肾实质遭破坏后使其生成减少，从而促进肾性高血压的发生。

（六）肾性贫血

有97%的 CRF 患者出现贫血，其原因是：①肾实质破坏导致促红细胞生成素生成减少，骨髓干细胞形成红细胞受抑制，红细胞生成减少。②血液中的毒性物质如甲基胍对红细胞有破坏作用。③严重 CRF 时，高钠血症导致红细胞常处于高渗状态，红细胞脆性增加，易破裂而发生溶血。

（七）出血倾向

最常见的是鼻出血和胃肠道出血。其原因与 CRF 患者血浆中胍基琥珀酸含量增高抑制了血小板的功能有关。

（八）肾性骨营养不良

肾性骨营养不良表现为幼儿的肾性佝偻病、成人骨软化、骨质疏松等。主要原因为：甲状旁腺激素分泌增多，使溶骨活动增强，骨质疏松；$1,25-(OH)_2-D_3$ 减少，导致低钙血症和骨基质钙化障碍；酸中毒促进骨盐溶解，骨质脱钙。

第三节　尿毒症

急性或慢性肾衰竭发展到最严重阶段时，除水、电解质和酸碱平衡紊乱以及内分泌功能失调外，由于代谢终末产物和内源性毒性物质在体内蓄积，患者还会出现一系列自体中毒症状，称为尿毒症（uremia）。

▶▶ 一、发病机制

尿毒症患者血液中可以分离出 200 多种代谢产物或毒性物质，但尿毒症到底是由哪些物质引起的尚未有定论。比较公认的在尿毒症中起重要作用的有甲状旁腺激素、胍类化合物、尿素、胺类、中分子毒性物质等。

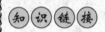

尿毒症毒素的来源

尿毒症毒素的来源主要有四个：①正常代谢产物的蓄积，如肌酐、尿素、胍类等。②外源性毒性物质未能及时由肾脏排出，在体内蓄积，如铝等。③因矫枉失衡而增多的激素，如甲状旁腺激素等。④某些细胞或细菌的碎裂产物。

▶▶ 二、机体的功能和代谢变化

发生尿毒症时，除前述的 ARF 或 CRF 的变化外，各器官系统的功能均可出现障碍。

（一）神经系统

发生尿毒症时，毒性物质在体内蓄积，脑细胞能量代谢障碍、细胞膜通透性增高、水肿，加上高血压引起的脑血管痉挛和脑缺血、缺氧，脑功能发生紊乱，早期表现为大脑抑制，出现淡漠、疲乏、记忆力减退，严重时出现判断力、记忆力、定向力和计算能力障碍，并常出现欣快或抑郁，最后出现嗜睡和昏迷，称为尿毒症性脑病。另外，血中胍基琥珀酸和甲状旁腺激素增多,可抑制神经中的转酮醇酶,使髓鞘变性而发生外周神经症状,表现为下肢疼痛、麻木,进一步发展会出现肢体无力、步态不稳,最后出现运动障碍。

（二）消化系统

消化系统症状常是尿毒症患者非常突出的表现,最早表现为食欲缺乏或消化不良;病情加重时可出现厌食、恶心、呕吐、腹泻和消化道出血。其原因是:肠道内细菌产生的尿素酶将尿素分解为氨,氨可刺激胃肠道黏膜引起炎症和多发性表浅性小溃疡(溃疡的形成还与甲状旁腺激素增多引起胃泌素分泌增多有关)。此外,恶心、呕吐与中枢神经系统的功能障碍也有关。

（三）心血管系统

尿毒症可引起心律失常和心力衰竭,其机制与钠水潴留、高血压、贫血、酸中毒、高钾血症等有关。终末期可出现尿毒症性心包炎,与尿素的刺激有关,临床上可听到心包摩擦音。

（四）呼吸系统

发生酸中毒时患者呼吸快而深,称为 Kussmaul 呼吸,严重时由于呼吸中枢受抑制可出现潮式呼吸。患者呼出的气体有氨味,这是由于细菌分解唾液中的尿素形成氨的缘故。严重者可出现肺水肿、纤维素性胸膜炎或肺钙化等病变。肺水肿与心力衰竭、低蛋白血症、钠水潴留等因素的作用有关,纤维素性胸膜炎是由尿素刺激所引起的炎症,肺钙化是由磷酸钙在肺组织内沉积所致。

（五）内分泌系统

尿毒症患者除有肾脏本身的内分泌功能障碍外,还可出现性功能紊乱,如月经不规则、受孕后流产、阳痿等。

（六）皮肤症状

皮肤瘙痒是尿毒症患者常见的症状,其原因与继发性甲状旁腺激素增多有关。由于汗液中含有较高浓度的尿素,因此在汗腺开口处会出现尿素的白色结晶,称为尿素霜。

（七）免疫功能

尿毒症患者表现为细胞免疫功能明显受抑制,体液免疫功能基本正常或稍微减弱。临床上,有60%以上的患者并发严重感染,是造成患者死亡的主要原因之一。

（八）物质代谢障碍

物质代谢障碍的表现如下:

1. 糖耐量降低

尿毒症患者对糖的耐量降低,其葡萄糖耐量曲线与轻度糖尿病患者相似,且这种变化对外源性胰岛素不敏感。造成糖耐量降低的机制可能为:①胰岛素分泌减少;②生长激素的分泌增多,拮抗胰岛素的作用加强;③胰岛素与靶细胞受体结合障碍,使胰岛素的作用减弱;④有关肝糖原合成酶的活性降低,导致肝糖原合成障碍。

2. 低白蛋白血症

低白蛋白血症是引起肾性水肿的重要机制之一。其原因有:①蛋白质摄入减少;②毒性物质如甲基胍或合并感染可使组织蛋白分解代谢加强;③出血和蛋白尿导致蛋白丢失。

3. 高脂血症

尿毒症患者体内的胰岛素拮抗物质可使肝脏合成甘油三酯所需的脂蛋白(前 β -脂蛋白)增多,从而引起甘油三酯的生成增加;同时,还可能因脂蛋白脂肪酶活性降低而使甘油三酯的清除减少,故尿毒症患者易形成高甘油三酯血症。

第四节　防治原则

▶▶ 一、积极治疗原发病

有功能性 ARF 的休克患者如得到有效的抗休克治疗,可防止器质性 ARF 的发生;积极治疗慢性肾脏疾病、指导患者合理饮食、控制高血压、尽可能避免使用有肾脏毒性的药物等可防止 CRF 的发生或延缓其发展。

▶▶ 二、纠正水、电解质和酸碱平衡紊乱

ARF 少尿期应严格控制水、钠摄入,遵循"量出为入"的原则;要防止严重高钾血症的发生(必要时透析治疗);及时纠正酸中毒。

▶▶ 三、饮食控制

饮食控制方面主要是限制蛋白质的摄入,以减少代谢废物的产生。

▶▶ 四、透析疗法

ARF 和 CRF 患者病情严重时均应进行透析治疗,以排出体内过多的代谢废物,吸收人体必需的物质,维持机体内环境的稳定,降低发生严重并发症的风险。

▶▶ 五、肾移植

肾移植是目前治疗尿毒症最有效的方法。

本章小结

本章主要内容如下：

1. 急性肾衰竭（ARF）按原因分为肾前性、肾性和肾后性三类，肾前性 ARF 为功能性肾衰竭，应注意与器质性 ARF 的区别。

2. 器质性 ARF 的发生主要与肾小球滤过减少和急性肾小管坏死有关。

3. ARF 的功能代谢变化分为少尿期、多尿期和恢复期。少尿期主要表现为少尿、水中毒、代谢性酸中毒、高钾血症和氮质血症，其中高钾血症是 ARF 患者最危险的并发症；多尿期的标志是每天尿量多于 400mL，仍可发生多种紊乱；恢复期各项功能逐渐恢复正常。

4. 慢性肾衰竭（CRF）的病因以慢性肾小球肾炎最为常见，其次是慢性肾盂肾炎、高血压等；CRF 的发生机制有健存肾单位学说、矫枉失衡学说、肾小球过度滤过学说等。

5. CRF 的功能和代谢变化主要有尿的变化（多尿、夜尿、少尿）、水代谢紊乱（脱水或水中毒）、电解质代谢紊乱（低钠或高钠、低钾或高钾、低钙血症和高磷血症）、酸碱平衡紊乱（代谢性酸中毒）、氮质血症、肾性高血压、贫血、出血、肾性骨营养不良等。

6. 尿毒症是 ARF 或 CRF 发展过程的严重阶段。此时，机体除有内环境的严重紊乱外，还会出现内源性毒性物质蓄积所引起的一系列中毒症状。

7. 尿毒症毒素种类繁多，目前已知的重要的尿毒症毒素有甲状旁腺激素、胍类化合物、尿素、胺类、中分子毒性物质等。

8. 尿毒症患者除有内环境紊乱外，其神经系统（主要是尿毒症脑病）、消化系统（症状出现最早）、心血管系统（可引起心包炎、心力衰竭）、呼吸系统（呼出的气体有氨味、化学性炎症）、皮肤（尿素霜、瘙痒）等均可发生变化，物质代谢障碍表现为糖耐量降低、低白蛋白血症和高脂血症。

主要参考文献

[1] 李玉林.病理学[M].8 版.北京:人民卫生出版社,2013.

[2] 王建枝,殷莲华.病理生理学[M].8 版.北京:人民卫生出版社,2013.

[3] 张学军.皮肤性病学[M].7 版.北京:人民卫生出版社,2008.

[4] 吴继锋.病理学[M].2 版.北京:人民卫生出版社,2006.

[5] 王冠军,赫捷.肿瘤学概论[M].北京:人民卫生出版社,2013.

[6] 杨惠玲.高级病理生理学[M].2 版.北京:科学出版社,2006.

[7] 李桂源.病理生理学[M].2 版.北京:人民卫生出版社,2010.

[8] 步宏.病理学与病理生理学[M].2 版.北京:人民卫生出版社,2007.

[9] 王长利.肺癌[M].北京:科学技术文献出版社,2009.

[10] 姚本先.高等教育心理学[M].合肥:合肥工业大学出版社,2005.

[11] 武忠弼.中华外科病理学[M].北京:人民卫生出版社,2002.

[12] 杨绍基.传染病学[M].7 版.北京:人民卫生出版社,2008.

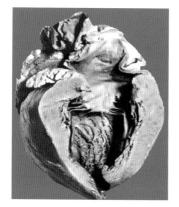

图 2-1　高血压之左心室肥大

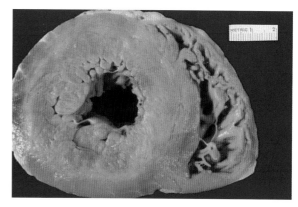

图 2-2　左心室肥大(横断面)

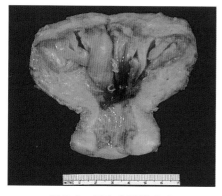

图 2-3　子宫内膜增生症

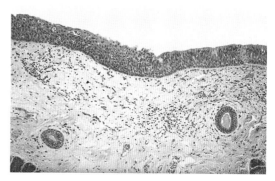

图 2-4　鳞状上皮化生

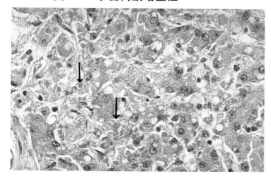

图 2-5　肝细胞气球样变

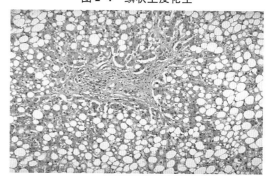

图 2-6　肝脂肪变性

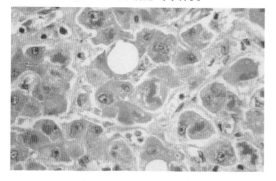

图 2-7　Mallory 小体

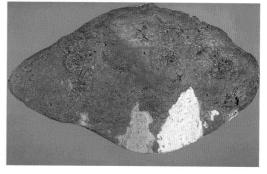

图 2-8　脾凝固性坏死

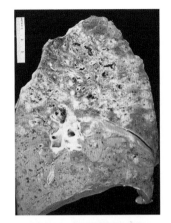

图 2-9　肺干酪样坏死

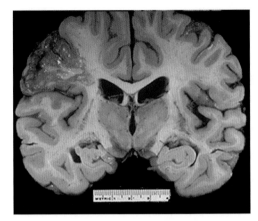

图 2-10　脑液化性坏死

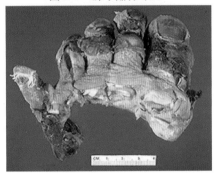

图 2-11　足干性坏疽

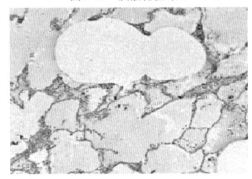

图 3-1　肺瘀血、水肿

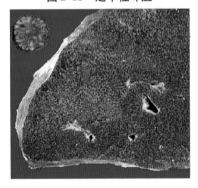

左上方为槟榔的切面

图 3-2　慢性肝瘀血(槟榔肝)

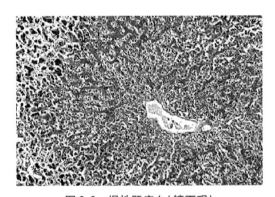

图 3-3　慢性肝瘀血(镜下观)

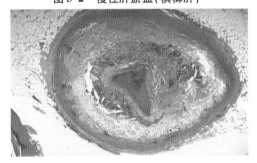

图 3-4　冠状动脉内血栓形成(镜下观)

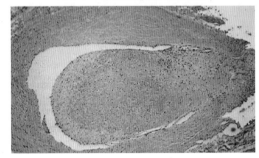

图 3-5　血栓机化

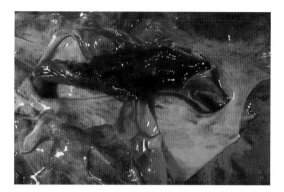

图 3-6 肺动脉干及左、右肺动脉血栓栓塞

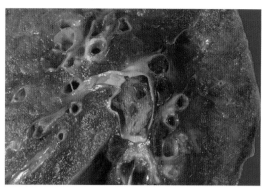

图 3-7 肺动脉分支血栓栓塞

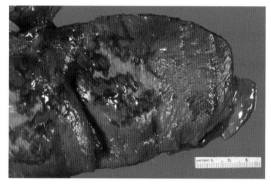

图 3-8 心肌梗死（肉眼观）

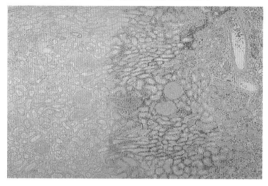

图 3-9 肾贫血性梗死（镜下观）

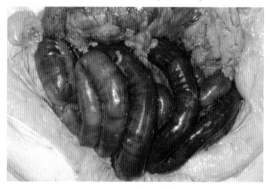

图 3-10 肠出血性梗死

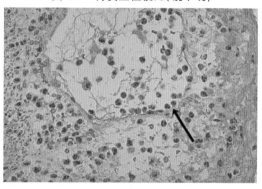

图 4-1 白细胞渗出

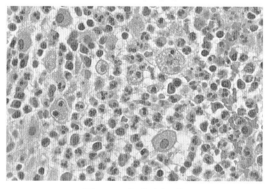

图 4-2 各种炎细胞

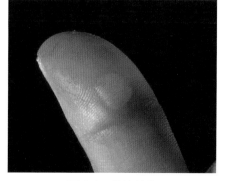

图 4-3 浆液性炎

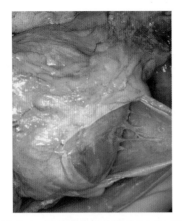

图 4-4 纤维蛋白性心包炎（大体观）

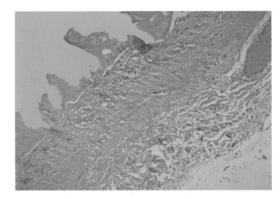

图 4-5 纤维蛋白性炎（镜下观）

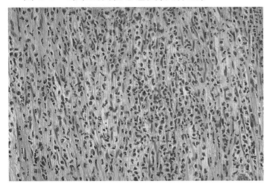

图 4-6 化脓性炎（大量中性粒细胞渗出）

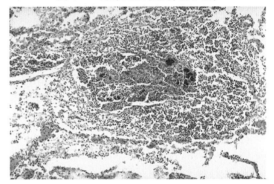

图 4-7 肺脓肿（镜下观）

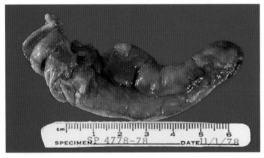

图 4-8 急性化脓性阑尾炎（大体观）

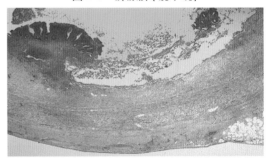

图 4-9 急性化脓性阑尾炎（低倍镜下观）

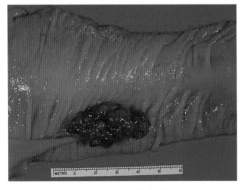

图 4-10 炎性息肉

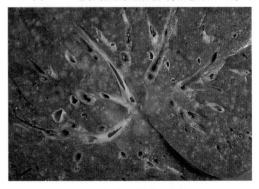

图 4-11 肉芽肿性炎（大体观）

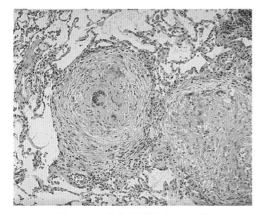

图4-12 肉芽肿性炎（镜下观）

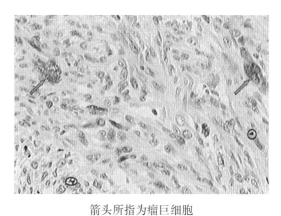

箭头所指为瘤巨细胞

图5-1 恶性肿瘤细胞的异型性

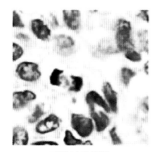

正常核分裂象

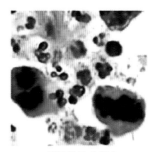

顿挫性核分裂象

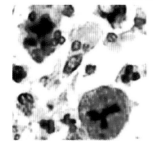

多极核分裂象

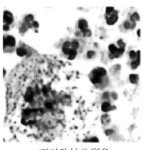

不对称核分裂象

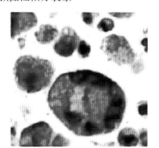

多核瘤巨细胞

图5-2 恶性肿瘤细胞核的多形性

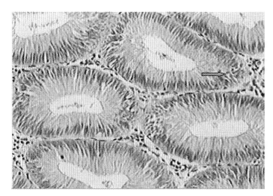

图5-3 良性肿瘤组织结构的异型性（结肠腺瘤）

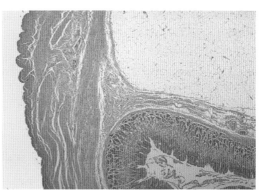

图5-4 良性肿瘤组织结构的异型性（脂肪瘤）

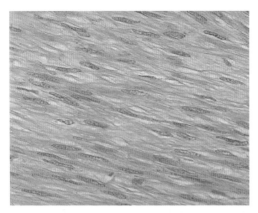

图 5-5　良性肿瘤组织结构的异型性（平滑肌瘤）

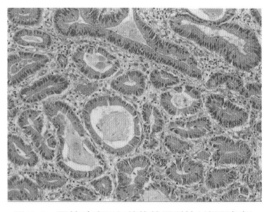

图 5-6　恶性肿瘤组织结构的异型性（结肠腺癌）

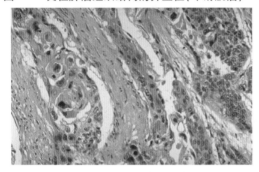

图 5-7　恶性肿瘤组织结构的异型性（鳞状细胞癌）

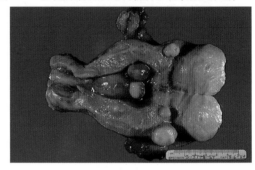

图 5-8　子宫平滑肌瘤（膨胀性生长）

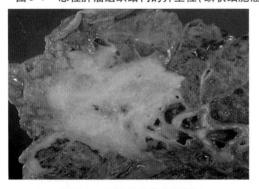

图 5-9　浸润性生长（肺癌）

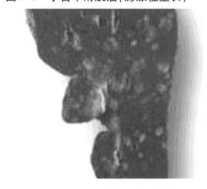

图 5-10　结肠癌肝转移

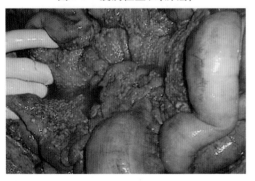

图 5-11　种植性转移

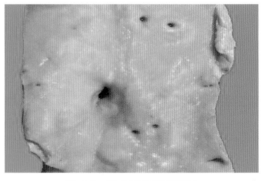

图 6-1　胸主动脉粥样硬化

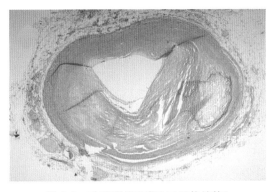

图 6-2　动脉粥样硬化(示层状结构)

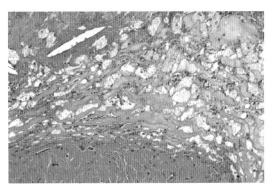

图 6-3　动脉粥样硬化(示泡沫细胞)

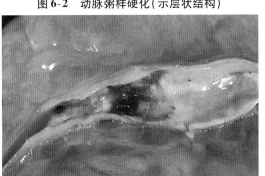

图 6-4　动脉粥样硬化斑块内出血

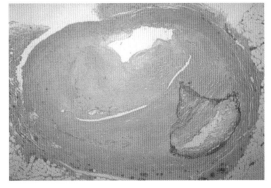

图 6-5　动脉粥样硬化伴钙化

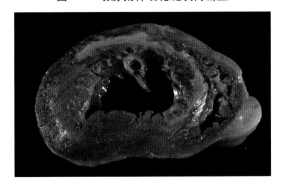

图 6-6　左心室前壁及室间隔梗死

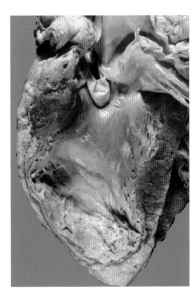

图 6-7　心肌梗死后室壁瘤形成

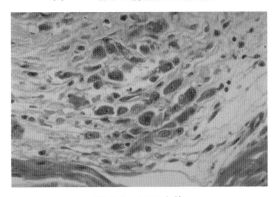

图 6-8　风湿小体

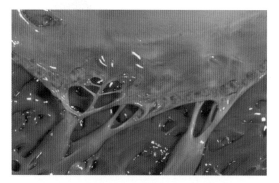

图 6-9　风湿性心内膜炎（赘生物形成）

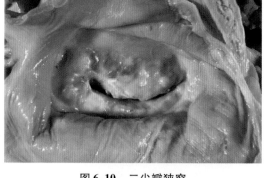

图 6-10　二尖瓣狭窄

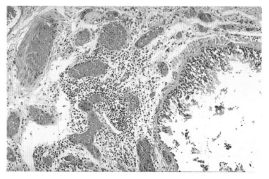

图 7-1　慢性支气管炎

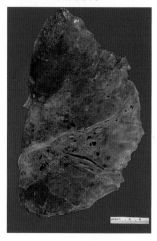

图 7-2　支气管扩张症

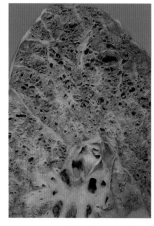

图 7-3　肺气肿（大体观）

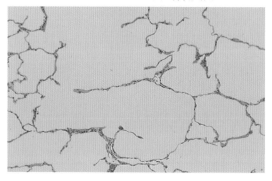

图 7-4　肺气肿（镜下观）

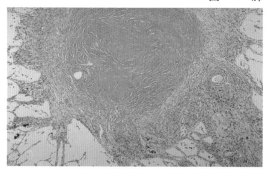

图 7-5　肺硅沉着症（硅结节形成）

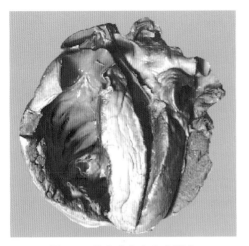

图 7-6　肺心病之右心室肥大

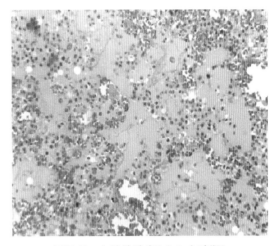

图 7-7　大叶性肺炎（充血水肿期）

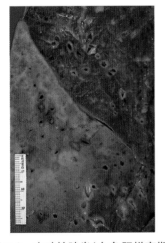

图 7-8　大叶性肺炎（灰色肝样变期）

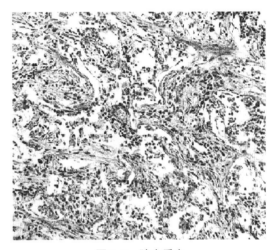

图 7-9　肺肉质变

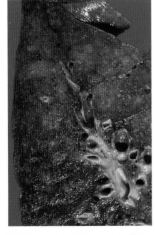

图 7-10　小叶性肺炎（大体观）

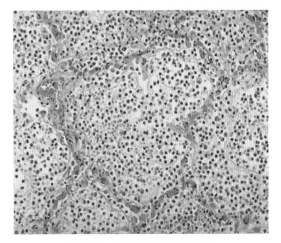

图 7-11　小叶性肺炎（镜下观）

9

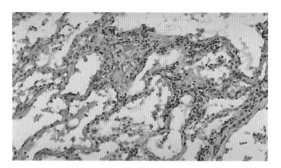

图 7-12　间质性肺炎

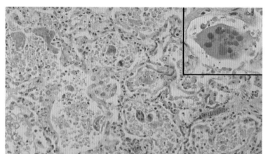

图 7-13　病毒性肺炎(示病毒包涵体)

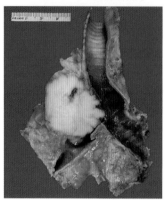

图 7-14　肺癌(中央型)

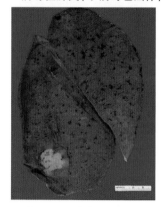

图 7-15　肺癌(周围型)

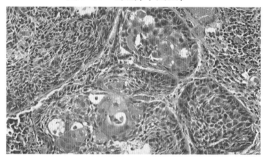

图 7-16　肺鳞状细胞癌(镜下观)

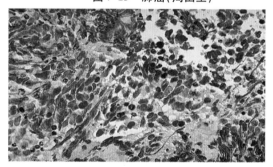

图 7-17　肺燕麦细胞癌

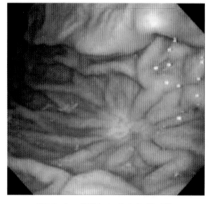

图 8-1　胃溃疡病(大体观)

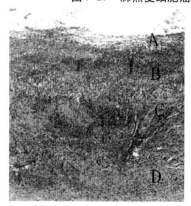

A. 渗出层　B. 坏死组织层　C. 肉芽组织层　D. 瘢痕组织层

图 8-2　溃疡病(镜下观)

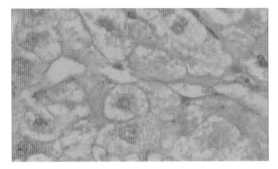

图 8-3　肝细胞水肿

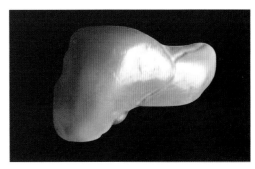

图 8-4　急性重型肝炎

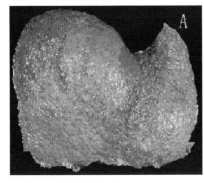

A. 表面　B. 切面

图 8-5　门脉性肝硬化(大体观)

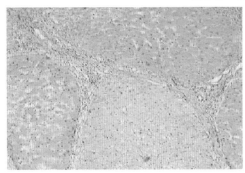

图 8-6　肝硬化之假小叶

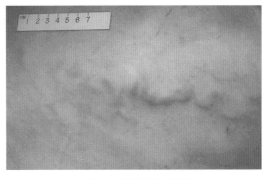

图 8-7　脐周静脉曲张

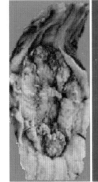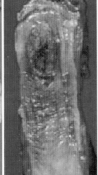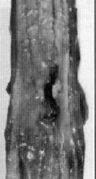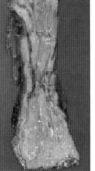

溃疡型　　　　蕈伞型　　　　髓质型　　　　缩窄型

图 8-8　食管癌的大体类型

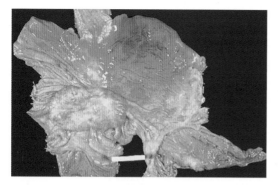

图 8-9　胃癌(息肉型)

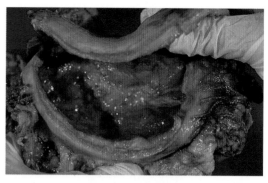

图 8-10　革囊胃

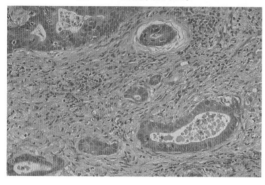

图 8-11　胃腺癌

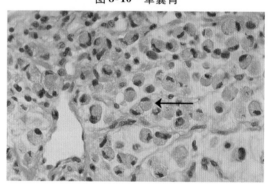

图 8-12　胃印戒细胞癌

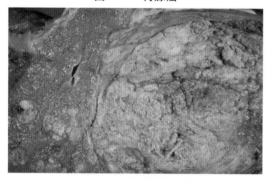

图 8-13　原发性肝癌(大体观)

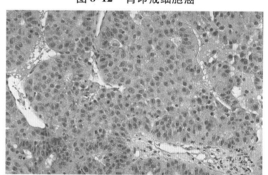

图 8-14　肝细胞癌(镜下观)

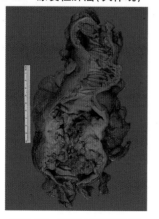

图 8-15　结肠癌(隆起型)

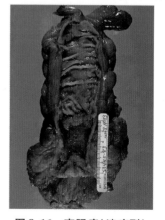

图 8-16　直肠癌(溃疡型)

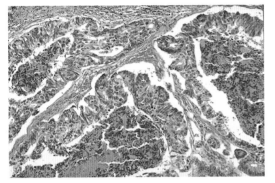

图 8-17　结肠腺癌(镜下观)

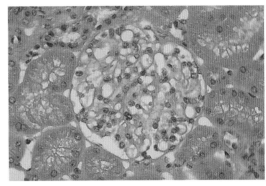

图 9-1　正常肾小球

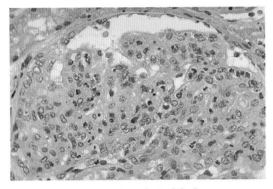

图 9-2　急性肾小球肾炎

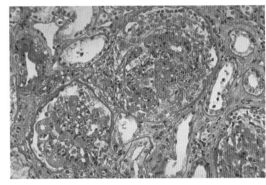

图 9-3　新月体性肾小球肾炎

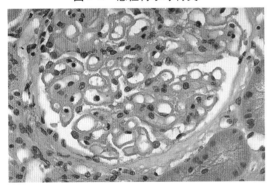

图 9-4　膜性肾小球肾炎

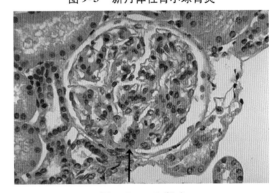

图 9-5　IgA 肾病

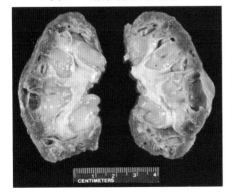

图 9-6　慢性肾小球肾炎(大体观)

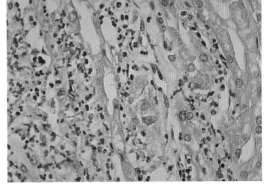

图 9-7　急性肾盂肾炎

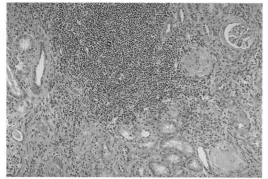

图 9-8　慢性肾盂肾炎

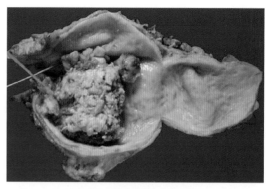

图 9-9　膀胱癌(大体观)

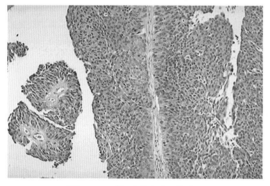

图 9-10　膀胱移行细胞癌

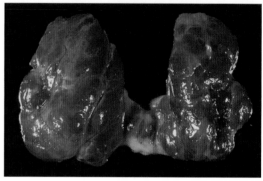

图 10-1　弥漫性非毒性甲状腺肿(大体观)

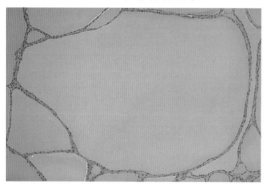

图 10-2　弥漫性非毒性甲状腺肿(镜下观,胶质贮积期)

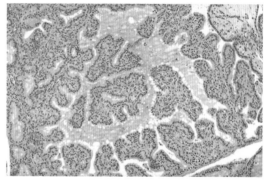

图 10-3　弥漫性毒性甲状腺肿(镜下观)

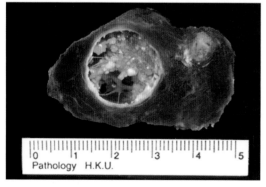

图 10-4　甲状腺乳头状腺癌(大体观)

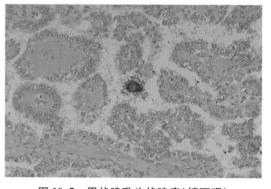

图 10-5　甲状腺乳头状腺癌(镜下观)

14

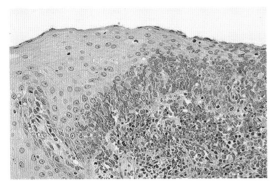

图 11-1　子宫颈糜烂

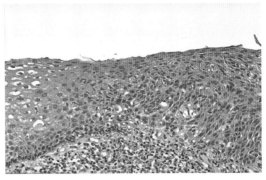

图 11-2　子宫颈上皮内瘤变（CIN Ⅲ）

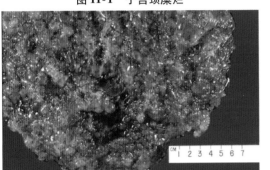

图 11-3　葡萄胎（大体观）

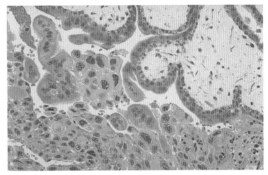

图 11-4　葡萄胎（镜下观）

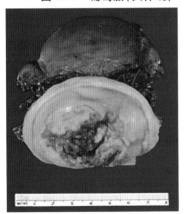

图 11-5　子宫颈癌（大体观）

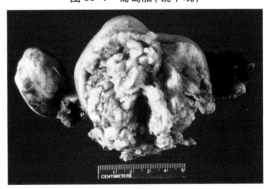

图 11-6　子宫内膜腺癌（大体观）

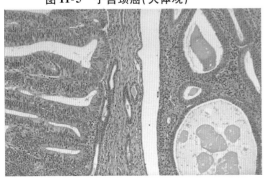

图 11-7　子宫内膜腺癌（镜下观）

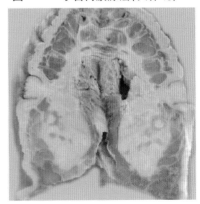

图 11-8　乳腺癌（大体观）

15

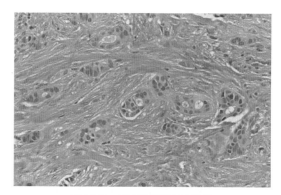

图 11-9　乳腺浸润性导管癌

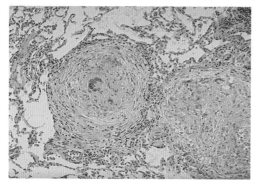

图 12-1　结核结节(低倍镜下观)

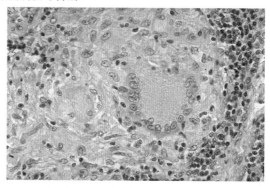

图 12-2　结核结节(高倍镜下观,示朗格汉斯巨细胞)

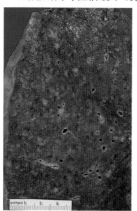

图 12-3　粟粒性肺结核

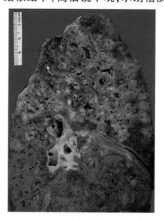

图 12-4　慢性纤维空洞型肺结核

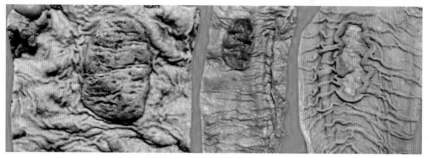

图 12-5　肠伤寒(自左至右依次为髓样肿胀期、坏死期、溃疡期)

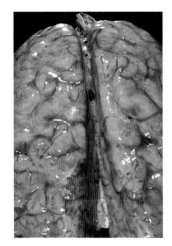

图 12-6　流行性脑脊髓膜炎（大体观）

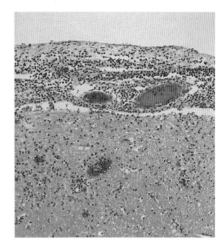

图 12-7　流行性脑脊髓膜炎（镜下观）

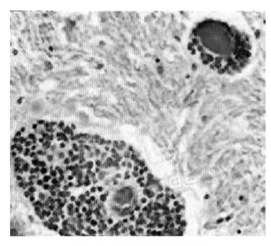

图 12-8　乙脑（袖套状浸润）

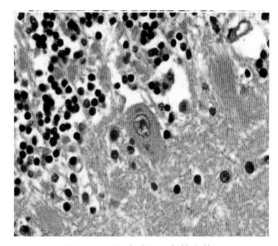

图 12-9　狂犬病（示内基小体）

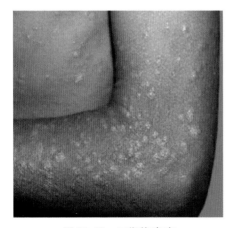

图 12-10　二期梅毒疹

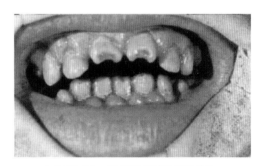

图 12-11　先天性梅毒（楔形齿）